AF801907

H. Gaulrapp, C. Binder (Hrsg.)

Aufbaukurs Sonografie der Bewegungsorgane

Für meine liebe Familie
Dr. med. Hartmut Gaulrapp

Für Niko, Elena und Maja
Dr. med. Christina Binder

Hartmut Gaulrapp   Christina Binder (Hrsg.)

Aufbaukurs Sonografie der Bewegungsorgane

Sonografische Pathologie

Entsprechend den Richtlinien von DEGUM und KBV

3. Auflage

Unter Mitarbeit von PD Dr. med. Gerhard Achatz, Ulm; PD Dr. med. Ole Ackermann, Duisburg; Dr. med. Rainer Berthold, Wetzlar; Prof. Dr. med. Hans-Roland Dürr, München; Prof. Dr. med. Benedikt Friemert, Ulm; Dr. med. Theresa Anna Lackner, Berlin; Dr. med. Sebastian Lins, München; Dr. med. Thomas Schelle, Dessau-Roßlau; Dr. med. Gregor Schönecker, Landshut; Dr. med. Armin Seifarth, München; Dr. med. Ulrike Szeimies, München

ELSEVIER

Elsevier GmbH, Bernhard-Wicki-Str. 5, 80636 München, Deutschland
Wir freuen uns über Ihr Feedback und Ihre Anregungen an kundendienst@elsevier.com

ISBN 978-3-437-21059-4
eISBN 978-3-437-05561-1

Alle Rechte vorbehalten
3. Auflage 2024
© Elsevier GmbH, Deutschland

Wichtiger Hinweis
Die medizinischen Wissenschaften unterliegen einem sehr schnellen Wissenszuwachs. Der stetige Wandel von Methoden, Wirkstoffen und Erkenntnissen ist allen an diesem Werk Beteiligten bewusst. Sowohl der Verlag als auch die Autorinnen und Autoren und alle, die an der Entstehung dieses Werkes beteiligt waren, haben große Sorgfalt darauf verwandt, dass die Angaben zu Methoden, Anweisungen, Produkten, Anwendungen oder Konzepten dem aktuellen Wissensstand zum Zeitpunkt der Fertigstellung des Werkes entsprechen.
Der Verlag kann jedoch keine Gewähr für Angaben zu Dosierung und Applikationsformen übernehmen. Es sollte stets eine unabhängige und sorgfältige Überprüfung von Diagnosen und Arzneimitteldosierungen sowie möglicher Kontraindikationen erfolgen. Jede Dosierung oder Applikation liegt in der Verantwortung der Anwenderin oder des Anwenders. Die Elsevier GmbH, die Autorinnen und Autoren und alle, die an der Entstehung des Werkes mitgewirkt haben, können keinerlei Haftung in Bezug auf jegliche Verletzung und/oder Schäden an Personen oder Eigentum, im Rahmen von Produkthaftung, Fahrlässigkeit oder anderweitig übernehmen.

Für die Vollständigkeit und Auswahl der aufgeführten Medikamente übernimmt der Verlag keine Gewähr.
Geschützte Warennamen (Warenzeichen) werden in der Regel besonders kenntlich gemacht (®). Aus dem Fehlen eines solchen Hinweises kann jedoch nicht automatisch geschlossen werden, dass es sich um einen freien Warennamen handelt.

Bibliografische Information der Deutschen Nationalbibliothek
Die Deutsche Nationalbibliothek verzeichnet diese Publikation in der Deutschen Nationalbibliografie; detaillierte bibliografische Daten sind im Internet über https://www.dnb.de abrufbar.

24 25 26 27 28 5 4 3 2 1

Für Copyright in Bezug auf das verwendete Bildmaterial siehe Abbildungsnachweis.

Das Werk einschließlich aller seiner Teile ist urheberrechtlich geschützt. Jede Verwertung außerhalb der engen Grenzen des Urheberrechtsgesetzes ist ohne Zustimmung des Verlages unzulässig und strafbar. Das gilt insbesondere für Vervielfältigungen, Übersetzungen, Mikroverfilmungen und die Einspeicherung und Verarbeitung in elektronischen Systemen.

In ihren Veröffentlichungen verfolgt die Elsevier GmbH das Ziel, genderneutrale Formulierungen für Personengruppen zu verwenden. Um jedoch den Textfluss nicht zu stören sowie die gestalterische Freiheit nicht einzuschränken, wurden bisweilen Kompromisse eingegangen. Selbstverständlich sind **immer alle Geschlechter** gemeint.

Planung: Dr. Bernhard Gall, München
Projektmanagement: Martha Kürzl-Harrison, München
Redaktion: Dr. Nikola Schmidt, Berlin
Bildredaktion und Rechteklärung: Dr. Nikola Schmidt, Andrea Ispan
Satz: abavo GmbH, Buchloe/Deutschland; TnQ, Chennai/Indien
Druck und Bindung: EGEDSA, Sabadell (Barcelona)/Spanien
Umschlaggestaltung: SpieszDesign, Neu-Ulm
Titelfotografie: Hintergrund © watchara tongnoi – stock.adobe.com / 2 Einklinker © Verlag /Autoren

Aktuelle Informationen finden Sie im Internet unter **www.elsevier.de**

Geleitwort

Die Bildgebung spielt in der Diagnostik der Erkrankungen von Bewegungsorgane eine elementare Rolle. Hierbei ist die Sonografie neben den anderen bildgebenden Verfahren wie Röntgendiagnostik, Computertomografie, digitale Volumen-Tomografie, Magnetresonanztomografie, Skelettszintigrafie etc. ein wichtiges und darüber hinaus gut verfügbares diagnostisches Mittel. So ist die Sonografie bei verschiedenen Fragestellungen die bildgebende Diagnostik der ersten Wahl.

Die kassenärztliche Bundesvereinigung KBV sieht in der Ultraschallvereinbarung für alle Anwendungsgebiete und so auch für die Ultraschalldiagnostik am Bewegungsapparat (Bewegungsapparat ohne Säuglingshüfte, Säuglingshüfte) mit Grundkurs, Aufbaukurs und Abschlusskurs ein dreigliedriges Kurssystem vor.

Herausgeber der nun gänzlich überarbeiteten und durch den Band zum Abschlusskurs ergänzten Kursbuchreihe sind Dr. Hartmut Gaulrapp, Kursleiter DEGUM und DGOOC, Mitglied der Sektion Bildgebung der DGOU, vormals 2. Stellvertretender Sprecher des AK Bewegungsorgane der DEGUM und Stellvertreter im Referat Bildgebung des BVOU zusammen mit seiner rheumatologischen Kollegin Dr. Christina Binder aus München, ebenfalls Mitglied im AK Bewegungsorgane der DEGUM. Die Bücher basieren auf ihren langjährigen Erfahrungen aus ihrer Münchner Kursreihe der Bewegungsorgane.

Sonografische Pathologie, das heißt klinische Befunde in sonografische Bilder zu übersetzen. In diesem Ausbildungsabschnitt ist es das Ziel, verschiedene Grade und Ausprägungen von Verletzungen und Krankheitsbildern der Bewegungsorgane immer wiederzuerkennen. (Wieder)erkennung und Einprägung, das sind Ihre Aufgaben und darin will Sie dieses Buch in seiner Neuauflage unterstützen! Ergänzt und abgerundet wird das Werk durch komplementäre Kapitel zur weiterführenden Bildgebung jeder Region aus der Hand führender muskuloskelettaler Radiologen.

Dr. Axel Goldmann, Erlangen
Leiter der Sektion Bildgebende Verfahren der Deutschen Gesellschaft für Orthopädie und Unfallchirurgie DGOU

Vorwort

Liebe Kolleginnen und Kollegen,

die Komplettierung unserer Sonokurs-Buchreihe durch ein Abschlusskursbuch hat zu einer teilweisen Neuausrichtung dieses Aufbaukursbuches als Ihr Kursskript geführt. Um der sonografischen Pathologie und ihren klinischen Fragestellungen in diesem Buch und für Ihren Ausbildungsabschnitt mehr Raum zu geben, wurden spezielle sonografische Prozeduren in das neu geschaffene Abschlusskursbuch verschoben und dafür zusätzliche Beiträge zu Arthrose und Arthritis, zur Kinderhüfte und zum posterioren Sprunggelenksschmerz aufgenommen. Das Buch wird dadurch etwas handlicher, hält aber mehr und kompaktere sonopathologische Informationen für Sie bereit und außerdem 30 % aktualisierte bzw. komplett neue Abbildungen und Tabellen.

Die Sonografie kann sehr viele Fragen an den Bewegungsorganen beantworten, aber trotz hoher Auflösung an modernen Geräten technisch bedingt nicht alle. Daher wird in dieser Neuauflage jeder regionale Abschnitt durch ein Kapitel zur MRT ergänzt, das nach der Ultraschalluntersuchung noch bestehende oder weiterführende Fragestellungen beantwortet.

Unsere interdisziplinäre Kursausrichtung soll weiterhin Ärztinnen und Ärzte, aber auch schon Medizinstudierende ansprechen, die sich in die Orthopädie, Unfallchirurgie und Sporttraumatologie sowie in die Rheumatologie einarbeiten und ihnen die typische Sonopathologie der häufigsten Krankheitsbilder verdeutlichen.

Nicht vergessen: Die Sonografie liegt in Ihren Händen und kann auf der Grundlage dieses Buches durch Sie selbst unmittelbar und bedside schnell und unmittelbar definitive Diagnosen und klare Prognosen liefern!

München, im Herbst 2023
Dr. med. Hartmut Gaulrapp, Dr. med. Christina Binder

Adressen

Herausgeber

Dr. med. Hartmut Gaulrapp
Facharztpraxis für Orthopädie, Kinder-Orthopädie und Sportmedizin in München Schwabing
Leopoldstr. 25
80802 München

Dr. med. Christina Binder
Gemeinschaftspraxis Dr. med. S. Späthling-Mestekemper, Dr. med. Christina Binder, Dr. med. Christiane Reindl, FÄ für Innere Medizin, Rheumatologie
Gottfried-Keller-Str. 20
81245 München

Autoren

PD Dr. med. Ole Ackermann
Raiffeisenstr. 58-60
47259 Duisburg

PD Dr. med. Gerhard Achatz
Klinik für Unfallchirurgie und Orthopädie, Rekonstruktive und Septische Chirurgie, Sporttraumatologie
Oberer Eselsberg 40
89018 Ulm

Dr. med. Rainer Berthold
Ärztehaus Spilburg
Spilburgstr. 4
35578 Wetzlar

Prof. Dr. med. Hans-Roland Dürr
Schwerpunkt Tumororthopädie
Orthopädische Klinik der LMU München
Marchioninistr. 15
81377 München

Prof. Dr. med. Benedikt Friemert, OTA
Bundeswehrkrankenhaus Ulm
Oberer Eselsberg 40
89081 Ulm

Dr. med. Theresa Anna Lackner
HELIOS Klinikum Emil v. Behring GmbH
Klinik für Kinderorthopädie und Kindertraumatologie
Walterhöferstr. 11
14165 Berlin

Dr. med. Sebastian Lins
Ihre MRT Radiologie München
Rosenheimer Str. 30 (1. OG im medneo Diagnostikzentrum)
81669 München

Dr. med. Thomas Schelle
Städtisches Klinikum Dessau, Neurologische Klinik
Abteilung für klinische Neurophysiologie und Ultraschalldiagnostik
Auenweg 38
06847 Dessau-Roßlau

Dr. med. Gregor Schönecker
Gemeinschaftspraxis für Orthopädie und Orthopädische Chirurgie
Seligenthaler Str. 8
84034 Landshut

Dr. med. Armin Seifarth
DIE RADIOLOGIE
Sonnenstr. 17
80331 München

Dr. med. Ulrike Szeimies
Radiologie in München-Harlaching
Grünwalder Str. 72
81547 München

Abkürzungen

A./Aa. Arteria/Arteriae
AC- Akromioklavikular-
ACG Acromioklavikulargelenk
AFC Arteria femoralis communis
AFS Arteria femoralis superficialis
APL M. adductor pollicis longus
ARO Außenrotation

BG-GOÄ Gebührenordnung für Ärzte der Berufsgenossenschaften

CA Karzinom
CC- calcaneo-cuboid-
CCD-Winkel Centrum-Collum-Diaphysen-Winkel
CSA cross sectional area
CT Computertomografie, -tomogramm
CTS Karpaltunnelsyndrom

DD Differenzialdiagnose
DEGUM Deutsche Gesellschaft für Ultraschall in der Medizin
DIP Finger-/Zehenendgelenk, distales Interphalangealgelenk
DS Druckschmerz

EA Entzündungsaktivität
EBM Einheitlicher Bewertungsmaßstab
ECU M. extensor carpi ulnaris
EM Epicondylus medialis

FCU M. flexor carpi ulnaris
FHL M. flexor hallucis longus
GCS Glucocorticosteroide
GHG Glenohumeralgelenk
GOÄ Gebührenordnung für Ärzte

HAGL humeral avulsion of glenohumeral ligament
HEZ hypoechogene Zone
HKB hinteres Kreuzband
Hz Hertz

IRO Innenrotation
ISP M. infraspinatus
KBV Kassenärztliche Bundesvereinigung
KM Kontrastmittel
KTS Karpaltunnelsyndrom
KUTS Kubitaltunnelsyndrom

LBS Lange Bizepssehne
LFC Lig. fibulocalcaneare
LFTA Lig. fibulotalare anterius
LTFA Lig. tibiofibulare anterius
Lig./Ligg. Ligamentum/Ligamenta
LS Longitudinalschnitt

M./Mm. Musculus/Musculi
MC Os metacarpale
MCP- Metakarpophalangeal-
MHz Mega-Hertz
MRT Magnetresonanztomografie, -tomogramm
MT Os metatarsale
MTP- Metatarsophalangeal-

N. Nervus

OL Olecranon
OPS Operationen- und Prozedurenschlüssel
OSG oberes Sprunggelenk

PAO periartikuläre Verkalkung
PD Power-Doppler
PDw protonengewichtete Sequenz
PET Positronen-Emissions-Tomografie
PIP Finger-/Zehenmittelgelenk, proximales Interphalangealgelenk
Proc. Processus
PW pulsed waved

RA Rheumatoide Arthritis
RM Rotatorenmanschette

SCG Sternoklavikulargelenk
SF Sehnenfach
SK Schallkopf
SL-Band skapholunäres Band
SLAP Superior labrum anterior-posterior
SSC Subscapularis
SSF Strecksehnenfach
SSP Supraspinatus
SUV Standard uptake value

TEP Totalendoprothese
TFCC triangulärer fibrokartilaginärer Komplex
THI Tissue harmonic imaging
TMT Tarsometatarsal
TS Tenosynovitis
TS Transversalschnitt
TV Tendovaginopathie

US Ultraschalldiagnostik

V. Vena
VFC Vena femoralis communis
VFS Vena femoralis superficialis
VKB vorderes Kreuzband

Erklärung der Linien in den Schemazeichnungen

Schwarze Linien: Knochen
Blaue Linien: Muskeln, Sehnen, Kapseln, Band
Rote Linien: Feine Strukturen wie Gefäße, Nerven und Bursen

Abbildungsnachweis

Kapitel 1	1.2a–f	Dr. med. Rainer Berthold, Wetzlar
	Alle weiteren Bilder	Dr. med. Hartmut Gaulrapp, München
Kapitel 2	2.2e–l, 2.2n–o, 2.2.q	Dr. med. Armin Seifarth, München
	Alle weiteren Bilder	Dr. med. Hartmut Gaulrapp, München
Kapitel 3	Abbildung S. 33	Martha Kosthorst nach Vorlage von Dr. med. Hartmut Gaulrapp, München
	3.1a–i, 3.2c–f, 3.3c–d, 3.3f–h,	Dr. med. Christina Binder, München
	3.4f	Dr. med. Sebastian Lins, München
	3.8	Dr. med. Thomas Schelle, Dessau
	3.9c–f	Prof. Dr. med. Hans-Roland Dürr, München
	Alle weiteren Bilder	Dr. med. Hartmut Gaulrapp, München
Kapitel 4	4.1a	Dr. med. Hartmut Gaulrapp, München/ Abavo GmbH, Buchloe
	4.2c–d, 4.7c–e,	Dr. med. Christina Binder, München
	4.2f, 4.7f, 4.8f	Dr. med. Sebastian Lins, München
	4.9a–r	Dr. med. Armin Seifarth, München
	Alle weiteren Bilder	Dr. med. Hartmut Gaulrapp, München
Kapitel 5	5.1	PD Dr. med. Ole Ackermann, Duisburg
	5.2f	Dr. med. Sebastian Lins, München
	Alle weiteren Bilder	Dr. med. Hartmut Gaulrapp, München
Kapitel 6	6.2e–f, 6.4a	Dr. med. Christina Binder, München
	6.3f, 6.4f, 6.5f,	Dr. med. Sebastian Lins, München
	6.6a–l	Dr. med. Armin Seifarth, München
	Alle weiteren Bilder	Dr. med. Hartmut Gaulrapp, München
Kapitel 7	7.1e	Dr. med. Sebastian Lins, München
	7.1f, 7.2a–f	PD Dr. med. Ole Ackermann, Duisburg
	Alle weiteren Bilder	Dr. med. Hartmut Gaulrapp, München
Kapitel 8	8.1c–f, 8.2a–e, 8.3a–f, 8.4d–f,	Dr. med. Christina Binder, München
	8.5d	Dr. med. Sebastian Lins, München
	8.7a–j	Dr. med. Armin Seifarth, München
	Alle weiteren Bilder	Dr. med. Hartmut Gaulrapp, München
Kapitel 9	9.1a	Martha Kosthorst nach Vorlage von Dr. med. Hartmut Gaulrapp, München
	9.7c	Dr. med. Horst Sattler, Bad Dürkheim
	9.7d–f	Dr. med. Christina Binder, München
	9.8a–f, 9.8i–k,	Dr. med. Theresa Lackner, Berlin
	9.8l	Gaulrapp/ Schönecker/ Wirth: Die schmerzhafte Kinderhüfte. Walter de Gruyter and Company, 2017
	9.9a–f	Dr. med. Armin Seifarth, München
	Alle weiteren Bilder	Dr. med. Hartmut Gaulrapp, München
Kapitel 10	10.1e–f, 10.3f	Dr. med. Sebastian Lins, München
	10.4a–d, 10.4f	Dr. med. Armin Seifarth, München
	Alle weiteren Bilder	Dr. med. Hartmut Gaulrapp, München
Kapitel 11	11.1b, 11.1d–e, 11.2e–f,	Dr. med. Christina Binder, München
	11.3e–f, 11.9e–f, 11.10f, 11.11d,	Dr. med. Sebastian Lins, München
	11.11f, 11.12f, 11.13f, 11.14f,	
	11.15a–j, 11.15l–n, 11.15p–v	Dr. med. Armin Seifarth, München
	Alle weiteren Bilder	Dr. med. Hartmut Gaulrapp, München
Kapitel 12	12.3a–f	Dr. med. Christina Binder, München
	12.4a–f	Dr. med. Ulrike Szeimies, München
	Alle weiteren Bilder	Dr. med. Hartmut Gaulrapp, München

Kapitel 13	13.2e, 13.2f links, 13.9f, 13.10e–f,	Dr. med. Sebastian Lins, München
	13.3e	Dr. Tobias Vogel, München
	13.8a, 13.9a	Sobotta-Archiv: Sobotta. Atlas der Anatomie des Menschen, div. Aufl. Elsevier/Urban & Fischer
	13.8b–f	Dr. med. Gerhard Achatz
	13.10a–d,	Dr. med. Rainer Berthold, Wetzlar
	13.12a–l	Dr. med. Ulrike Szeimies, München
	Alle weiteren Bilder	Dr. med. Hartmut Gaulrapp, München
Kapitel 14	14.1f, 14.3c	Dr. med. Sebastian Lins, München
	14.4a–f	Dr. med. Ulrike Szeimies, München
	Alle weiteren Bilder	Dr. med. Hartmut Gaulrapp, München
Kapitel 15	Alle Bilder	Dr. med. Hartmut Gaulrapp, München

Inhaltsverzeichnis

Fehler gefunden?

An unsere Inhalte haben wir sehr hohe Ansprüche. Trotz aller Sorgfalt kann es jedoch passieren, dass sich ein Fehler einschleicht oder fachlich-inhaltliche Aktualisierungen notwendig geworden sind. Sobald ein relevanter Fehler entdeckt wird, stellen wir eine Korrektur zur Verfügung. Mit diesem QR-Code gelingt der schnelle Zugriff .

https://else4.de/978-3-437-21059-4

Wir sind dankbar für jeden Hinweis, der uns hilft , dieses Werk zu verbessern. Bitte richten Sie Ihre Anregungen, Lob und Kritik an folgende E-Mail-Adresse: kundendienst@elsevier.com

KAPITEL

1 Grundlagen

1.1 Arbeitsbedingungen für die Sonografie der Bewegungsorgane

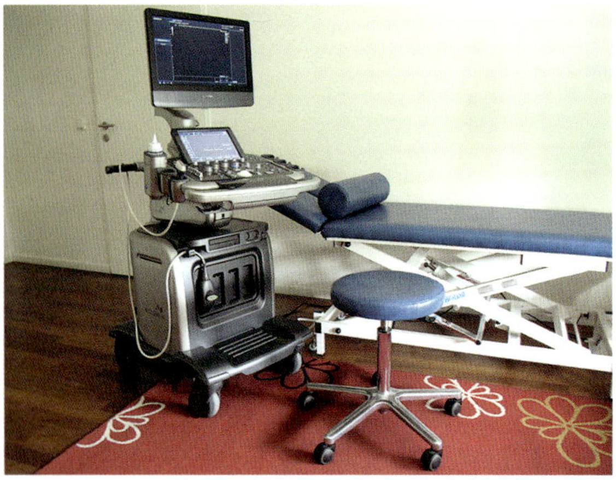

Abb. 1.1a

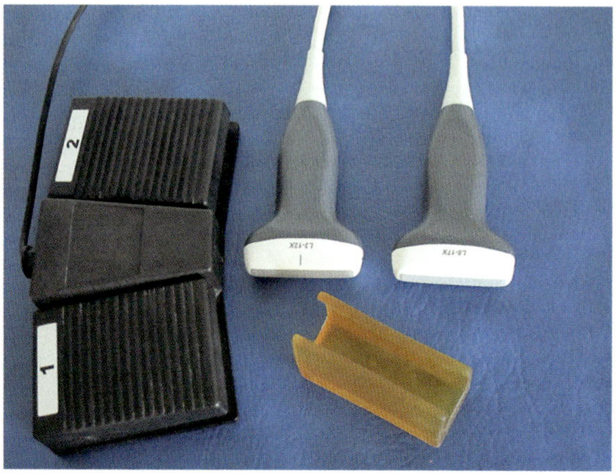

Abb. 1.1b

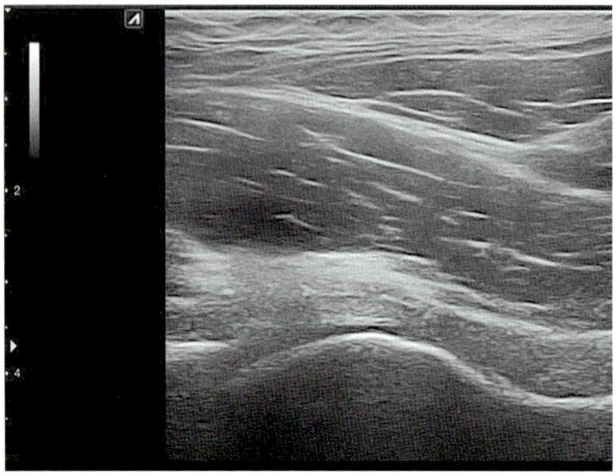

Abb. 1.1c

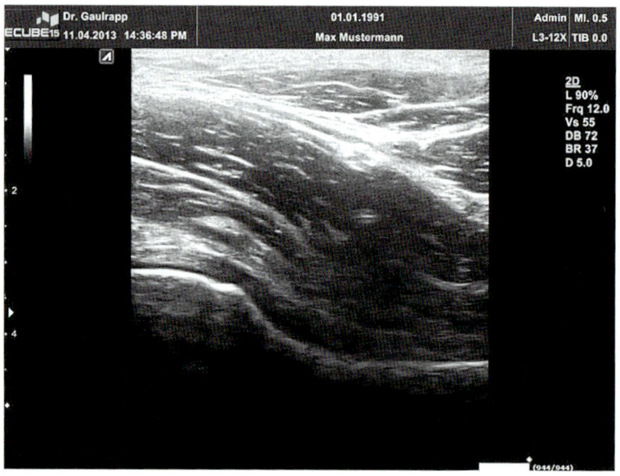

Abb. 1.1d

- Patientenidentität (Name und Alter)
- Untersucheridentifikation
- Untersuchungsdatum
- Fragestellung bzw. Indikation
- Gegebenenfalls eingeschränkte Untersuchungsbedingungen bzw. Beurteilbarkeit
- Organspezifische Befundbeschreibung,
- (Verdachts-)Diagnose
- Diagnostische und/oder therapeutische Konsequenzen

Abb. 1.1e

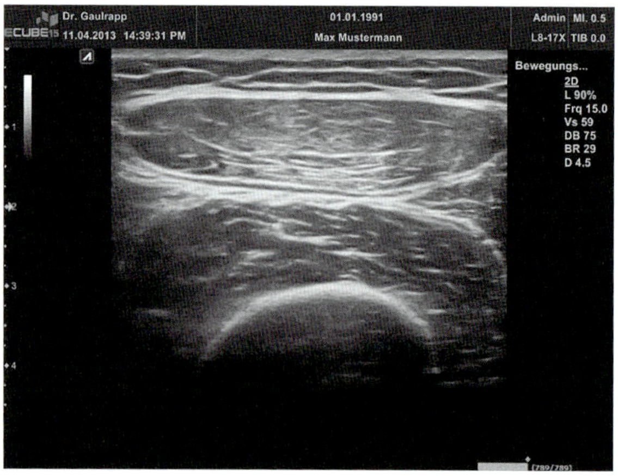

Abb. 1.1f

Das ärztliche Honorar für eine Ultraschalluntersuchung in Deutschland hängt vom Versichertenstatus ab. Der sogenannte einheitliche Bewertungsmaßstab (EBM) gilt für vertragsärztliche Leistungen an gesetzlich Versicherten, die Gebührenordnung für Ärzte (GOÄ) für privat Versicherte und Selbstzahler und die BG-GOÄ für die gesetzliche Unfallversicherung – die Behandlung von Berufs- und Wegeunfällen sowie Berufskrankheiten. Nur für vertragsärztliche Leistungen gelten auch für die Sonografie bestimmte Qualitätsvoraussetzungen (http://www.kvb.de/fileadmin/kvb/dokumente/Praxis/Qualitaet/QS/KVB-Ultraschallvereinbarung-Fassung-120525.pdf). OPS-Codes für sonografiegestützte Eingriffe und Prozeduren sind noch zu erstellen. Der Operationen- und Prozedurenschlüssel (OPS) ist laut DIMDI (Deutsches Institut für medizinische Dokumentation und Information) die amtliche Klassifikation zum Verschlüsseln von Operationen, Prozeduren und allgemein medizinischen Maßnahmen im stationären Bereich und beim ambulanten Operieren.

Abb. 1.1a Der ergonomisch optimal positionierte sonografische Arbeitsplatz mit Liege, Untersuchungsrolle und Hocker: In liegender Position werden proximale Strukturen automatisch links am Bildrand abgebildet. Der Untersucher hat den Monitor ohne Verdrehungen seines Körpes im Blick.

Abb. 1.1b Die sonografische Diagnostik der Bewegungsorgane erfolgt nach den Richtlinien der KBV mittels Linearschallköpfen mit mindestens 5 MHz. Für die meisten Strukturen sind 6–8 MHz ausreichend, während für oberflächennahe oder kleine Strukturen wie Finger- und Zehengelenke 9 und mehr MHz und gegebenenfalls eine Vorlaufstrecke bessere Auflösung ergeben. Zum verwacklungsfreien Freezen empfiehlt sich ein Fußschalter.

Abb. 1.1c Die Bildfeldgeometrie muss gemäß Kassenärztlicher Bundesvereinigung (KBV) mindestens 6 cm Tiefe und 4 cm Breite haben. Die Länge der verwendeten Schallköpfe hängt von der Länge der untersuchten Struktur ab. Für große Gelenke, hier am Beispiel eines Hüftgelenks, wird je nach Weichteildicke eine größere Eindringtiefe und eine größere Länge des Schallkopfs benötigt. Dies geht allerdings aus technischen Gründen zu Lasten der Auflösung.

Abb. 1.1d Nach KBV müssen aus der Bilddokumentation folgende Details hervorgehen: Praxisidentifikation, Patientenidentität, Untersuchungsdatum, B-Modus-Bild mit Entfernungsmaßstab, Schallkopfbezeichnung, Sendefrequenz, Sendefokusposition, Messwerte, Messmarker. Normalbefunde und pathologische Befunde sind in einer oder mehreren geeigneten Schnittebenen zu belegen.

Abb. 1.1e Für die Stichprobenprüfung der KV sind die hier genannten Angaben zu machen.

Abb. 1.1f TS Oberschenkel anterior (M. rectus femoris).
Geometrie/Morphologie/Struktur: Kontinuität, Kontur, Dicke, Raumforderung, Größe, Form, Lage (intra- oder extraartikulär, intra- oder peritendinös).
Textur: Echogenität (echoarm, z. B. hypoechogene Zone [HEZ], echoreich, gemischt echogen), Homogenität (homogen, inhomogen).
Dynamische Untersuchung: Kompressibilität, Gleiten, Stabilität (Graduierung), Power-Doppler (positiv).

Tab. 1.1

Gebührenordnung	GOP	Inhalt	€	Besonderheit
EBM	33050	Gelenke, umschriebene Strukuren des Bewegungsapparats	7,47	Einmalig pro Sitzung ansetzbar
GOÄ	410	Ein Organ	26,81 (F 2,3)	Steigerung Faktor bei medizinischer Schwierigkeit
GOÄ	420	Weitere Organe	10,72 (F 2,3)	Für max. drei weitere Organe pro Sitzung ansetzbar, Steigerung Faktor bei medizinischer Schwierigkeit
GOÄ	401	Doppler	23,32 (F 1,0)	Zuschlag einmalig neben 410, nur 1,0-fach ansetzbar
UV-GOÄ	410	Ein Organ	14,90	
UV-GOÄ	420	Weitere Organe	5,96	Für max. drei weitere Organe pro Sitzung ansetzbar
UV-GOÄ	411	< 18. Lj. Fraktursono lange Röhrenknochen	35,00	Zuschlag einmalig neben 410. 420 nicht zusätzlich ansetzbar.
UV-GOÄ	411a	< 18. Lj. Fraktursono andere Röhrenknochen	10,00	Zuschlag einmalig neben 410. 420 nicht zusätzlich ansetzbar.

1.2 Besonderheiten der technischen Bilderstellung

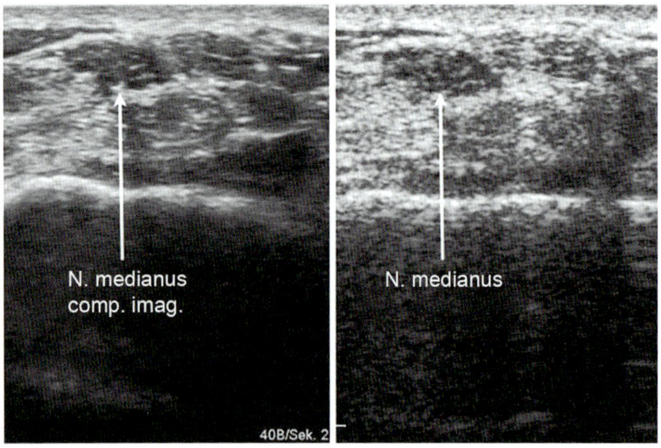

Abb. 1.2a

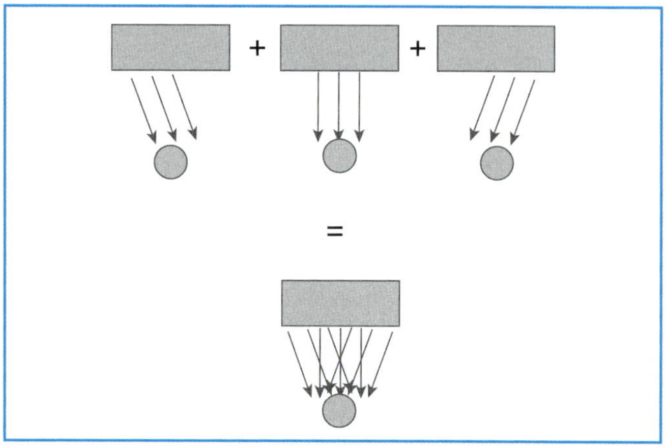

Abb. 1.2b

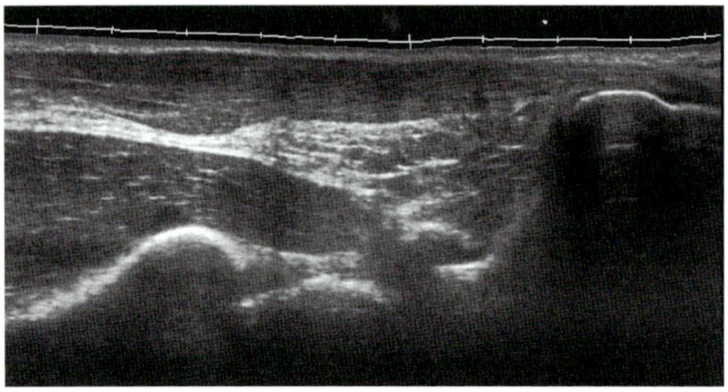

Abb. 1.2c

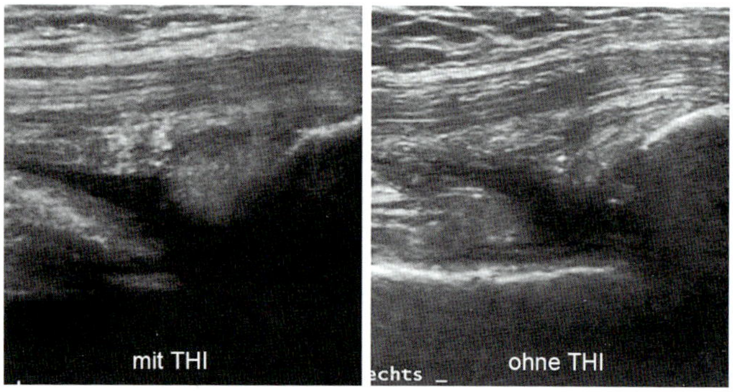

Abb. 1.2d

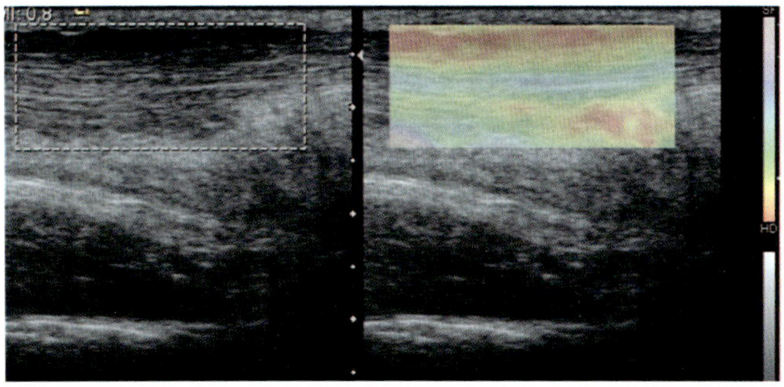

Abb. 1.2e

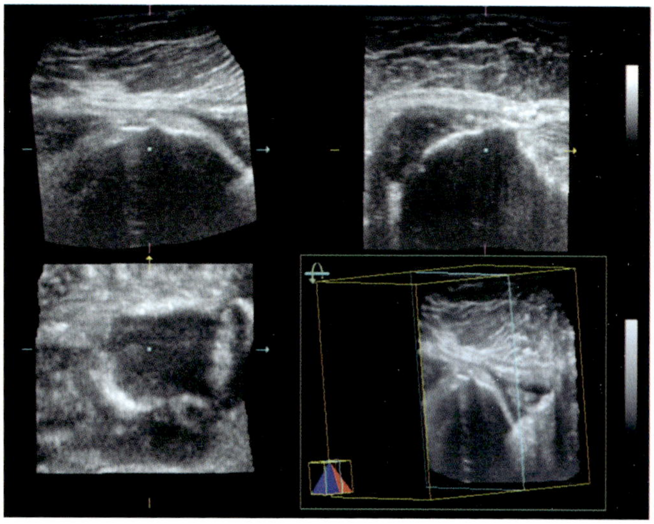

Abb. 1.2f

Fragestellung an die Bildgebung

- Wie erhalte ich kontrastreiche Bilder mit besserer Auflösung?
- Wie stelle ich 15 cm lange pathologische Veränderungen mit einem 4 cm breiten Schallkopf dar?
- Was kann ich über die Qualität eines Gewebes aussagen?
- Gelingt eine dreidimensionale Darstellung von Weichteilen mittels Sonografie?

Abb. 1.2a Compound-Imaging oder Sono-CT: Der digitale Beamformer steuert den Schallstrahl aus verschiedenen Winkeln in die Untersuchungsregion. Die Bildverarbeitung des Sonogeräts setzt die Einzelbilder zu einem Gesamtbild zusammen. Die Verbesserung des Bildes ist vielfältig: Bessere Darstellung der Strukturen – beispielsweise von Sehnen und Muskeln –, höhere Auflösung, geringeres Rauschen, weniger Artefakte und schärfere Abgrenzung gebogener Oberflächen. Dargestellt ist der N. medianus mit und ohne Compound-Imaging.

Abb. 1.2b Schemazeichnung der Bildakquisition im Compound-Mode: Eine zusätzliche Verbesserung der Bildauflösung und -schärfe kann mit mehrzeiligen oder Matrix-Schallköpfen erreicht werden.

Abb. 1.2c Panorama-Technik: Die oft bei hochauflösenden Schallköpfen vorhandene Bildbreite von weniger als 4 cm kann so überwunden werden. Der Schallkopf wird in Richtung der gewünschten Schnittebene über die Haut geführt, unter Beobachtung des Monitorbildes. Übung ist notwendig. Manche bildverbessernde Einstellungen sind dabei nicht verfügbar. Messgenauigkeit mit Fehlern < 5 %. Gezeigt ist die Achillessehne longitudinal bei ausgeprägter Tendopathie. DD alte Läsion.

Abb. 1.2d Tissue-Harmonic-Imaging (THI): Die Kontrastauflösung und die räumliche Auflösung wird durch dieses Verfahren gesteigert. Ultraschall wird mit einer Frequenz f in das Gewebe gesendet – die harmonischen „Oberwellen" mit der Frequenz 2f werden zur Bildgebung ausgewertet. THI erscheint in Oberflächennähe bei geringer Weichteildeckenicht nicht sinnvoll und ist meist geräte- und schallkopfabhängig. Als Beispiel ist hier gezeigt ein suprapatellarer Längsschnitt mit und ohne Tissue-Harmonic-Imaging.

Abb. 1.2e Elastografie: Die visko-elastischen Eigenschaften des Gewebes – ähnlich einer Palpation – werden mit unterschiedlichen Graustufen oder Farben dargestellt. Die Methode aus der Onkologie wird aktuell an Sehnen und Muskeln erprobt und verlangt vor der Anwendung am Patienten gerätespezifisches Training. Als Beispiel hier eine Achillessehne – die „ härteren" Bereiche werden in diesem Fall rot dargestellt. Achillessehne bei ausgeprägter Tendopathie in den tieferen Schichten – die weicheren Sehnenanteile werden blau/grün dargestellt.

Abb. 1.2f 3D-Sonografie: Automatisiert oder manuell geführt wird mit geigneten Schallköpfen ein Volumen von Schnittebenen acquiriert und zu einem dreidimensionalen Bild zusammengesetzt. Als Beispiel hier eine Bursa trochanterica: Links unten die rekonstruierte Bursa in Aufsicht; rechts unten der Quader aus den einzelnen Schnitten – er lässt sich in Einzelschritten durchmustern.

Fazit

- Mit aktuellen Untersuchungstechniken und hoch auflösenden Schallköpfen ist vielfach eine im Bildeindruck dem MRT ebenbürtige Abbildung möglich.
- In der axialen Richtung übertrifft bei 15 mHz die Sonografie ein 1,5 Tesla MRT um den Faktor 6 in der Ortsauflösung – lateral um den Faktor 2,5.
- Die Elastografie ist bei der Beurteilung pathol. Veränderungen wie Sehnenveränderungen und Tumordiagnostik auch im MSK-Bereich relevant. Gerätetechnik und Stand der Forschung für dieses Verfahren sind aktuell noch stark im Fluss.

KAPITEL

2 Arbeitstechniken

2.1 Dynamische Untersuchung: Gleiten, Stabilität, Kompression/Dekompression

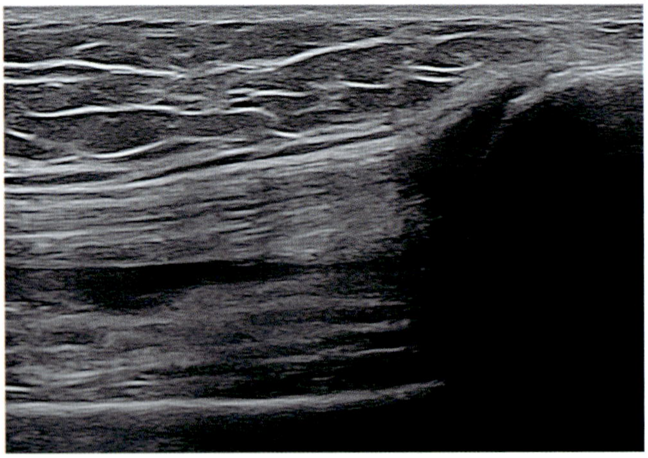

Abb. 2.1a

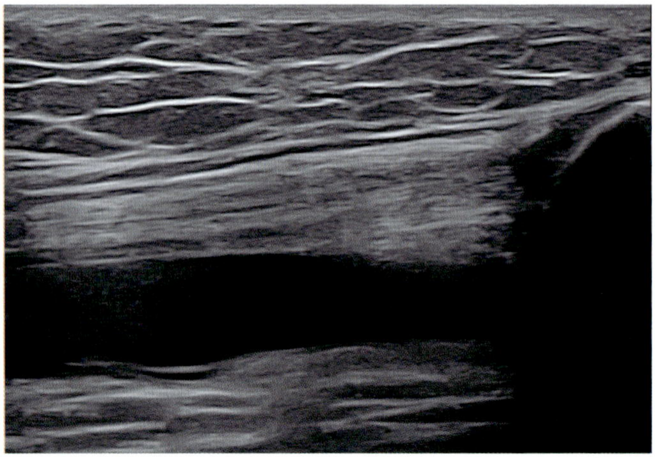

Abb. 2.1b

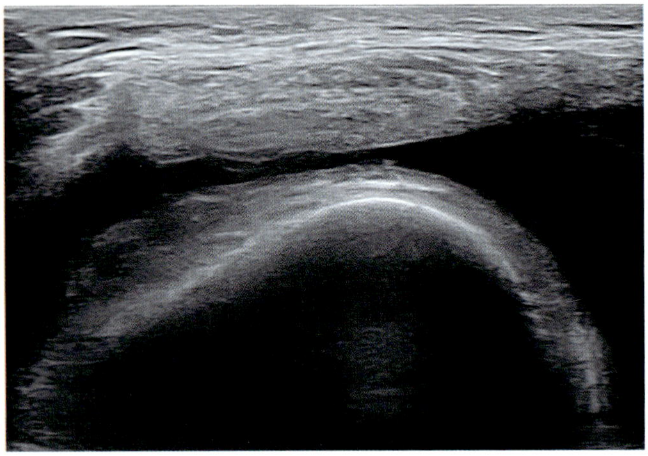

Abb. 2.1c

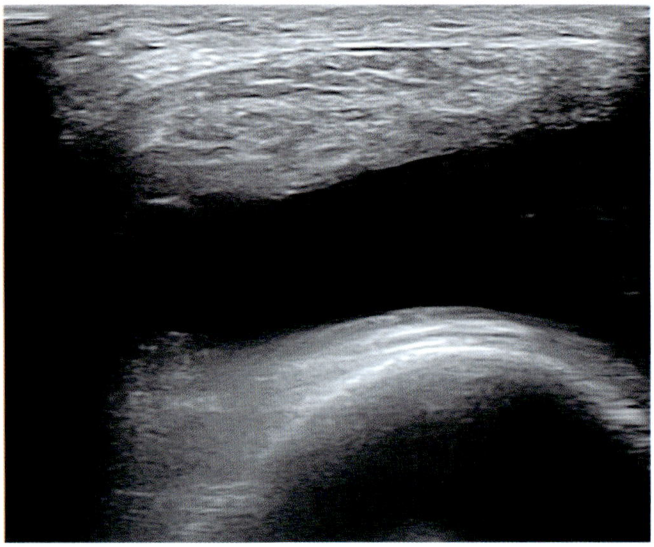

Abb. 2.1d

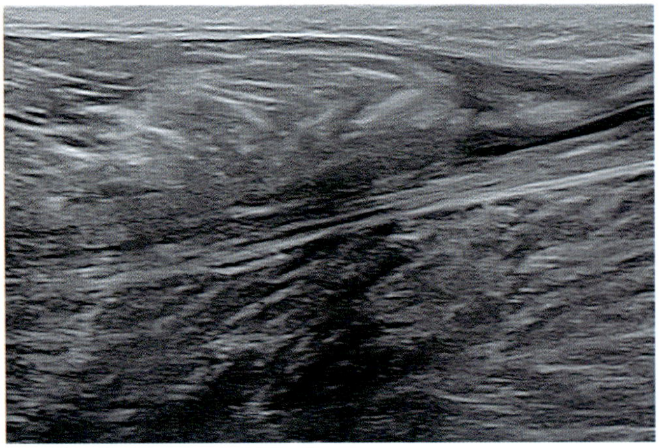

Abb. 2.1e

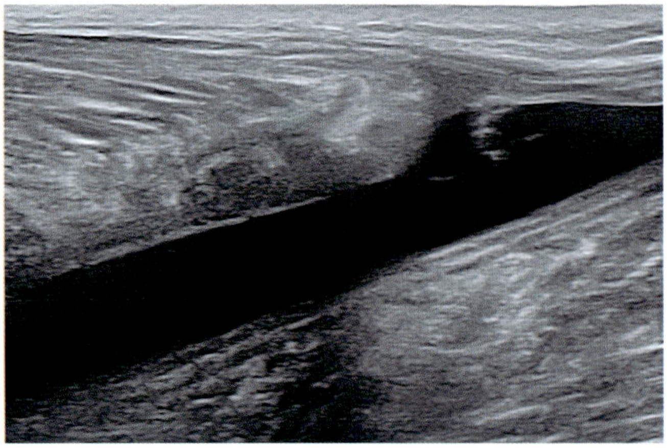

Abb. 2.1f

Abb. 2.1a Kompression und Dekompression sind die einfachsten Möglichkeiten der Überprüfung von intra- oder extraartikulären Raumforderungen hinsichtlich ihres Volumens und ihrer Kompressibilität.
Abb. 2.1a zeigt im suprapatellaren LS einen gering ausgeprägt erscheinenden echofreien Kniegelenkerguss.

Abb. 2.1b Durch seitliches Auspressen des Recessus suprapatellaris durch den Untersucher oder durch aktive Kontraktion des M. quadriceps femoris erhöht sich die am Monitor sichtbare Ergussmenge.

Abb. 2.1c TS zur **Abb. 2.1a.** Durch den Auflagedruck des Schallkopfs wird die Ergussmenge in die seitlichen Recessus gepresst, sodass sie im LS nicht am Monitor erkennbar ist.

Abb. 2.1d Bei Druckentlastung des Schallkopfes (Dekompression) findet sich wieder mehr Ergussmenge zentral im Bild. Gleichzeitig kann der Wechsel von Kompression und Dekompression Hinweise geben, ob eine Raumforderung punktabel ist.

Abb. 2.1e Ausgeprägter Muskelfaserriss am medialen Bauch des M. gastrocnemius, der aufgrund seiner Schwere als sonografischer Typ IV einzuordnen ist. Durch den hohen Auflagedruck des Schallkopfes lässt sich jedoch fälschlicherweise kein Hämatom abgrenzen.

Abb. 2.1f Vermindert der Untersucher den Druck mit dem Schallkopf, zeigt sich die ausgeprägte intermuskuläre Einblutung. Gleichzeitig lässt dieses Dekompressionsmanöver erkennen, ob eine im Nachgang sonografisch unterstützt erfolgende Punktion erfolgversprechend ist.

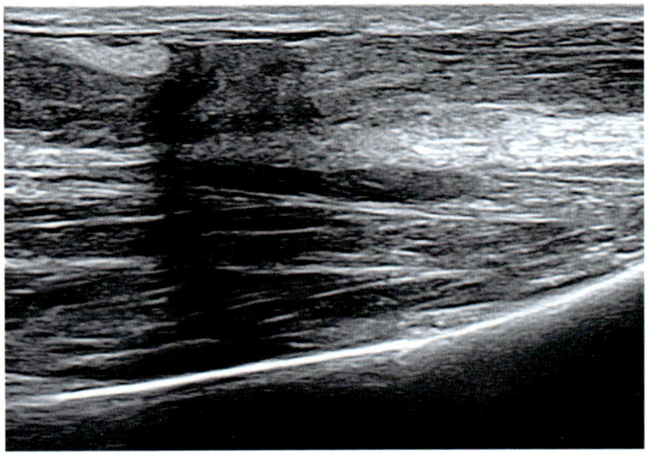

Abb. 2.1g

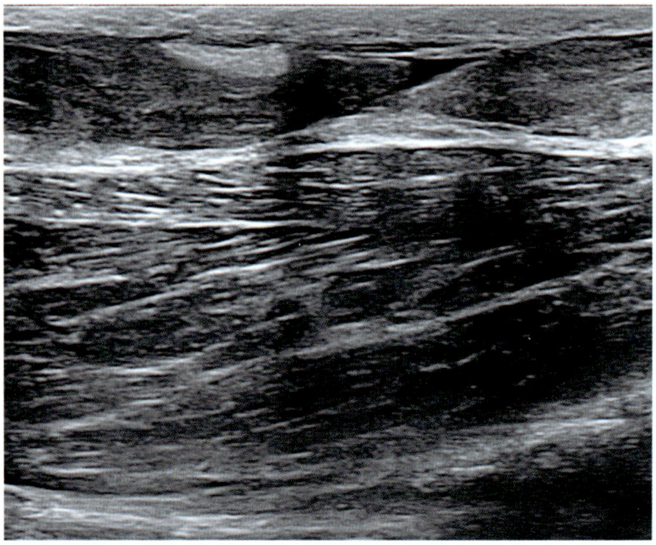

Abb. 2.1h

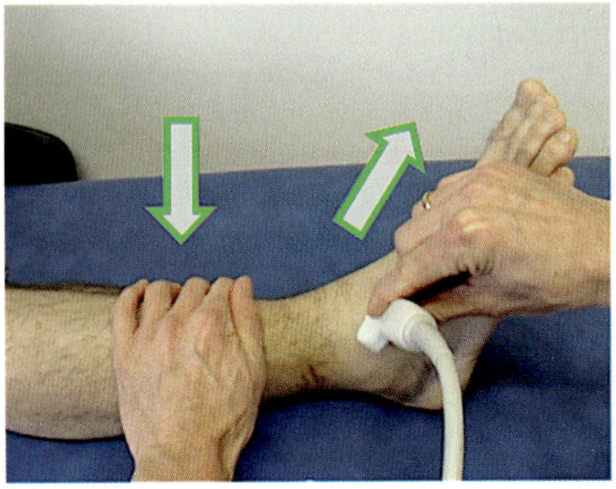

Abb. 2.1i

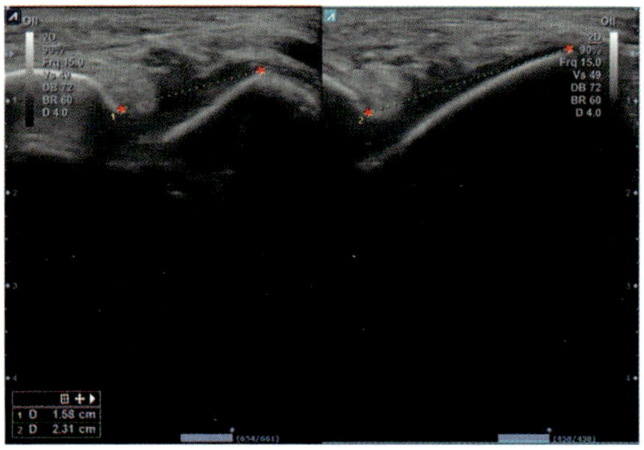

Abb. 2.1j

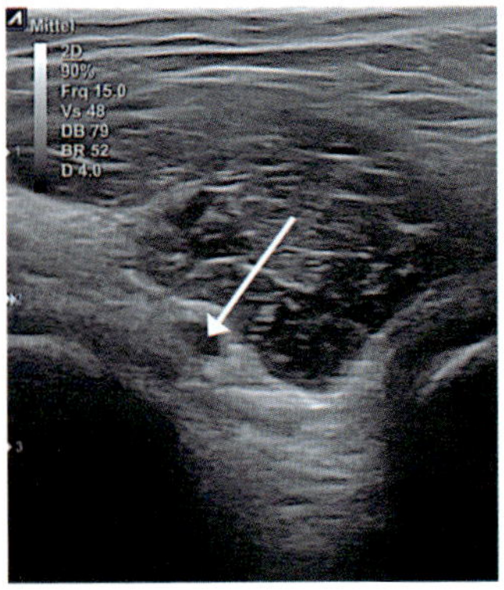

Abb. 2.1k

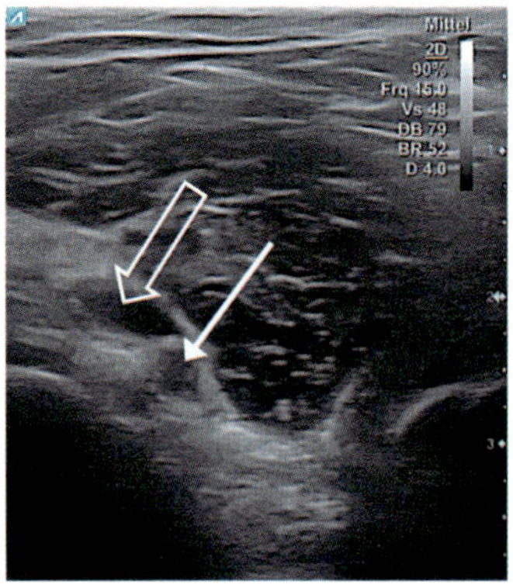

Abb. 2.1l

Fragestellung an die Bildgebung

- Kompression/Dekompression von Raumforderungen
- Hinweise auf Punktionsfähigkeit
- Gleiten, Beweglichkeit, Stabilität
- Defektgröße und -annäherung
- Venenfunktion

Abb. 2.1g Frische Ruptur der Achillessehne mit zentraler echoarmer Defektbildung im posterioren LS. In maximaler Dorsalextension des Fußes zeigt sich der Defekt in maximaler Länge.

Abb. 2.1h Im Vergleich zu **Abb. 2.1g** nähern sich die rupturierten Sehnenenden in maximaler Spitzfußstellung etwas an, sodass die optimale Versorgung rein aufgrund der sonografischen Bildgebung entschieden werden kann. Dynamisch kann auch Sehnengleiten am Monitor gut verfolgt werden, z. B. bei Sehnenscheidenentzündungen oder bei Veränderungen der Rotatorenmanschette.

Abb. 2.1i In der gleichen Untersuchungsposition, die für die Nativdarstellung des LF TA verwendet wird, kann auch die Stabilitätstestung dieses Bandes erfolgen. Voraussetzung ist, dass die Ferse ausreichend fest unterlagert ist. Dann kann durch Tibiarrückschub mit der freien Hand des Untersuchers ein Talusvorschub erzeugt werden (Pfeile).

Abb. 2.1j Auf der linken Seite der Abbildung sieht man die Distanzmessung in der nativen Darstellung für das LFTA. Auf der rechten Seite zeigt sich die oben beschriebene Stresstestung. Hierbei verlängert sich die Messstrecke um 8 mm. Die Messung wird immer im Seitvergleich durchgeführt, um habituelle Bindegewebslaxität berücksichtigen zu können. Hier beträgt der Vorschub 8 mm. Über 2 mm im Seitvergleich sind als pathologisch zu beurteilen.

Abb. 2.1k Auch für Orthopäden und Unfallchirurgen kann in der Sonografie der Bewegungsorgane orientierend ein Hinweis gewonnen werden, ob ein Verschluss der V. poplitea und ihrer kaudalen Äste vorliegt.
Abb. 2.1k zeigt im posterioren TS die nicht kompressible A. poplitea (Pfeil). Die V. poplitea ist durch den Druck des Schallkopfes komprimiert.

Abb. 2.1l Dekompression der V. poplitea (großer Pfeil) bei verringertem Druck mit dem Schallkopf als Ausdruck der ungestörten Funktionalität und des Fehlens einer Thrombosierung. Das gleiche Bild kann am Monitor durch Kneifen der Wade erzeugt werden.

Fazit

Die dynamische Untersuchung ist der entscheidende Vorteil der Sonografie der Bewegungsorgane gegenüber der MRT. Sie visualisiert physiologische und pathologische Funktionalität unter Sicht auf den Monitor.

2.2 Weitergehende Fragestellung an die Bildgebung

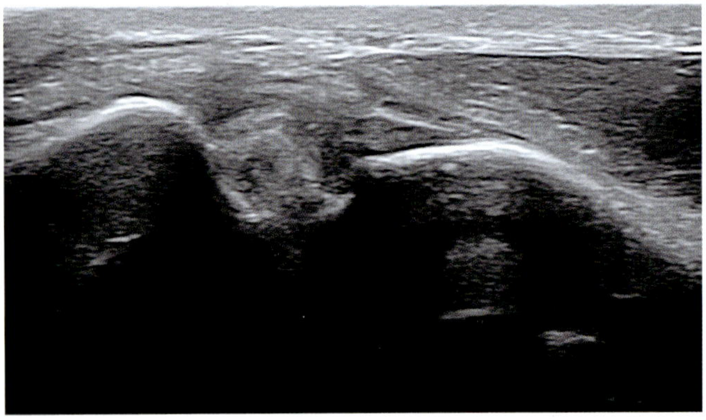

Abb. 2.2a

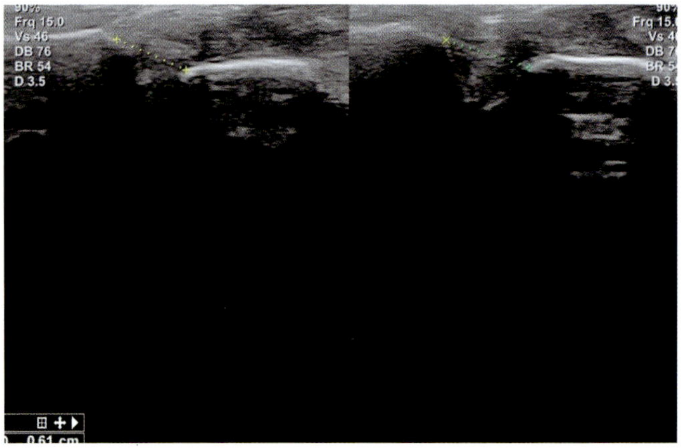

Abb. 2.2b

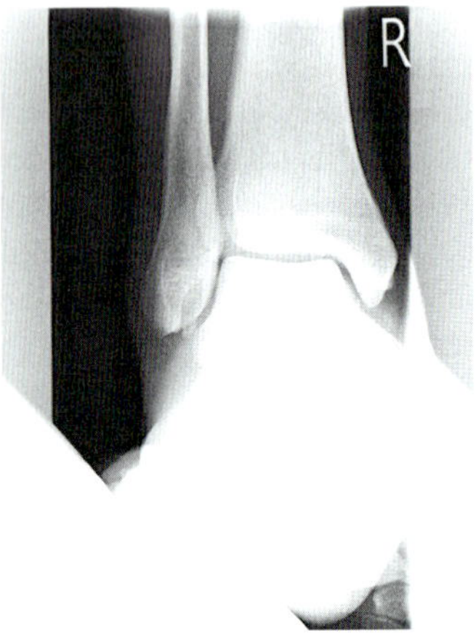

Abb. 2.2c

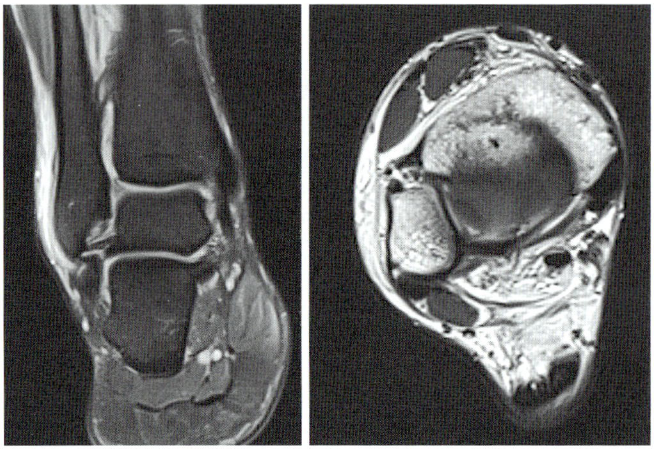

Abb. 2.2d

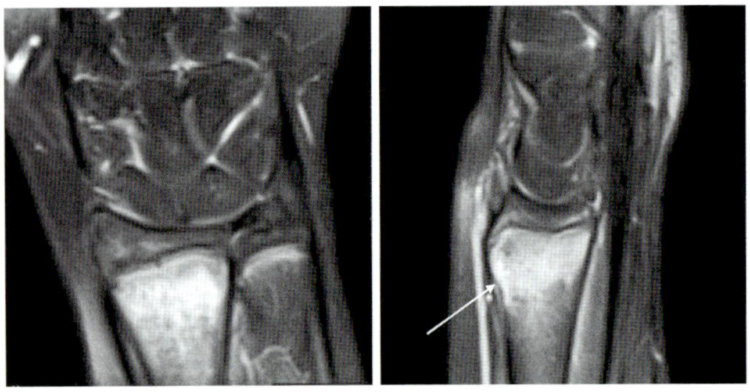

Abb. 2.2e

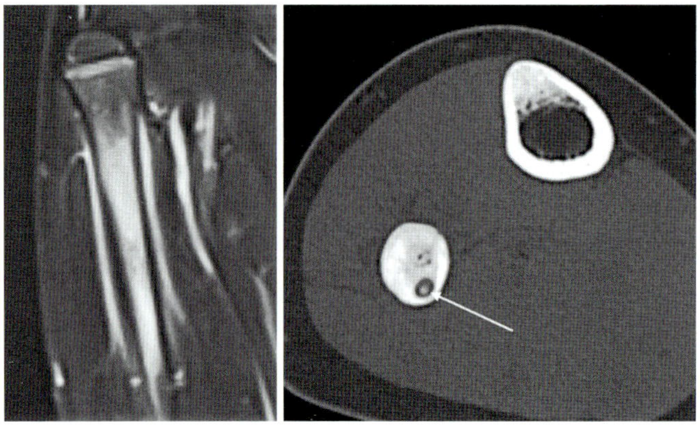

Abb. 2.2f

Obwohl viele klinische Fragestellungen durch Sonografie und Röntgendiagnostik differenziert werden können, bedarf eine Reihe daraus resultierender Arbeitsdiagnosen weitergehender Bildgebung, also der Schnittbilddiagnostik aus MRT und CT sowie der Skelettszintigrafie. Unklare Konstellationen mit dem Verdacht okkulter Veränderungen gehören ebenso dazu wie die Detektion von Verteilungsmustern bei rheumatologischen oder onkologischen Erkrankungen. Optimal ist die möglichst spezifische Fragestellung des klinischen Zuweisers an die Radiologie im Hinblick auf die Arbeitsdiagnose sowie die möglicherweise betroffenen Gewebestrukturen. Dazu zählen insbesondere das Knochenmark und der Knorpel, Gelenke mit ihren differenzierten Strukturen sowie bestimmte Bänder und Sehnen.

Abb. 2.2a bis Abb. 2.2d Illustrieren kasuistisch die Möglichkeiten einer in ihrem Ablauf gut begründeten konzertierten Bildgebung: 28-jähriger Fußballspieler mit Eversionstrauma des rechten Sprunggelenks. Sonografisch fand sich neben ausgeprägtem Hämarthros als Hinweis auf eine relevante Kapselbandverletzung eine Unterbrechung des vorderen Syndesmosebandes LTFA und darunter ein Hämatom (a, b). In der Sonografie und in der gehaltenen Röntgenaufnahme war die Syndesmose stabil (a–c). Auf eine Stresstestung unter Bildwandlerkontrolle wurde daher verzichtet. Im MRT (PD FS koronar und T1 axial) bestätigte sich die isolierte Verletzung der vorderen Syndesmose (d). Aufgrund der additiven Information der komplementären Bildgebung konnte eine konservative Behandlung im Walker unter weitgehender Entlastung begründet werden. (Anmerkung: Die linsengroße Verkalkung an der Außenknöchelspitze entspricht einem älteren stabil ausgeheilten knöchernen Ausriss des vorderen Außenbandes; LFTA).
Im Vergleich zu Röntgenverfahren zur Beurteilung knöcherner Strukturen und der Sonografie zur Beurteilung von Weichteilstrukturen hat die MRT den Vorteil, sowohl Knochen als auch Weichteile beurteilen zu können. T1-gewichtete Sequenzen ermöglichen analog zum Röntgen die anatomische Darstellung knöcherner Strukturen. Flüssigkeitssensitive Sequenzen wie Protonendichte- und T2-gewichtete mit Unterdrückung des Fettsignals sind die am häufigsten verwendeten Sequenzen. Hiermit lassen sich z. B. Ödeme oder Einblutungen in Knochen- und Weichteilstrukturen von angrenzendem Fett differenzieren. Bei chronischen Beschwerden, Entzündungen oder in der Tumordiagnostik kann eine ergänzende i. v.-Kontrastmittelgabe indiziert sein. Die Standarddiagnostik enthält in der Regel alle 3 Ebenen, je nach klinischer Fragestellung können speziell angulierte, oder aus 3D-Datensätzen rekonstruierte Ebenen (z. B. für VKB oder Syndesmose) sinnvoll sein.

Abb. 2.2e 13-jähriges Mädchen mit trotz unauffälliger Sonografie und Röntgendiagnostik fortbestehenden Schmerzen und Schwellung distaler Unterarm als klinischen Frakturzeichen. In der nativen MRT PD FS koronar (links) und sagittal (rechts) findet sich als Ausdruck der okkulten Fraktur ein ausgeprägtes Knochenmarködem mit diskretem kortikalem Wulst posterior (Pfeil).

Abb. 2.2f 8-jähriger Junge mit nächtlichen Unterschenkelschmerzen, Röntgenbild unauffällig. Im MRT diffuses ödemäquivalentes Signal der Fibula mit begleitender Weichteilreaktion. In der koronaren MRT (STIR) lässt sich die knöcherne Matrix nicht erkennen, sondern nur die „Entzündungsreaktion" im Knochen und in den angrenzenden Weichteilen und die Ursache nicht weiter bewerten (links). In der CT hingegen klar erkennbarer Nidus eines Osteoidosteoms (Pfeil) mit verdickter Kompakta (rechts).

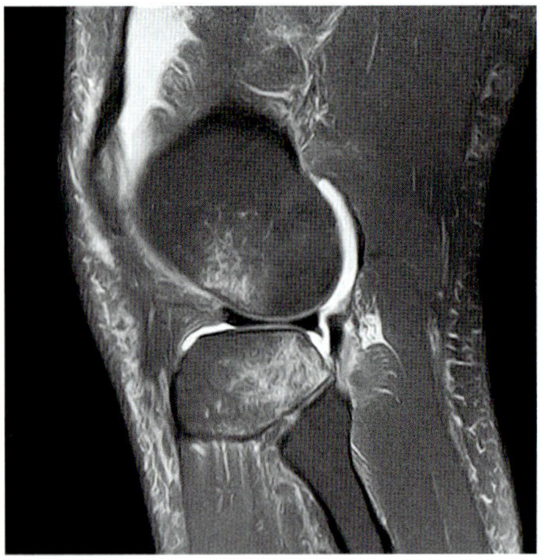

Abb. 2.2g

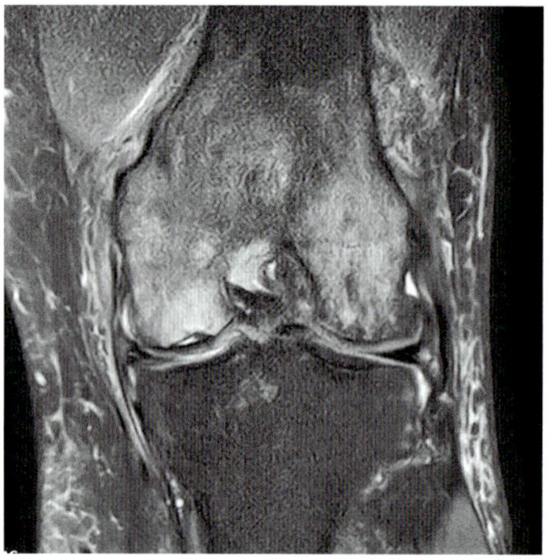

Abb. 2.2h

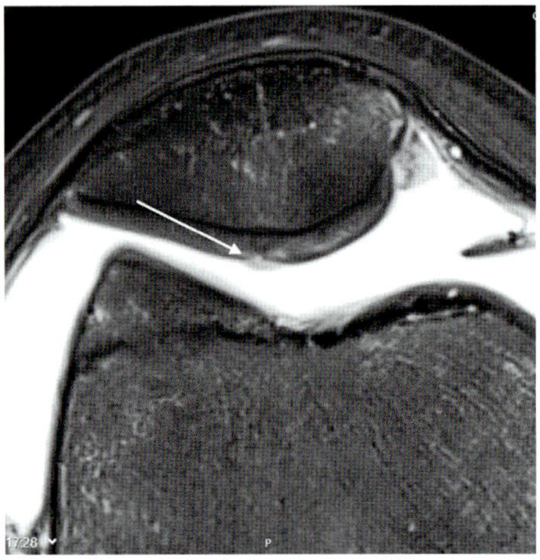

Abb. 2.2i

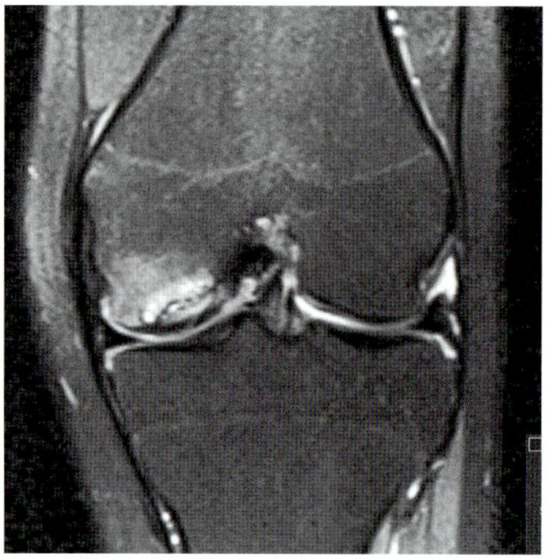

Abb. 2.2j

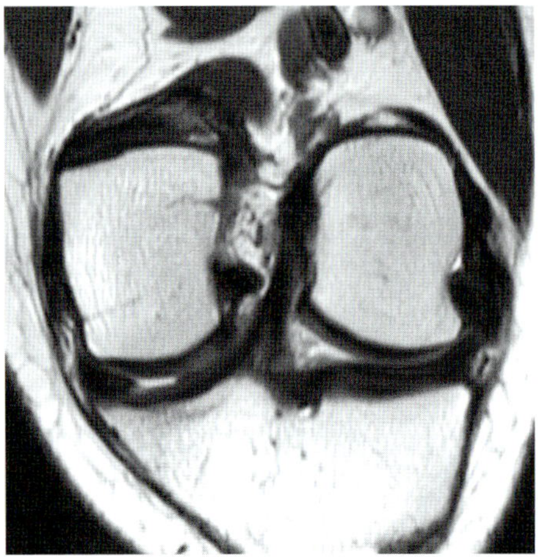

Abb. 2.2k

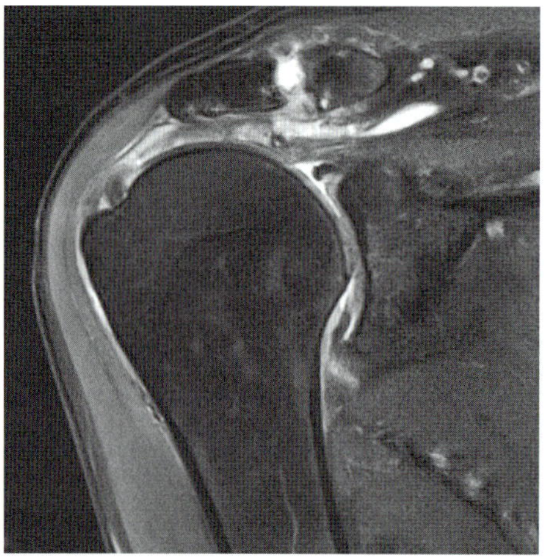

Abb. 2.2l

Abb. 2.2g und Abb. 2.2h Knochenmarksveränderungen sind optimal in der MRT zu detektieren. Dazu zählen unterschiedliche Ursachen wie Bone Bruises bei komplexen Gelenkdistorsionen, z. B. Kreuzbandläsionen, OSG-Distorsionen oder Stauchungen an Talus und Kalkaneus, Knochennekrosen (Hüftkopf, Femurkondylen, Talus, Humeruskopf), Morbus Panner, Lunatummalazie sowie Knochenmarködeme (lokalisiert häufig an Hüftkopf, Femurkondylen oder Tibiakopf), generalisiert (z. B. bei Entzündungen wie CRMO oder Systemerkrankungen) und schließlich Stressläsionen, wie sie an Schambein, Schenkelhals, Tibiakopf, Schienbein, Mittelfuß und Fußwurzel sowie bei Spondylolysen häufig auftreten.

Abb. 2.2g: zeigt in der MRT PD FS sagittal flächige Kontusionsödeme posterolateral tibial und femoral im Rahmen einer schweren Kniedistorsion mit VKB-Ruptur.

Abb. 2.2h: zeigt in der nativen MRT PD FS koronar eine primär avaskuläre Nekrose des medialen und lateralen Femurkondylus mit beginnender subchondraler Infraktion des medialen Femurkondylus, begleitend flächiges Knochenmarködem.

Abb. 2.2i und Abb. 2.2j Knorpelveränderungen können, insbesondere in den nicht parallel zur Oberfläche ausgerichteten Gelenkanteilen, ausschließlich mittels MRT dargestellt werden. Dazu zählen die Chondromalazie (fälschlicherweise oft als Chondropathie bezeichnet. Die Chondropathie ist ein klinisches Schmerzsyndrom, die Chondromalazie eine bildgebend darstellbare Strukturstörung), häufig am Kniegelenk in seinen drei Kompartimenten, am Hüftgelenk und Sprunggelenk; ferner osteochondrale Frakturen, wie sie häufig am oberen Sprunggelenk und femoropatellar auftreten, sowie die Gruppe der osteochondralen Läsionen, also subchondral beginnende Störungen mit sekundärer Beteiligung der hyalinen Knorpeloberflächen, insbesondere an Femurkondylen und der Talusrolle.

Abb. 2.2i: zeigt in der nativen MRT axial PD FS Chondromalazie Grad III am Patellafirst. Die Lateralisation kann bei Gelenkerguss nicht gewertet werden.

Abb. 2.2j: zeigt in der MRT PD FS koronar Osteochondrosis dissecans am medialen Kondylus Grad III, also ein losgelöstes Fragment im Bett (oeuf au nid) mit Umgebungsödem im Knochen.

Abb. 2.2k und Abb. 2.2l Bänder, Sehnen, die tief oder hinter Knochen oder schräg zur Körperoberfläche verlaufen, sind sonografisch schlecht darstellbar. Dazu gehören z. B. die Psoassehne, die Kreuzbänder, das Lig. fibulocalcaneare (LFC), das hintere Syndesmosenband, das Spring-Ligament und das Lisfranc-Ligament wie auch die distale Sehne des M. biceps brachii oder tiefliegende Bursen.

Abb. 2.2k: zeigt in der koronar angulierten MRT (T2-Sequenz) ein unverletztes vorderes Kreuzband (VKB).

Abb. 2.2l: zeigt in der MRT PD FS koronar eine Schädigung der Supraspinatussehne mit leichter Retraktion unter das Acromion, ein Befund, der sonografisch kaum darstellbar, aber therapierelevant ist.

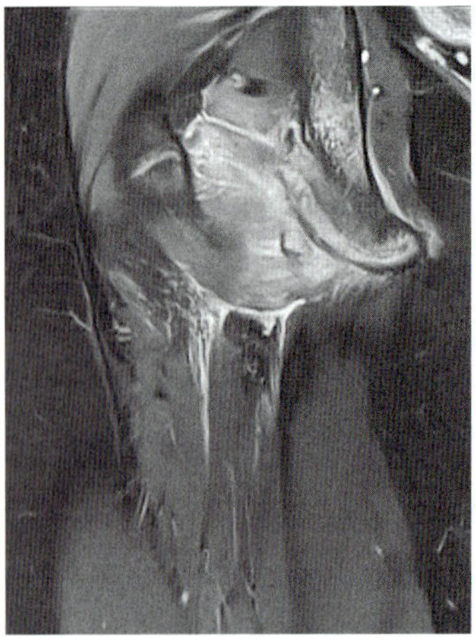

Abb. 2.2m

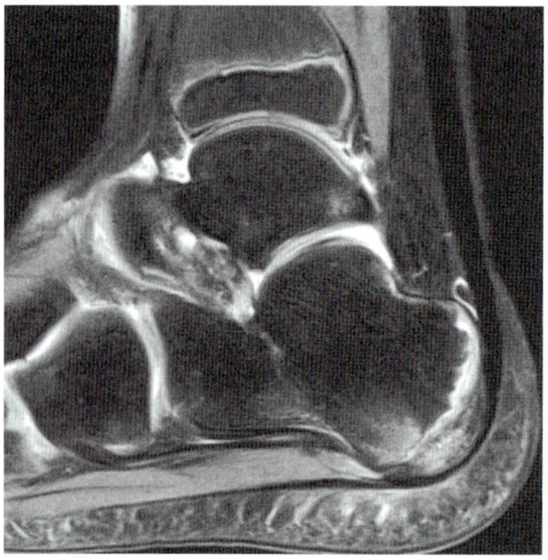

Abb. 2.2n

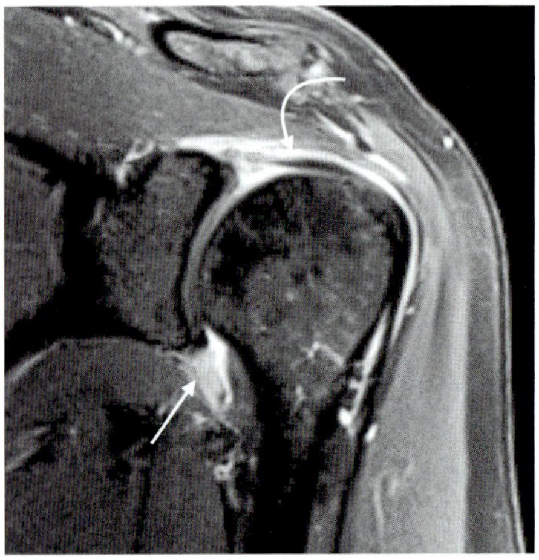

Abb. 2.2o

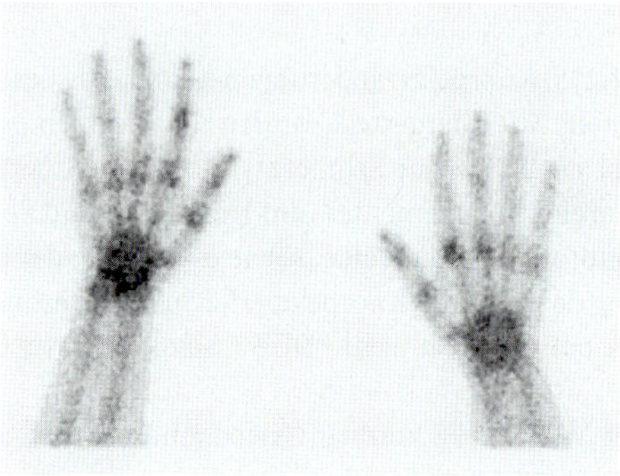

Abb. 2.2p

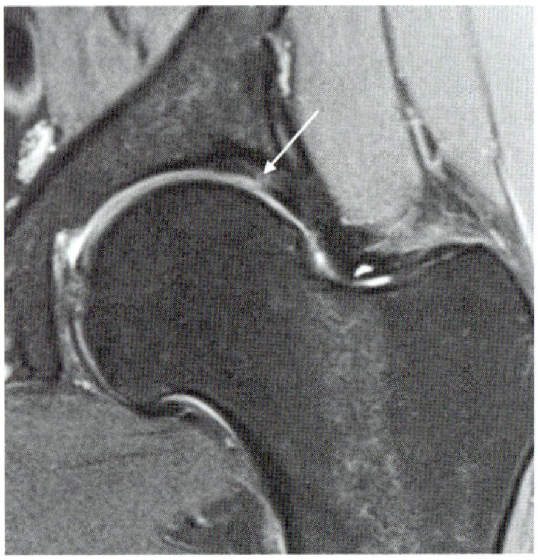

Abb. 2.2q

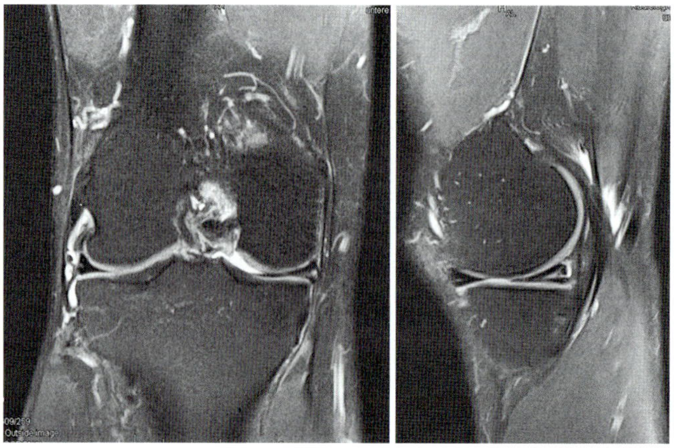

Abb. 2.2r

Fragestellung an die Bildgebung

- Nach Sonografie bzw. Röntgen verbleibende Zweifel, Ellenbogen, Hüftgelenk, Schultergelenk
- Bei V. a. Knochenödeme, bei unklarem Schmerz, zum Ausschluss Labrum/Meniskus/Diskusläsionen, bei V. a. Tumore, Osteitis/Osteomelitis, Arthritismuster

Abb. 2.2m und Abb. 2.2n Knochennahe Avulsionen sind zwar zumeist sonografisch und bezüglich des knöchernen Anteils auch im Röntgenbild darstellbar. Das ganze Ausmaß der Schädigung ist jedoch mitunter erst in der MRT abzugrenzen. An den oberen Extremitäten kann der Knochenkern des Epicondylus ulnaris betroffen seien, am häufigsten kommen Apophysenläsionen am Becken vor, weiterhin an der Tuberositas tibiae und an der Fersenbeinapophyse.
Abb. 2.2m zeigt in der MRT PD FS bei einem 14-jährigen Fußballspieler einen Abriss der Apophyse am Tuber ischiadicum mit ausgeprägtem Weichteilhämatom und einer Dehiszenz von einigen Millimetern. Im Röntgenbild kann eine zunehmende und gegebenenfalls refixationsrelevante Dislokation eine Woche nach Trauma überprüft werden.
Abb. 2.2n: Bei monatelanger Apophysitis calcanei eines 9-jährigen Fußballspielers kann das lokale Knochenödem am plantaren Calcaneus als MRT-Korrelat (PD FS) der beklagten Schmerzen aufgefasst werden und von prognostischem Wert sein.

Abb. 2.2o bis Abb. 2.2r Schmerzen und Verletzungen der Gelenke können bei spezifischen Fragestellungen in der MRT zusätzliche therapierelevante oder prognostische Aspekte aufzeigen.
Abb. 2.2o und Abb. 2.2p: Bei schmerzhafter Schultersteife kann ein KM-Enhancement (PD FS), wie hier in der entzündlich veränderten Synovialis durch Pfeile markiert (o), auf Aktivierung hinweisen und prognostisch bedeutsam sein. Befallsmuster rheumatischer Gelenkerkrankungen können mittels Skelettszintigrafie visualisiert werden (p).
Abb. 2.2p zeigt eine aktivierte Arthritis des Karpus vor allem links sowie der MCP D1–5 links und D1–3 rechts sowie der PIP vor allem D2 links und D3 rechts.
Abb. 2.2q: Labrumläsionen an Schulter- und Hüftgelenk können häufig optimal nur mittels MRT (PD FS koronar) diagnostiziert werden.
Abb. 2.2r: Verletzungen und Schädigungen von Menisken und Diski an (Kniegelenk, Handgelenk oder der Claviculargelenke sind eine Domäne der MRT. PD FS koronar (links) und sagittal (rechts) IM-Läsion Typ III.

Fazit

- Röntgen: Sofortdiagnostik Frakturen, Statik, Fehlbildung
- MRT: Primäre Indikation: unklare Schmerzen, Verdacht auf Gelenkinstabilität, zur Beurteilung von Gelenkbinnenstrukturen wie Labrum, Diskus, Meniskus, Kreuzbänder oder chondralen Oberflächen. Ergänzend als erweiterte Bildgebung bei Zweifeln aus Anamnese, Klinik, Sonografie, Röntgen, z. B. zur Diagnostik röntgenologisch okkulter Frakturen. Bei komplexen Gelenken (EB, Hüftgelenk, Schultergelenk). Als erweiterte Diagnostik bei Arthritis, Weichteil- und Knochenprozessen (Trauma, Entzündungen, Tumore).
- CT: erweiterte Röntgendiagnostik von Frakturen, primärer oder sekundärer Knochentumore
- Szintigrafie: Entzündungen, Tumore, Stressläsionen, Pseudarthrosen, Prothesenlockerung

KAPITEL

3 Gewebe

3.1 Subkutane Pathologien

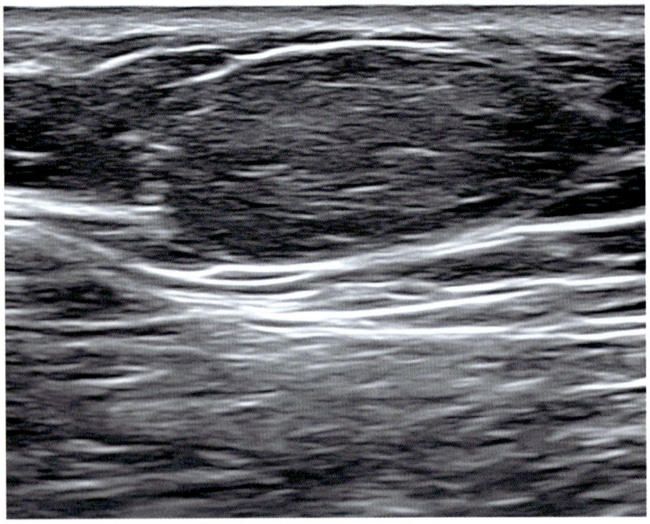

Abb. 3.1a

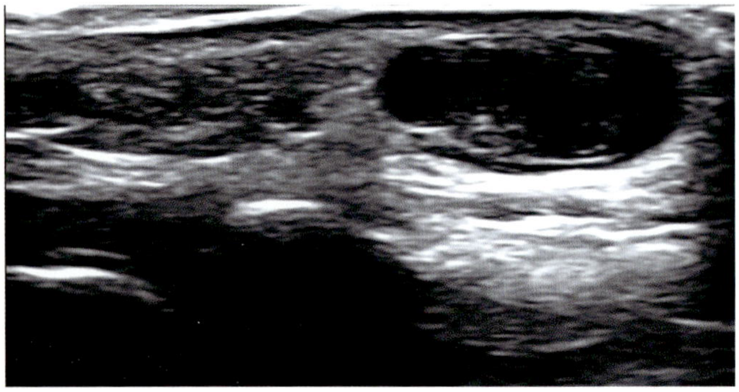

Abb. 3.1b

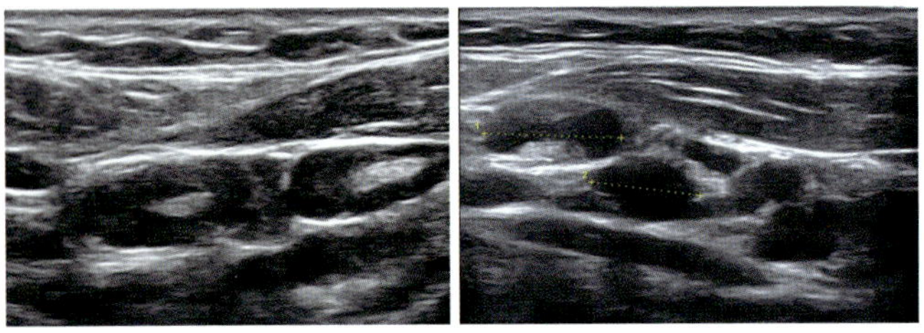

Abb. 3.1c

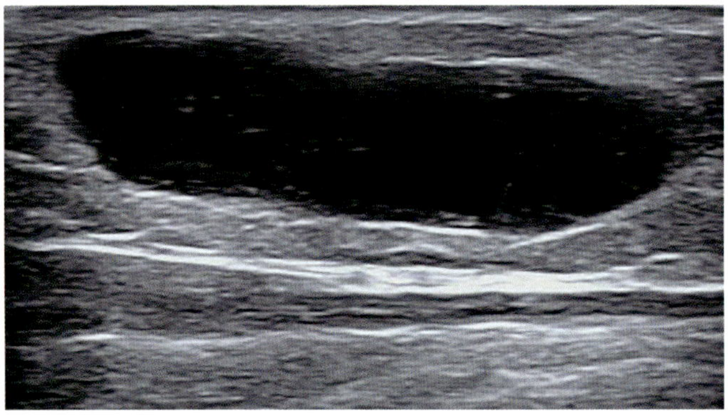

Abb. 3.1d

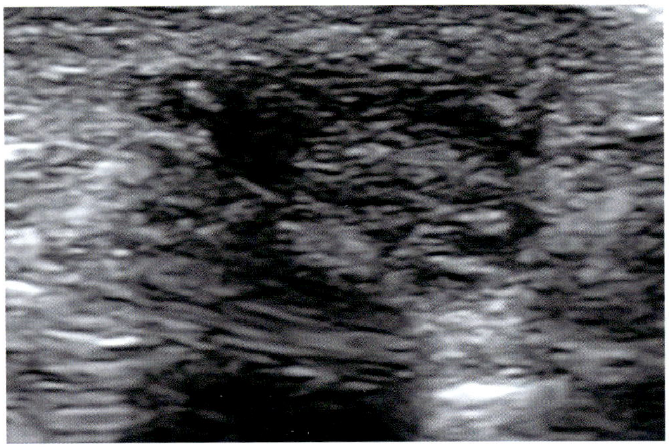

Abb. 3.1e

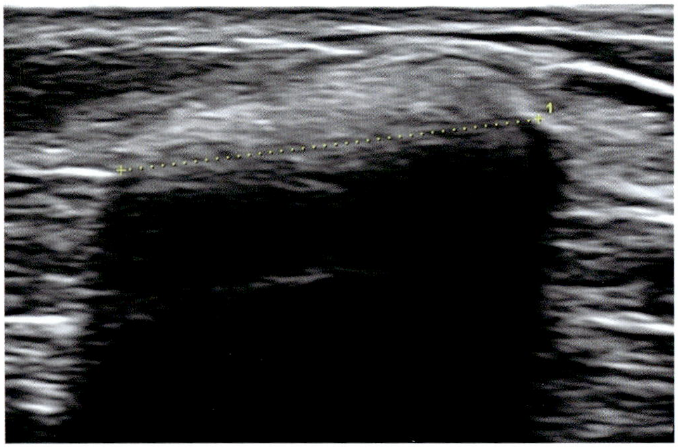

Abb. 3.1f

Abb. 3.1a Lipome liegen immer subkutan, sind palpatorisch weich und gut verschieblich. Mitunter können sie sich tief subfaszial bis an die Muskulatur ausdehnen. Sonografisch sind Lipome echoarm und vom umgebenden Subkutangewebe aufgrund ihrer gleichen Echogenität nur durch ein dünnes Septum abgrenzbar. In der Tiefe liegt die echogene Faszie zwischen Fett- und Muskelgewebe.

Abb. 3.1b Ganglien an Händen und Füßen liegen subkutan in unmittelbarer Umgebung von Sehnen und Gelenken. Sie fühlen sich prall elastisch an und sind verschieblich. Sonografisch ist ein Ganglion echofrei, scharf begrenzt und mitunter polyzyklisch. Im Vergleich zu anderen echofreien Raumforderungen (frisches Hämatom, Bursitis, Gefäße) lässt es sich nicht komprimieren, hat kein PD-Signal und bewirkt dorsale Schallvermehrung. Hier ist im palmaren LS am Ringfinger ein distal des MCP-Gelenks gelegenes großes Ganglion an der Beugesehne abgebildet.

Abb. 3.1c Lymphknoten (LK) werden beurteilt nach Rindenechogenität, -homogenität, Schärfe der Außenbegrenzung und Vaskularisierung. Reaktive LK und Lymphome: scharf begrenzt, echoarme homogene Rinde, zentral stark vaskularisiert. LK-Metastasen: inhomogenes Binnenmuster, peripher betonte, konfluierende Vaskularisierung. Links deutlich vergrößerte zervikale LK bei Virusinfekt (klinisch druckdolent). Rechts multiple bis 1,5 cm große zervikale LK, mit homogener Binnenechogenität bei Sjögren-Syndrom/Kollagenose.

Abb. 3.1d Frische Hämatome sind echofrei und meist gut abgrenzbar. Im Laufe von Tagen werden sie durch einwandernde Fibrozyten sonografisch meist homogen echogen und zeigen keine Vaskularisierung. Im anterioren LS am Unterschenkel ein mehrere Tage altes echoarmes Hämatom mit initialer Echogenität und mäßiger posteriorer Schallvermehrung.

Abb. 3.1e Rheumaknoten (RK) sind kleine feste Granulome, die in 20–40 % insbesondere bei seropositiver rheumatoider Arthritis meist an Ellenbogen oder Fingern streckseitig zu finden sind. Sonografisch imponieren sie randbetont echoarm, zentral können Rheumaknoten auch echogen sein.

Abb. 3.1f Verkalkungen können nach lokalem Trauma/OP oder Schädelhirntraumen sowie bei unterschiedlichsten Krankheitsbildern auftreten, u. a. bei Hyperparathyreoidismus, nach Strahlentherapie, progressiver Systemsklerose/CREST-Syndrom und Tendopathien. Sonografisch sind Kalzinosen im Subkutangewebe teilweise bizarre, ggf. polyzyklische echogene Strukturen meist mit posteriorer Schallauslöschung. 2 cm große Verkalkung plantar im Vorfuß bei Systemsklerose.

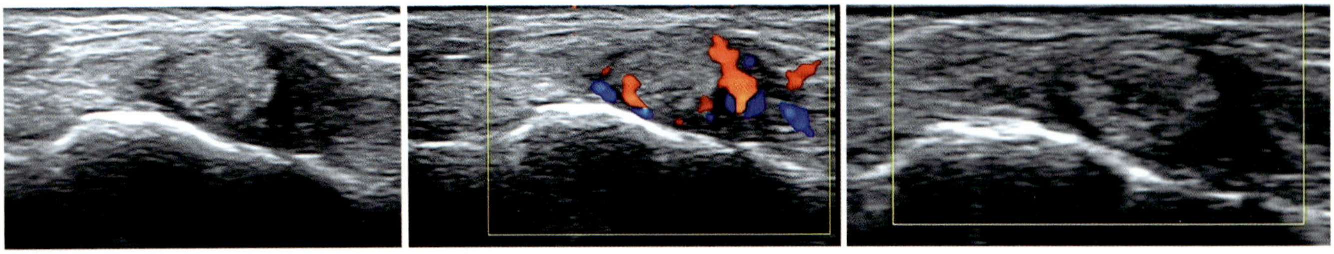

Abb. 3.1g

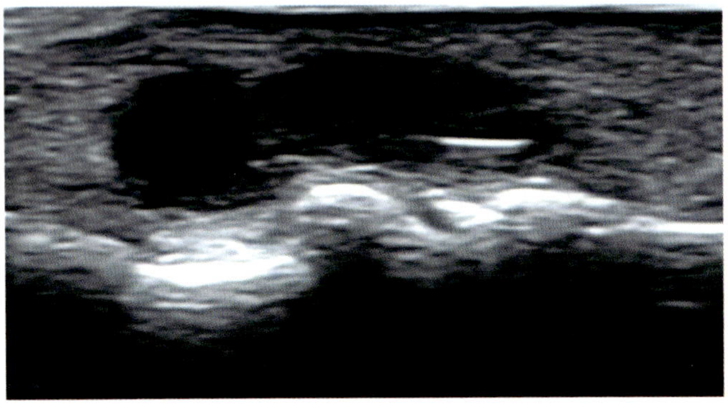

Abb. 3.1h

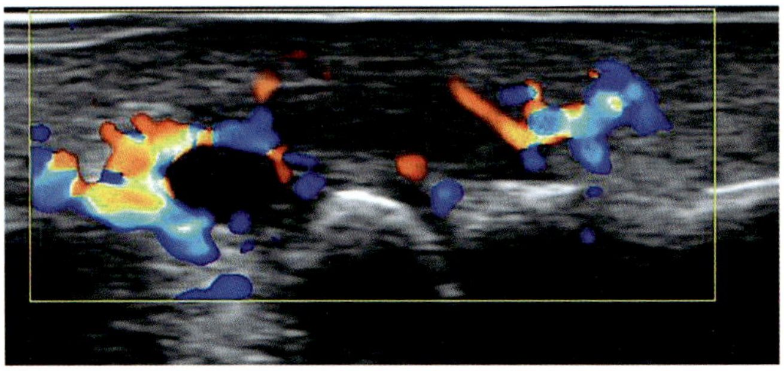

Abb. 3.1i

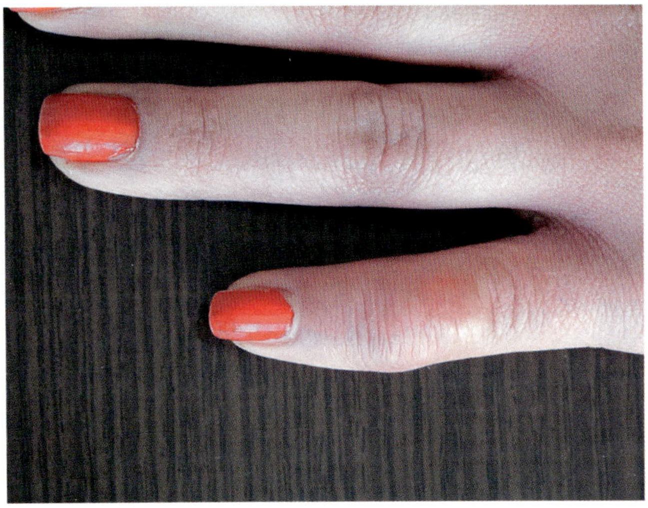

Abb. 3.1j

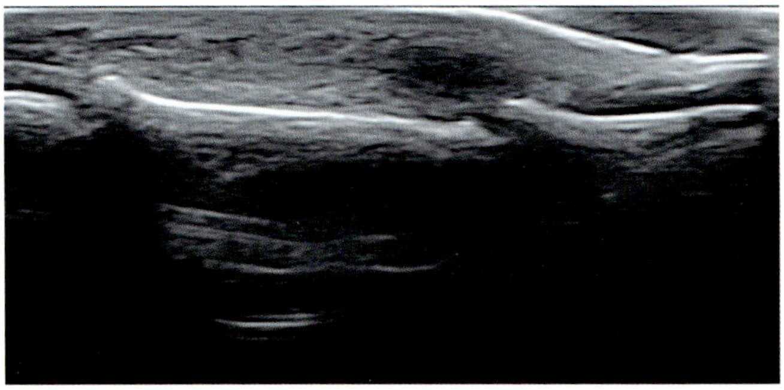

Abb. 3.1k

Fragestellung an die Bildgebung

- Ausdehnung, Begrenzung, Vaskularisierung, Kompression, Punktionsfähigkeit
- Differenzierung bezüglich Genese und Prognose, insbesondere benigne vs. maligne, entzündlich rheumatische vs. infektiöser Raumforderungen

Abb. 3.1g Gichttophi sind Uratablagerungen, die bei tophöser Gicht auftreten und meist subkutan, aber auch intra- und periartikulär,- intra- und peritendinös liegen können. Sonografisch sind sie hyperechogen und heterogen mit echoarmem Saum, der eine Hypervaskularisierung aufweisen kann.
Links: subkutan gelegener hyperechogener Gichttophus am rechten anterolateralen Mittelfuß. **Mitte:** Der Patient hat zum Untersuchungszeitpunkt einen äußerst schmerzhaften Gichtanfall mit deutlicher Hypervaskularisierung um den Tophus. **Rechts:** Zwei Wochen nach erfolgter Triamcinoloninflitration an den Tophus, systemischer Glukokortikosteroid- und urikostatischer Therapie ist keine Vaskularisierung mehr nachweisbar; auch klinisch war der Patient schmerzfrei. Gichttophi bauen sich nur langsam unter harnsäuresenkender Therapie ab.

Abb. 3.1h Abszesse sind lokale Flüssigkeitsansammlungen unterschiedlicher Echogenität, teilweise mit Vaskularisation und umgebendem Weichteilödem. Aus dem sonografischen Erscheinungsbild darf ein septisches Geschehen nie ausgeschlossen werden! Abgebildet ist ein koronarer LS am PIP-Gelenk eines Zeigefingers mit klinisch prallelastischer, sonografisch gut abgrenzbarer polyzyklischer echofreier bis echoarmer Raumforderung.

Abb. 3.1i Das Hinzuschalten des Colordoppler-Signals (CD) zeigt im Vergleich zu **Abb. 3.1h** eine wandständig ausgeprägte Hypervaskularisierung, die grenzüberschreitend auch in den umgebenden Weichteilen nachweisbar ist als Ausdruck der starken entzündlichen Reaktion der Subkutis. Es erfolgte die Abszessspaltung, das PIP-Gelenk war nicht betroffen.

Abb. 3.1j Frostbeulen (Pernionen) treten meist streckseitig und an Akren nach Kälteexposition auf. Sie sind rundliche, teigige Schwellungen der Kutis und Subkutis mit lividem Erythem und Jucken oder Brennen bei Wärme. Ursache ist eine gestörte Mikrozirkulation mit Weichteilschwellung durch Entzündungsreaktion. Abgebildet ist die Hand einer jungen Frau, die über brennende Schmerzen und Juckreiz am Kleinfinger klagt.

Abb. 3.1k Der dorsale LS zu **Abb. 3.1j** zeigt über dem Kleinfinger echoarm verbreiterte Subkutis als Ausdruck der gestörten arteriellen Durchblutung mit Gewebeschaden und entzündungsbedingter Flüssigkeitseinlagerung.

Fazit

- Primär Sonografie mit hochauflösendem Schallkopf (10–15 MHz) zielführend, ergänzender Farbdoppler erforderlich, MRT nicht erforderlich
- Selten Dual-Energy-Computertomografie (DECT) zur Diagnosestellung der Gicht, hohe Sensitivität, Uratdepots ab einem Volumen von > 1 mm^3 erkennbar

3.2 Bursopathien

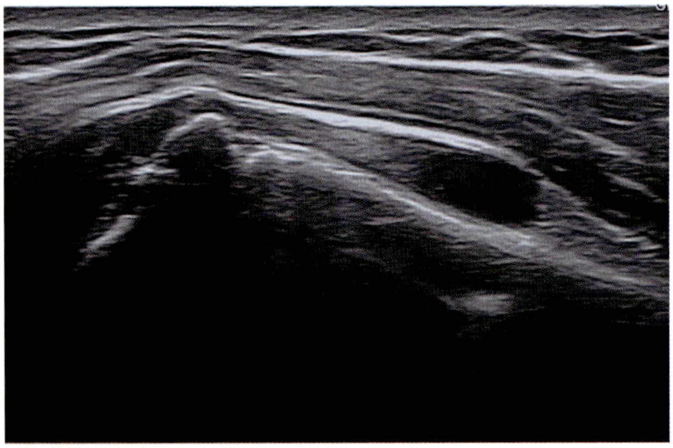

Abb. 3.2a

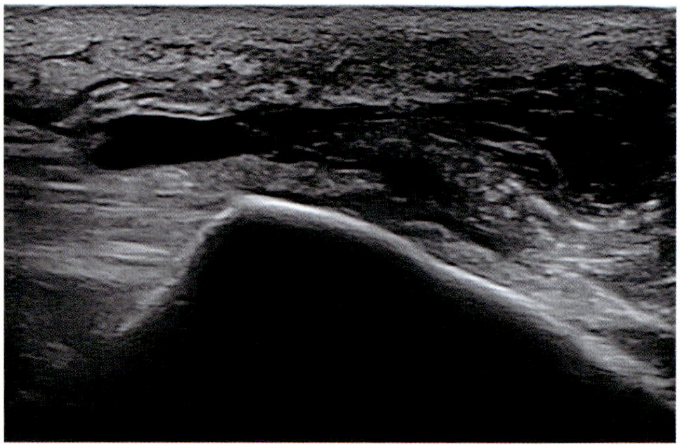

Abb. 3.2b

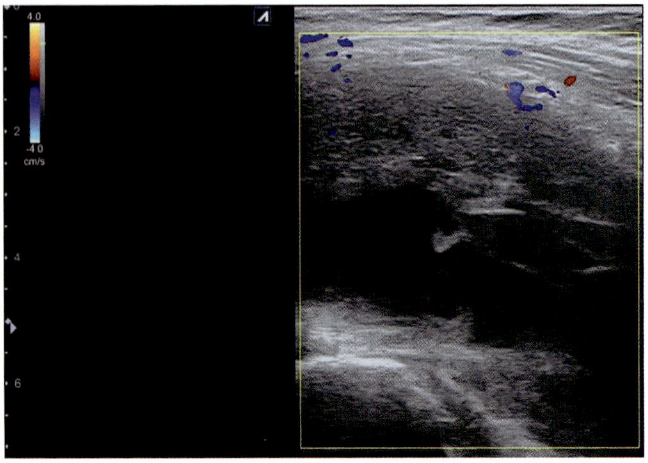

Abb. 3.2c

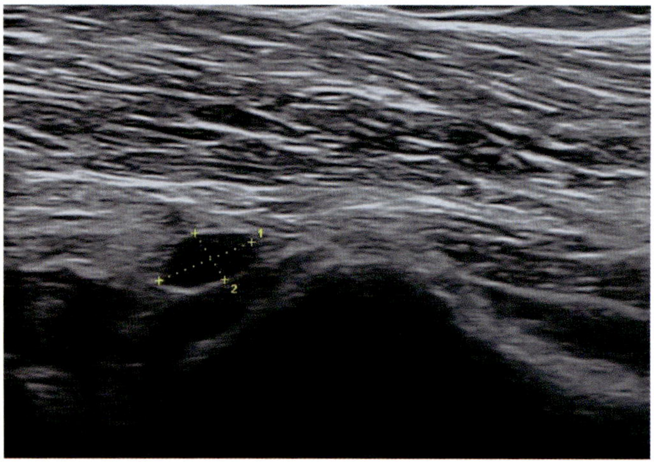

Abb. 3.2d

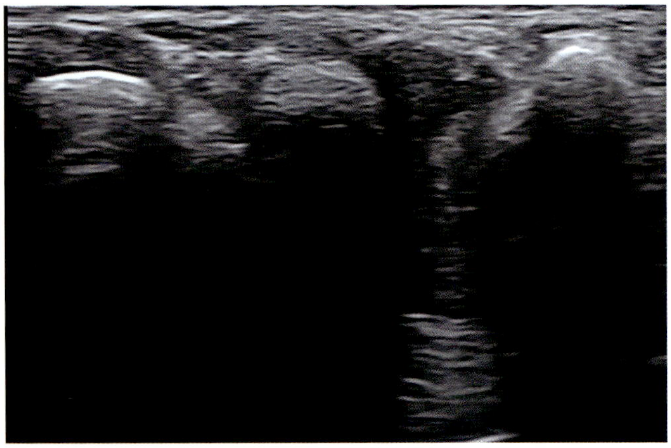

Abb. 3.2e

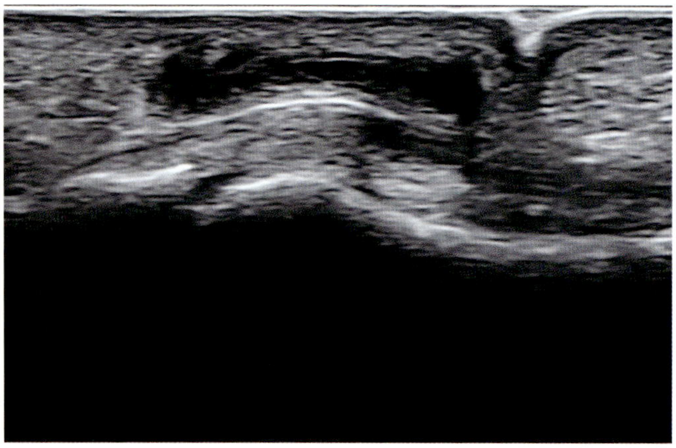

Abb. 3.2f

Fragestellung an die Bildgebung

- Flüssigkeitsfüllung, Ausdehnung, Bursitis mit Synovitis/Pannus
- Genese der Entzündung: Verletzung, Infektion
- Metabolisch (Gicht, Chondrocalzinose), rheumatisch
- Mechanische Überbelastung – insbesondere am Knie, Ellenbogen
- Abgrenzung zu Synovialitiden und synovialen Zysten der benachbarten Gelenke und Insertionstendopathien

Abb. 3.2a Anteriorer LS an der Schulter mit flüssigkeitsgefüllter Bursa subdeltoidea unter dem M. deltoideus. Die Kortikalis am Tuberculum majus ist nicht mehr abgerundet, sondern zeigt Kantenbildung bei chronischer Omarthritis bei RA.

Abb. 3.2b Im posterioren LS über dem Olekranon wird die normal songrafisch kaum abzugrenzende Bursa olecrani bei Bursopathie durch die intrabursale echofreie Flüssigkeit darstellbar. Oberflächlich mechanisch belastete Bursen liegen schallkopfnah zwischen Kutis und Sehnen oder Knochen, umgeben von Fett-oder Bindegewebe. Sie sind leicht zu komprimieren, was bezüglich einer möglichen Punktionsfähigkeit diagnostisch weiterführend ist, bei normaler Schallkopfkompression aber leicht übersehen werden kann. Es ist somit wichtig, mit möglichst geringer Kompression durch den Schallkopf zu untersuchen.

Abb. 3.2c Die Bursitis iliopectinea ist bedingt durch ihre tiefe Lage unter dem M. iliopsoas schwierig darzustellen, hier aber aufgrund der Größe (im MRT 15 × 5 × 4cm!) im anterioren, nach lateral versetzten LS über dem Hüftgelenk nicht zu übersehen. Sie kommt wie hier bei fortgeschrittener Coxarthrose oder körperlicher Überlastung vor.

Abb. 3.2d Die am Knie posterior gelegenen meist sehr schmerzhaften Bursen sind klein und leicht zu übersehen, wenn nicht explizit danach gesucht wird. Im posterioren LS ist hier die Bursa unter dem M. semimembranosus auf 4 × 8 mm erweitert. Nebenbefundlich zeigt sich das hintere Kreuzband als echoarmes Dreieck an der Hinterkante der Tibia.

Abb. 3.2e Plantarer TS auf Höhe der Metatarsalköpfchen mit intermetatarsaler Bursopathie. Sie ist insbesondere zwischen dem dritten und vierten Zehengrundgelenk als kegel - oder hantelförmige echoarme Raumforderung abzugrenzen. Im korrespondierenden LS ist die intermetatarsale Bursitis bis zu 2 cm groß und kreisrund. Vorkommen: häufig bei rheumatoider Arthritis, seltener mechanisch bedingt.

Abb. 3.2f Plantarer LS mit Bursopathie unter dem Interphalangealgelenk der Großzehe bei Hammerzehe. Am Vorfuß treten bei Zehenfehlstellungen, Senk-Spreizfüßen und mechanisch bedingt häufig Bursopathien unter den Metatarsalgelenken auf.

Fazit

- Sonografie als Bildgebung zielführend, exakte Größendarstellung und Lagebestimmung auch im Verlauf
- Bei chronischer Bursopathie kommen gelegentlich Kalkdepots an extraartikulären Lokalisationen zur Darstellung.
- MRT nur für tief gelegene Bursen erforderlich

3.3 Arthrose und Arthritis

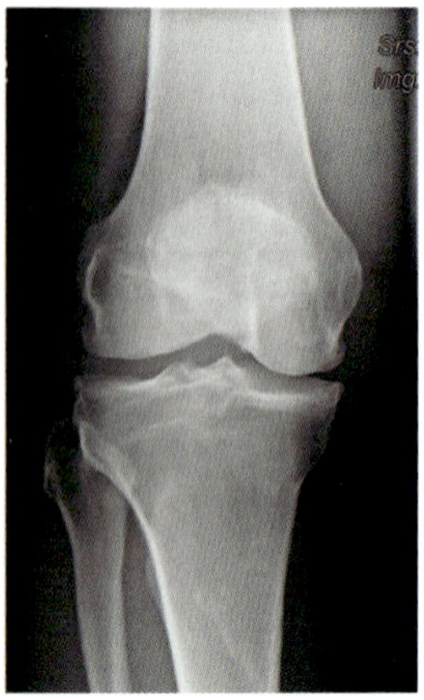
Abb. 3.3a

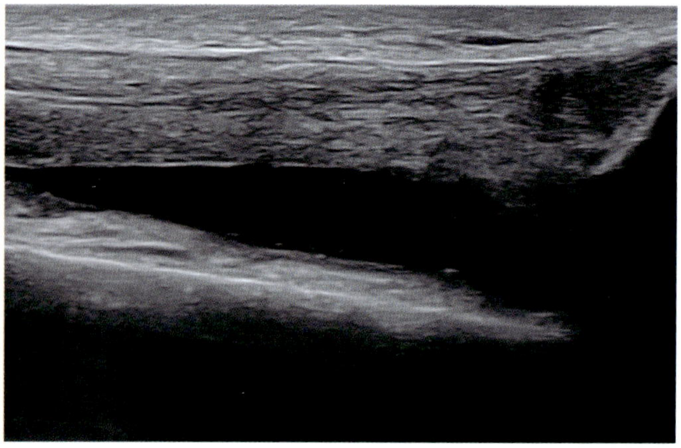
Abb. 3.3b

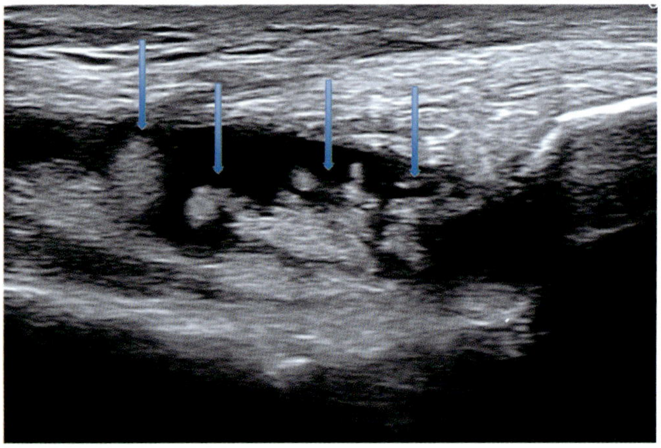
Abb. 3.3c

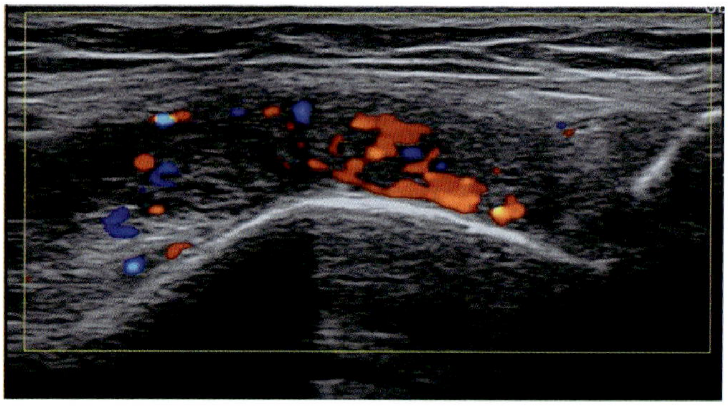
Abb. 3.3d

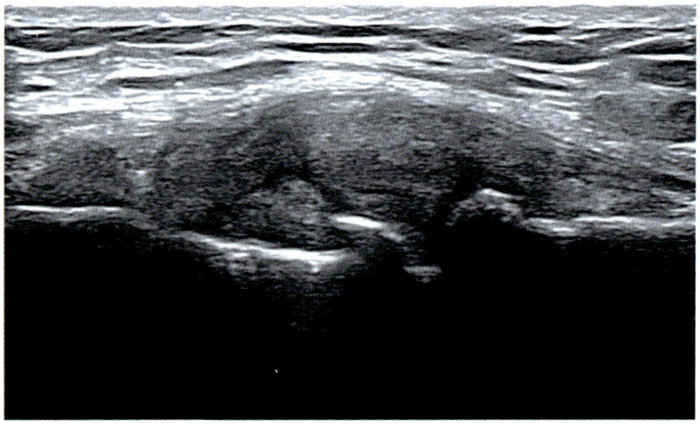
Abb. 3.3e

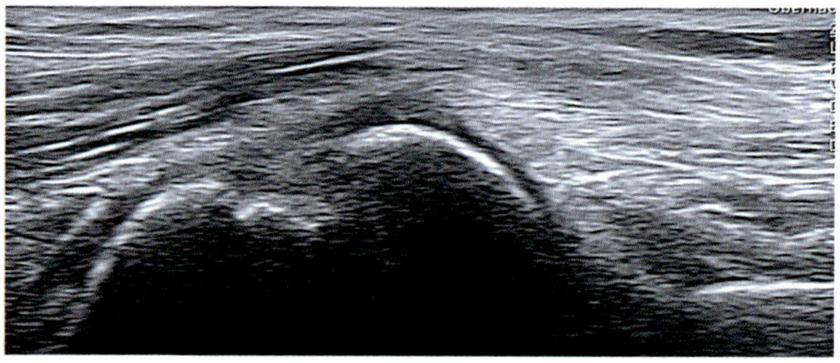
Abb. 3.3f

Abb. 3.3a Das Röntgenbild im a.p.-Strahlengang zeigt eine deutliche mediale Gonarthrose. Zu den typischen radiologischen Arthrosezeichen gehören die Gelenkspaltverschmälerung, die subchondrale Verdichtung, osteophytäre Ausziehungen und schließlich Geröllzysten. Sonografisch lassen sich lediglich Osteophyten nachweisen.

Abb. 3.3b Das Ultraschallbild zu ➤ Abb. 3.3a zeigt bei aktivierter Arthrose mäßiggradige Ergussbildung, die die Quadrizepssehne anhebt, wodurch diese besser zur Darstellung kommt.

Abb. 3.3c Suprapatellarer LS: echogene synoviale Proliferation im suprapatellaren Recessus kapselnah und am Recessusgrund mit synovialer Zottenbildung (Pfeile). Spezifisch für die entzündliche Genese der Arthritis ist die proliferative Synovitis, die sich im ganzen Gelenk ausbilden kann. Akute Synovitis kann so echoarm sein, dass sie von echofreiem Erguss schlecht zu unterscheiden ist. Durch Kompression gelingt die Abgrenzung zwischen Gewebe und Flüssigkeit problemlos.

Abb. 3.3d Lateraler LS: Knie bei langjähriger juveniler chronischer Arthritis mit rezidivierender Gonarthritis. Der laterale Recessus ist durch überwiegend echogene Synovitis erweitert. Durch Hinzuschalten des PD kann die Krankheitsaktivität visualisiert und graduiert werden, hier zeigt sich eine deutliche Hypervaskularisierung Grad 2. Die Kortikalis am lateralen Femurkondylus und der Tibia weist keine Konturunterbrechung auf.

Abb. 3.3e Im medialen LS finden sich die auch im Röntgenbild sichtbaren osteophytären Ausziehungen sowohl femoral (links im Bild) als auch tibial (rechts im Bild), die sogenannten Rauberschen Konsolen entsprechen. Dazwischen liegt relativ homogenes, aber wenig strukturiertes Meniskusgewebe. Darüber verläuft echogen die Kapsel mit dem Innenband, die bedingt durch die degenerativen Veränderungen deutlich vorgewölbt werden.

Abb. 3.3f Lateraler posteriorer LS am Knie mit proximaler partieller Destruktion des Kondylus, distal ist die Kortikalis erhalten. Infolge der chronischen, entzündlichen Synovitis mit invasiver Gefäßeinsprossung in den Knochen kommt es zu knöchernen Destruktionen, initial als Kontinuitätsunterbrechung des echogenen Kortikalisreflexes erkennbar, im weiteren Verlauf zu tieferen kortikalen Defekten (Usuren/Erosionen).

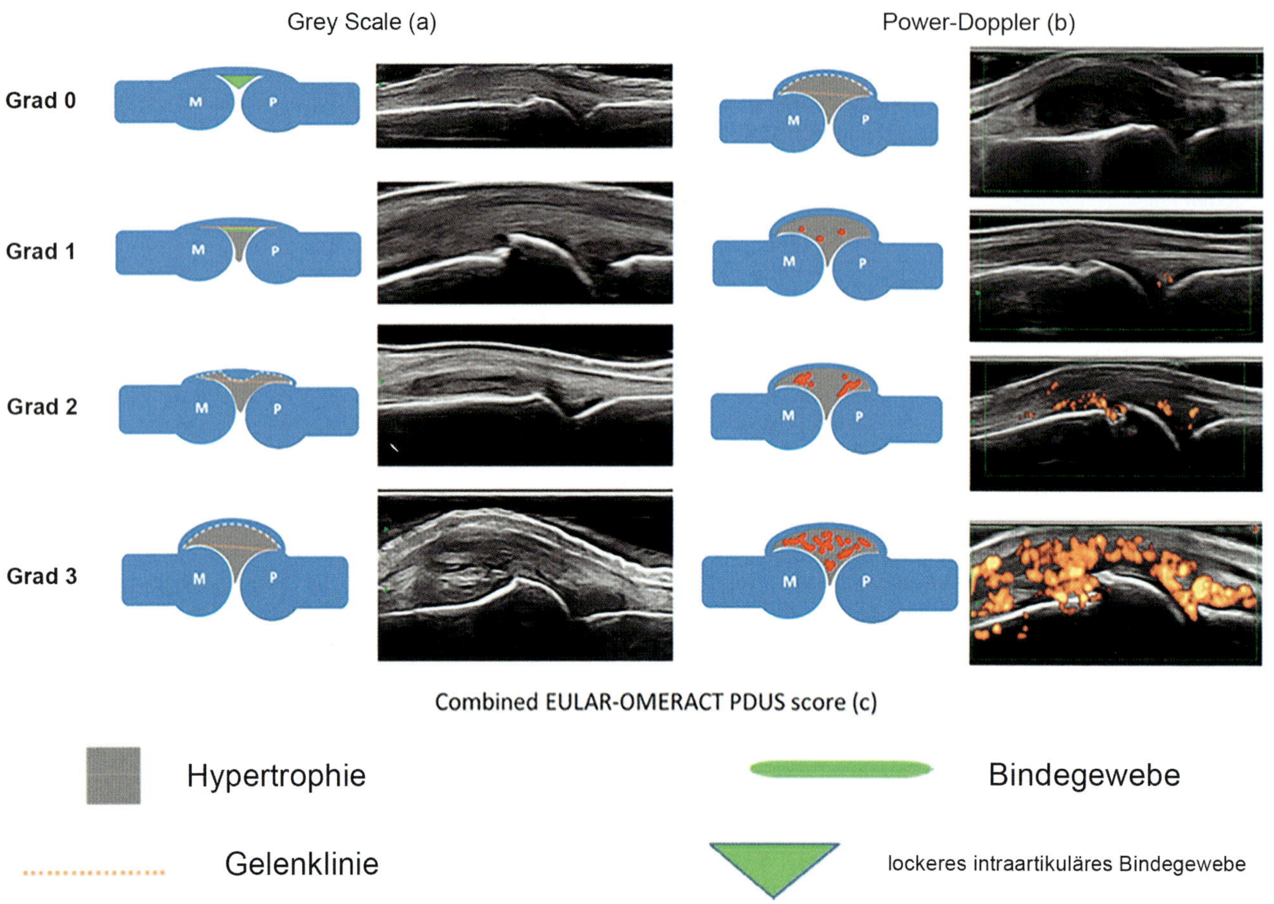

Abb. 3.3g

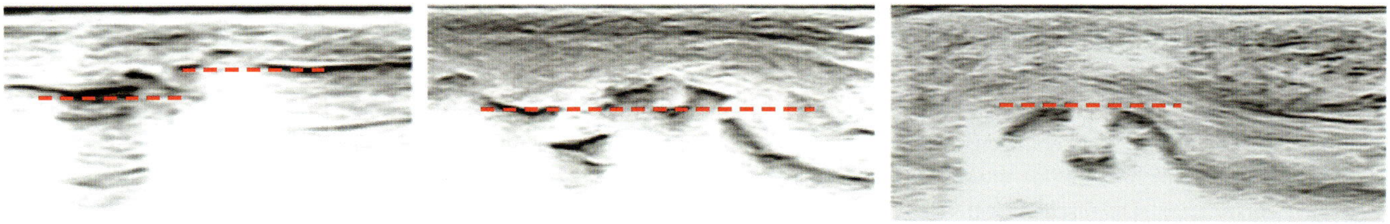

Abb. 3.3h

Fragestellung an die Bildgebung

- Spezifisch für Entzündung: Kapseldistension durch Synovitis mit unterschiedlich ausgeprägter synovialer Proliferation (echoarm: hochentzündlich; echoreich: wenig/nicht entzündlich)
- Im PD: Hypervaskularisierung zur Graduierung der Entzündungsaktivität
- Arthritis ossär: Kortikalisunterbrechung, Usur/Erosionen (Minus-Defekte)
- Arthrose ossär: Appositionen, Osteophyten, Stufenbildung (Plus-Defekte), Gelenkkopfentrundung
- Aktivierte Arthrose: Kapseldistension durch Erguss, synoviale Zysten

Abb. 3.3g Grafische Darstellung des kombinierten Synovitis- (GSUS) und Power-Doppler-(PDUS) Score der MCP-Gelenke im posterioren LS. Zur Beurteilung der Entzündungsaktivität von Gelenken gibt es mehrere standardisierte Scores, seit Veröffentlichung des EULAR-OMER-ACT Combined Score 2017 haben diese Allgemeingültigkeit. Die Besonderheit ist, dass die Graduierung der Synovitis kombiniert anhand der synovialen Hypertrophie (SH) im Grey Scale (GS) und dem Power-Doppler (PD) beurteilt wird. Durch diese kombinierte Standardisierung wird die Interobserver-Variabilität deutlich verringert.

Im praktischen Alltag wird zunächst die Distanz der Gelenkkapsel zur Kortikalis graduiert:
Grad 1: Minimale synoviale Hypertrophie im Gelenkspalt, die Kortikalis des MCP und der proximalen Phalanx wird nicht überschritten.
Grad 2: Die Gelenklinie wird überschritten, die Gelenkkapsel ist aber konkav bzw. flach. Sobald die Gelenkkapsel konvex durch die Synovitis angehoben wird, entspricht dies Grad 3.
Die Echogenität der proliferierten Synovialmembran gibt Hinweise, wie akut (echofrei bis echoarm) oder chronisch (echogen) die Synovitis ist.
Nach vorheriger Kalibrierung wird die intraartikuläre Perfusion im Farbdoppler oder Power-Doppler graduiert in:
Grad 0: keine FD/PD Signale.
Grad 1: 3 einzelne FD/PD-Signale oder mindestens ein konfluierendes Signal und 2 einzelne Signale oder 2 konfluierende Signale.
Grad 2: > 3 einzelne oder konfluierende FD/PD Signale, aber < 50 % der untersuchten Region im Bild.
Grad 3: > 50 % der untersuchten Region im Grey Scale ist hypervaskularisiert.

Der kombinierte Score, der am MCP entwickelt wurde, kann auf alle anderen Gelenke angewandt werden. Beurteilung für Synovitis und PD-Aktivität erfolgt in definierten Regionen (in den entsprechenden Kapiteln aufgeführt) im Hand/Fingerbereich nur posterior. Palmar verliert der PD an Sensitivität.
In der Diagnostik der Früharthritis sollten entsprechend dem US-7-Score und USRA9 folgenden Gelenke mit Ultraschall untersucht werden: Handgelenk und ECU-Sehne, MCP-Gelenke 2 und 3, PIP-Gelenke 2 und 3, Daumen-Grundgelenke sowie MTP-Gelenke 2, 3 und 5.

Kortikale Läsionen:

Abb. 3.3h **Minusdefekte (Synonyme: Erosionen, Usuren):** Konturunterbrechungen unabhängig von der Tiefe und Breite, die den echogenen Kortikalisreflex unterschreiten, bezeichnet man als Minusdefekt. Von der Synovialmembran ausgehende Synovitis zerstört zunächst den Gelenkknorpel und infiltriert dann den Knochen.
Minusdefekte findet man insbesondere bei entzündlich-rheumatischen Erkrankungen, z. B. bei der häufig erosiv/destruierend verlaufenden rheumatoiden Arthritis.

Plusdefekte (Synonyme: Osteophyten, knöchernen Appositionen): Knöcherne Anbauten liegen über der normalen kortikalen Grenzfläche. Diese findet man insbesondere gelenkspaltnah infolge einer Knorpeldegeneration mit reaktiver Osteosklerose.

Fazit

- Sonografie: hohe Aussagefähigkeit hinsichtlich Detektion und Graduierung von Synovitis
- Röntgen: zur Frühdiagnostik nicht geeignet, kortikale Veränderungen viel später nachweisbar
- MRT: in Ergänzung zur Detektion von Knochenödem/Osteitis, Periarthritis z. B. bei Psoriasisarthritis zur Abgrenzung Fingerpolyarthrose

3.4 Knöcherne Läsionen

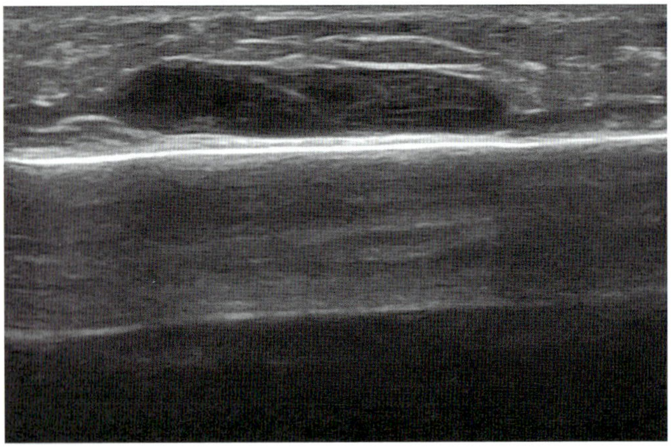

Abb. 3.4a

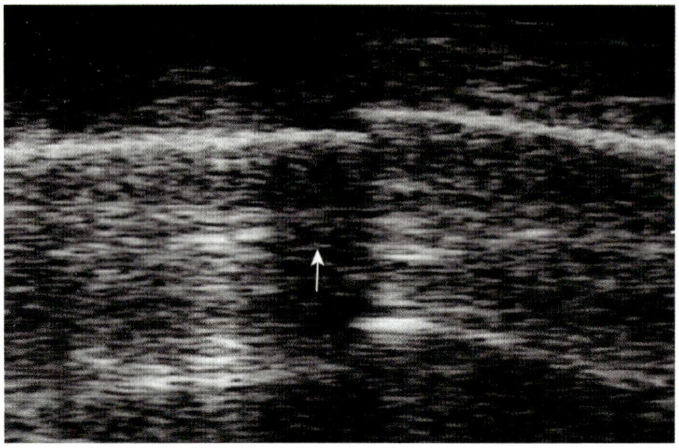

Abb. 3.4b

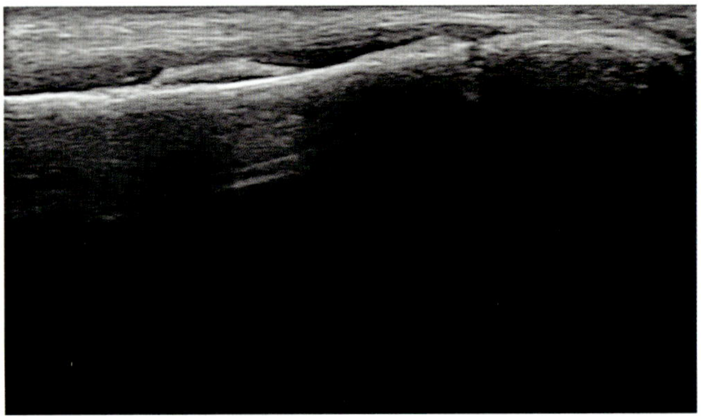

Abb. 3.4c

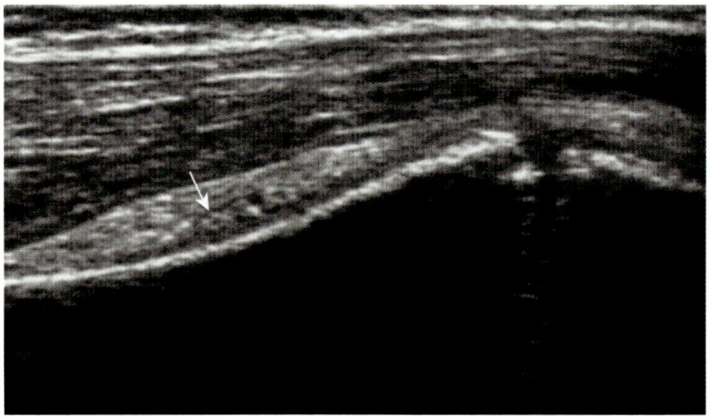

Abb. 3.4d

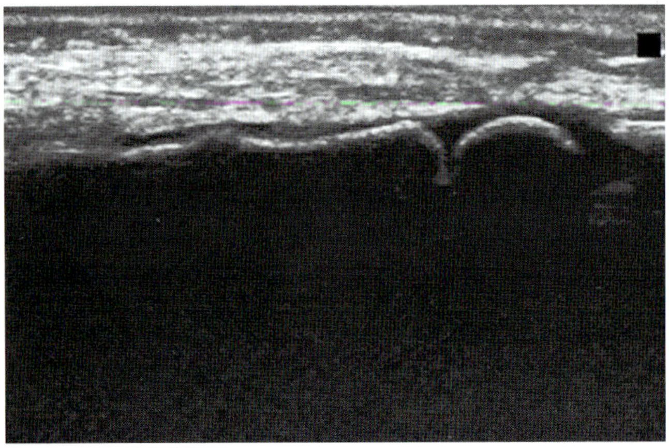

Abb. 3.4e

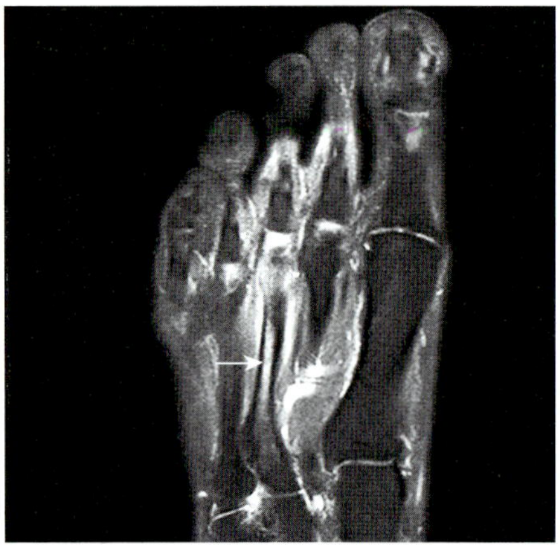

Abb. 3.4f

Fragestellung an die Bildgebung

- Wenn Röntgendiagnostik ohne sichere Pathologie
- Dennoch Anhaltspunkte für knöcherne oder osteochondrale Verletzung
- Dislokation von Fragmenten und anhängender Sehnen- oder Bandanteile
- Fehlstellung von Frakturteilen, Kallusform und -struktur

Abb. 3.4a Im LS über der Tibia findet sich eine weitgehend homogene echoarme bis echofreie Raumforderung unterhalb des durch diese gut abgrenzbaren echogenen Periosts, jedoch klar oberhalb der eindeutig unverletzten echogenen Corticalislinie. Es handelt sich infolge einer Kontusion um eine „Beule“, also eine subperiostale Einblutung. Diese können im Verlauf an Dichte zunehmen und klinisch zum Verdacht einer Neubildung am Knochen führen.

Abb. 3.4b LS über schmerzhafter Rippe mit leichter Stufenbildung und Kontinuitätsunterbrechung der knöchernen Oberfläche als Indikator einer Fraktur. Kaminphänomen durch Reverberation (Pfeil). Fissur: oberflächlicher Kortikalisdefekt, Begleithämatom mit periostaler Abhebung (bei Kindern häufig). Die Ultraschalldiagnostik ist der Röntgendiagnostik, die als Projektionstechnik in maximal zwei Ebenen erfolgt, zumindest ebenbürtig.

Abb. 3.4c Im fibularen Längsschnitt über der Fibula findet sich nach einem Distorsionstrauma ein breites Hämatom unterhalb des gut abgrenzbaren echogenen Periosts. Es handelt sich um eine 6 Wochen zurückliegende Fibulafraktur bei einem 10-jährigen Kind. Die Kallusbildung ist durch echogene Spangenbildung gekennzeichnet. Es besteht noch keine weitergehende Ossifikation, sodass kein Schallschatten vorliegt. Kallusbildung kann nach Ricciardi in sonografische Stadien unterteilt werden.

Abb. 3.4d LS suprapatellar Knie in 90°-Flexion bei traumatischer Fugenlösung mit periostalem Hämatom (Pfeil)

Abb. 3.4e Distaler Radius, dosaler Schnitt; metaphysäre Wulstfraktur mit Abhebung des Periosts, welches unversehrt ist; kein epiperiostales Hämatom.

Abb. 3.4f Protonengewichtete Sequenz (PDw) fatsat koronar: Der Metatarsaleschaft III weist nach Überbeanspruchung ein langstreckiges Knochenmarködem mit umgebendem Weichteilödem auf, jedoch ohne Nachweis einer Frakturlinie (Pfeil).

Fazit

- Röntgenbilder in zwei Ebenen als primäre Diagnostik
- Sono: Periostale Einblutungen und Defekte der knöchernen Oberflächen darstellbar
- MRT: Knochenkontusionszonen, intraossäre Ödeme und okkulte Frakturen
- CT: komplexe Frakturen, 3D-Rekonstruktion
- Die Fraktursonografie kann mit hoher Sensitivität und Spezifität Frakturen erkennen und für einige Frakturtypen das Röntgen ersetzen (S2e-Leitlinie Fraktursonografie 2023).

3.5 Verletzungen der Muskulatur

Einteilung der Muskelverletzungen

Typ	1A	1B	2A	2B	3A	3B	4
Klassifikation	Ermüdungsbedingte Muskelverhärtung	„Muskelkater"	Neuromuskuläre Muskelläsion (rückenbedingt)	Neuromuskuläre Muskelläsion (muskelbedingt), „Muskelzerrung"	Muskelfaserriss	Muskelbündelriss	(Sub)totaler Muskelriss bzw. sehnige Avulsion
Symptome	Zunehmende Verhärtung, dumpfer bis stechender Schmerz	Akute Schmerzen, steife, geschwollene Muskeln, Kraftminderung	Schmerzhafte Verhärtung, dumpf bis stechend, zunehmend	Schmerzhafte allmählich zunehmende Verhärtung, krampfartiger Schmerz	Plötzlicher stechender Schmerz	Plötzlicher stechender Schmerz, Rissgefühl	Plötzlicher schlagähnlicher dumpfer Schmerz
Lokalisation	Teilabschnitt bis über die gesamte Muskellänge	Meist gesamter Muskel bzw. Muskelgruppen	Muskelbündel oder größere Muskelgruppen über gesamte Muskellänge	Spindelförmig entlang des gesamten Muskelbauchs	Muskel-Sehnen-Übergang	Muskel-Sehnen-Übergang	Muskel-Sehnen-Übergang bzw. Knochen-Sehnen-Übergang
Häufig betroffene Muskeln	Z. B. M. rectus femoris nach Schusstraining	Meist untrainierte Muskeln	Ischiokrural, M. rectus femoris, Adduktoren, Wade	Ischiokrural, Adduktoren, Wade	Ischiokrural, M. rectus femoris, M. adductor longus, Wade	Ischiokrural, M. rectus femoris, M. adductor longus, Wade	Muskulär wie 3B. Sehnig proximal M. rectus femoris, ischiokrural M. adductor longus
Palpation/ klinischer Befund	Bandartige Muskelverhärtung. Schmerzen diffus, stumpf, DS, Spannungsgefühl	Ödematöse Schwellung, steife Muskeln, DS, eingeschränkte Gelenkmobilität, isometrischer Kontaktionsschmerz, Dehnen angenehm	Lokale Tonuserhöhung, ödematöse Schwellung, lokaler DS	Lokale Verhärtung, ödematöse Schwellung, DS, Dehnen angenehm	Gut lokalisierbarer DS, ggf. tastbarer Defekt in tonusvermehrtem Bündel, Dehnungsschmerz, evtl. Hämatom	Gut lokalisierbarer DS, tastbarer Defekt in tonusvermehrtem Bündel, Dehnungs- und Bewgungsschmerz, oft deutliches Hämatom	Tastbare Lücke, massives Hämatom, Muskelretraktion, Funktionsverlust
Ultraschall	Negativ	Negativ	Negativ	Negativ	Interstitielles oder intramuskuläres Hämatom	Intra- oder intermuskuläres Hämatom, deutliche Faserunterbrechung, ggf. Retraktion/Verplumpung, Faszienverletzung	Subtotale/komplette Kontinuitätsunterbrechung, intermuskuläres Hämatom, Faszienverletzung, Gleiten gestört
MRT	Selten Ödem	Nur Ödem	Nur Ödem	Nur Ödem	Faserunterbrechung < 5 mm	Wie Sono	Wie Sono, keine dynamische Untersuchung möglich

Eine international zusammengesetzte Gruppe renommierter Sportorthopäden und Sporttraumatologen verfasste 2010 eine Übersicht, die eine Vielzahl in der Praxis vorkommender Muskelverletzungen und Muskelbeschwerden subsummiert. Primär müssen äußere und innere Ursachen unterschieden werden.

Indirekte Muskelverletzungen betreffen meist exzentrisch wirkende, zweigelenkige Muskeln, die überwiegend Fast-Twitch-Fasern aufweisen und in schnellem Wechsel dynamisch belastet werden wie die ischiokruralen Muskeln, den medialen Bauch des M. gastrocnemius, die Adduktoren und den M. rectus femoris (s. Schema unten).

Die auf langjähriger palpatorischer Erfahrung beruhende Trennung von Faserrissen, die als intrafaszikuläre Risse unter 5 mm Ausdehnung definiert werden, und als interfaszikulär definierten Bündelrissen mit einer Ausdehnung bis mehr als 5 mm erscheint dabei allerdings als willkürlich und muss sich dauerhaft in praxi bestätigen. Andere Klassifikationssysteme berücksichtigen zusätzlich Verletzungsmechanismen, die Lokalisation der Verletzungen, den Nachweis durch Sonografie und MRT sowie Rezidive.

Sonografisch lassen sich Muskelrisse ab dem Sekundärbündelriss bis hin zum kompletten Ausriss darstellen und in vier Grade unterteilen, die im Folgenden zur Darstellung kommen. Die Einteilung ist analog zu der im MRT, vom Muskelödem über Einblutung mit Verlust der inneren Muskelarchitektur zum myotendinösen Riss bis hin zum Ausriss samt Epimysium.

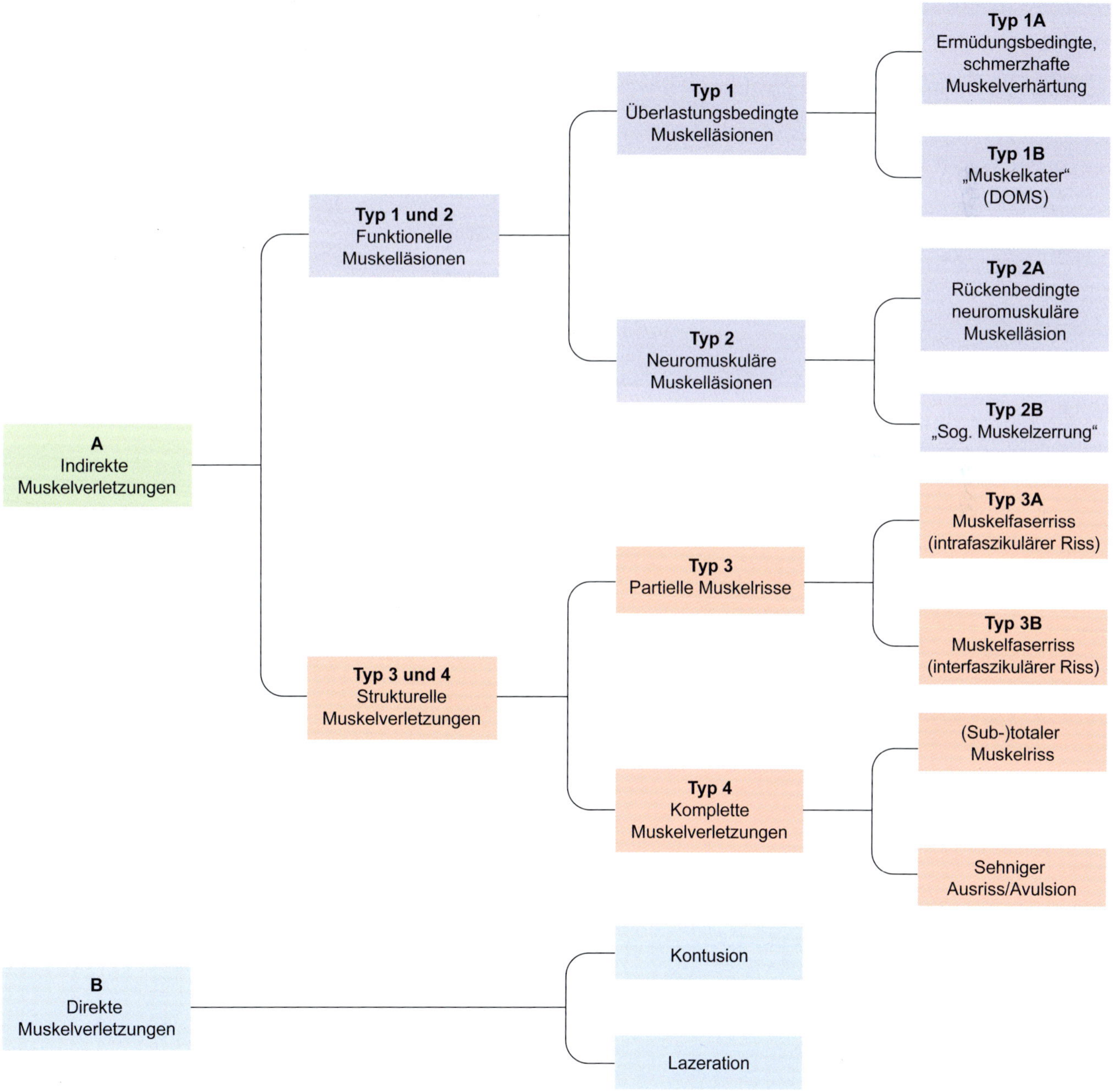

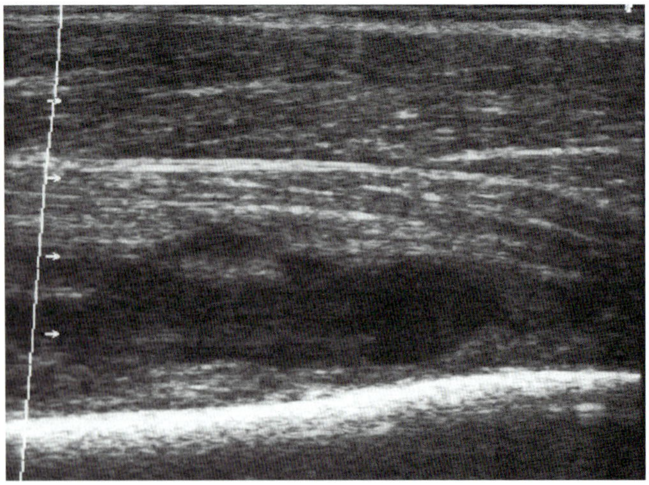

Abb. 3.5a

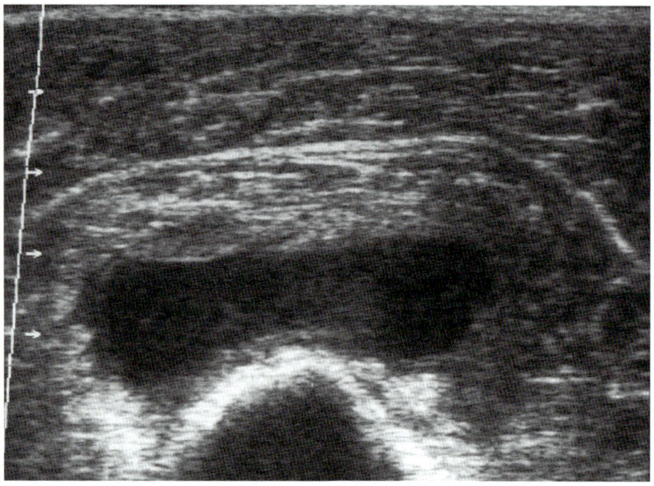

Abb. 3.5b

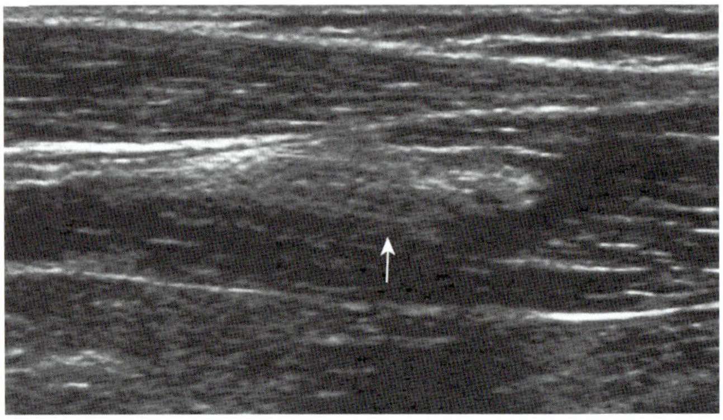

Abb. 3.5c

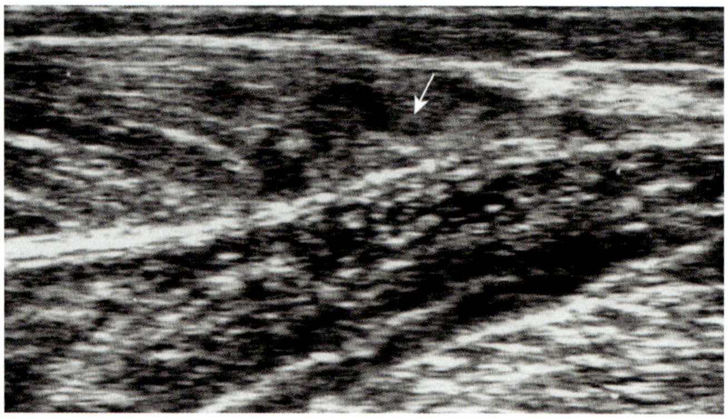

Abb. 3.5d

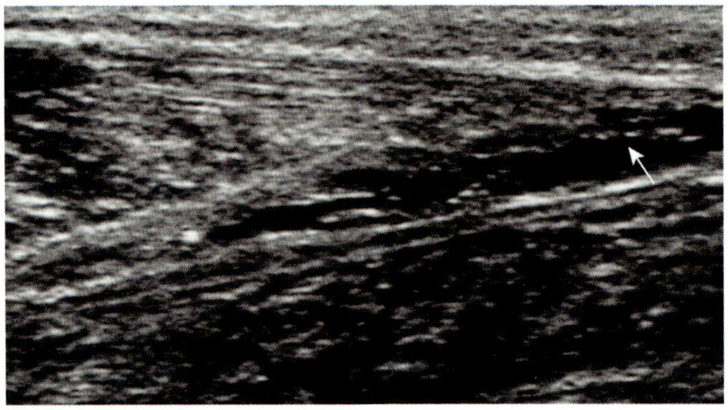

Abb. 3.5e

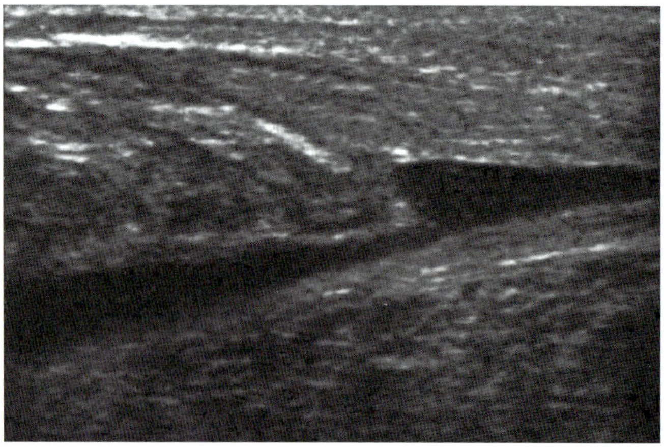

Abb. 3.5f

Fragestellung an die Bildgebung

- Ausdehnung, Lokalisation, Grad
- Hämatom/Narbenbildung
- Gleitvorgang
- Kalkeinlagerung
- Verlaufskontrolle

Abb. 3.5a Zunächst Untersuchung der verletzten Seite von nichtverletzten Muskelanteilen zum Läsionsbereich hin: Markierung des verdächtigen Areals unter Monitorkontrolle. LS anteriorer Oberschenkel nach Kontusion des M. vastus intermedius mit intramuskulärem mäßig echogenen Hämatom. Überprüfung der Kontinuität bei Bewegung, Kontraktion und Dehnung. Kompressibilität des Hämatoms überprüfbar. Sono-gestützte Punktion möglich.

Abb. 3.5b TS zu **Abb. 3.5a**. Kleinere Hämatome können im TS gegebenenfalls sensitiver erfasst werden, da sie im LS versehentlich aus dem Bild heraus komprimiert werden könnten. Der TS ist zur Abschätzung der Größe von Teilrupturen wichtig. Die Einblutung kann so diffus echogen sein, dass sie mitunter kaum von Muskelgewebe unterschieden werden kann. Im Seitenvergleich kann der Durchmesser des betroffenen Muskels gemessen werden. Ein Kompartmentsyndrom ist sonografisch nicht sicher auszuschließen.

Abb. 3.5c LS anteriorer Oberschenkel nach ausgeheilter Teilruptur des M. rectus femoris mit deutlich echogener intramuskulärer Narbenbildung (Pfeil).

Abb. 3.5d LS posteriore Wade: Tennis-Leg Grad 2 mit inhomogener, überwiegend echoarmer Verdickung und Verplumpung durch interstitielles Hämatom (Pfeil) und aufgehobener Septierung der distalen muskulären Insertion. Die vierfache Graduierung wurde bereits 1999 publiziert und in neueren Arbeiten adaptiert. Die Graduierung von Muskelverletzungen korreliert mit der Prognose für den Heilungsverlauf.

Abb. 3.5e LS posterior Wade: Tennis-Leg Grad 3 mit Teilausriss und intramuskulärem Hämatom innerhalb der Faszie des M. gastrocnemius (Pfeil).

Abb. 3.5f LS posteriore Wade: Tennis-Leg Grad 4 mit Teilausriss und intermuskulärem Hämatom zwischen M. gastrocnemius und M. soleus. Solche Hämatome können oftmals bis weit nach proximal reichen und die Heilung deutlich verzögern. Hämatome können sonografisch unterstützt abpunktiert und im Verlauf kontrolliert werden. Im TS kann das Ausmaß des Muskelteilrisses beurteilt werden.

Fazit

- Sono Methode der ersten Wahl, große Erfahrung notwendig
- MRT nur für diffuse oder hinter Knochenstrukturen nicht mittels Ultraschall einsehbare Hämatome notwendig, gegebenenfalls bei Problemen im Heilungsverlauf

3.6 Verletzungen der Sehnen

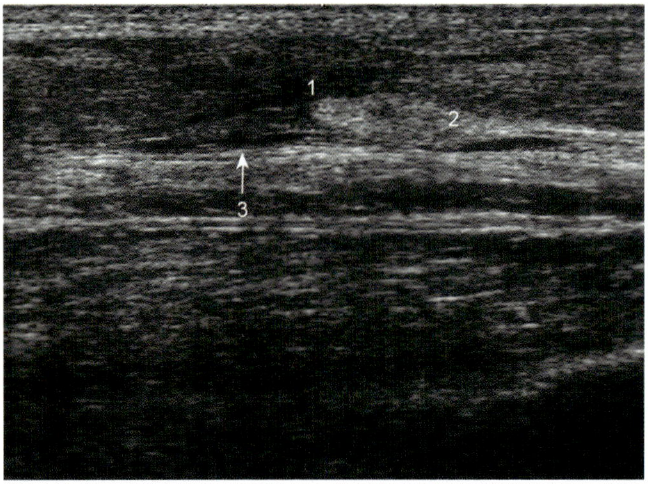

Abb. 3.6a

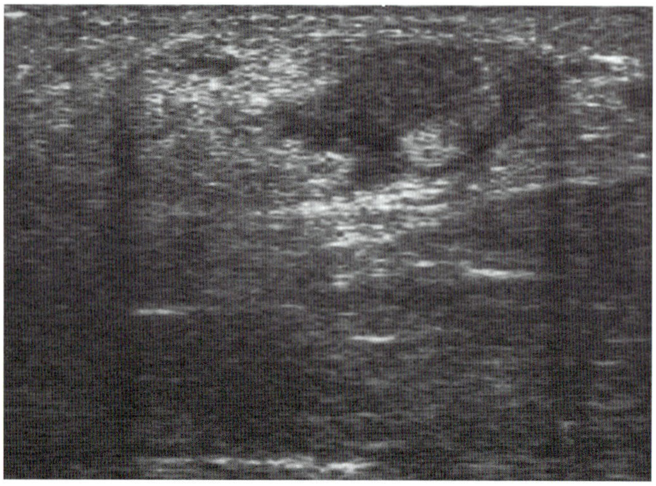

Abb. 3.6b

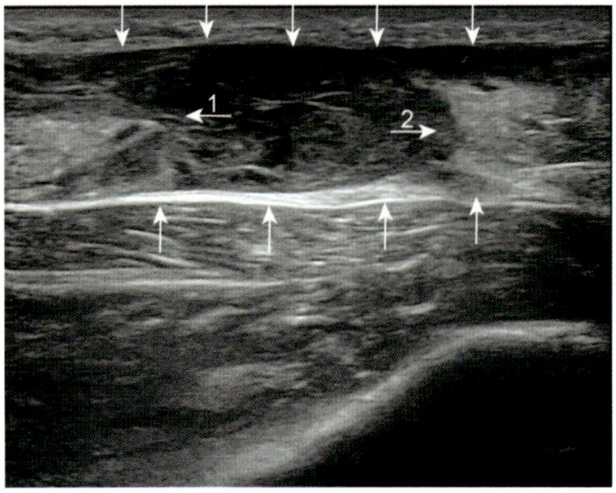

Abb. 3.6c

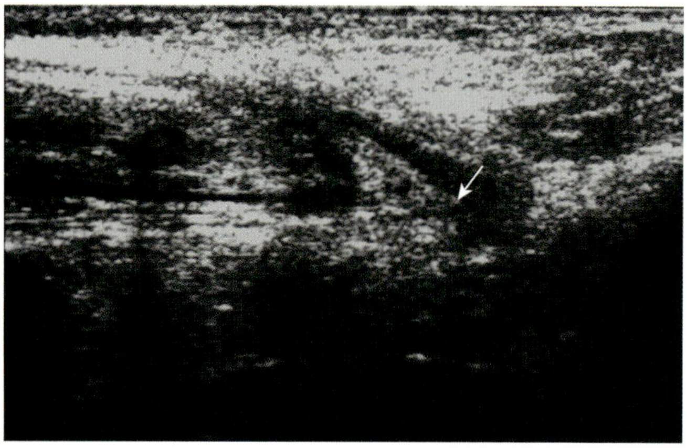

Abb. 3.6d

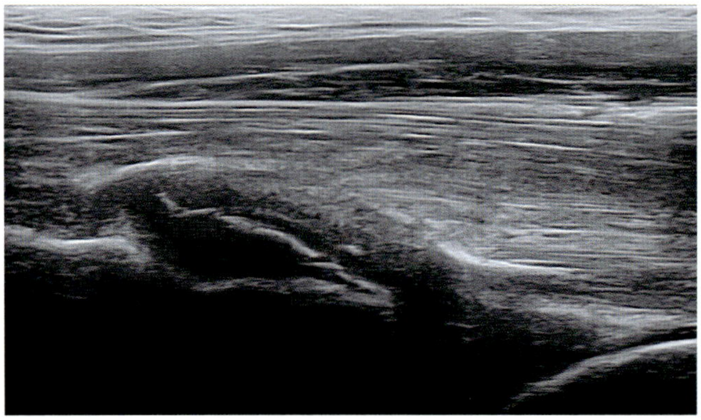

Abb. 3.6e

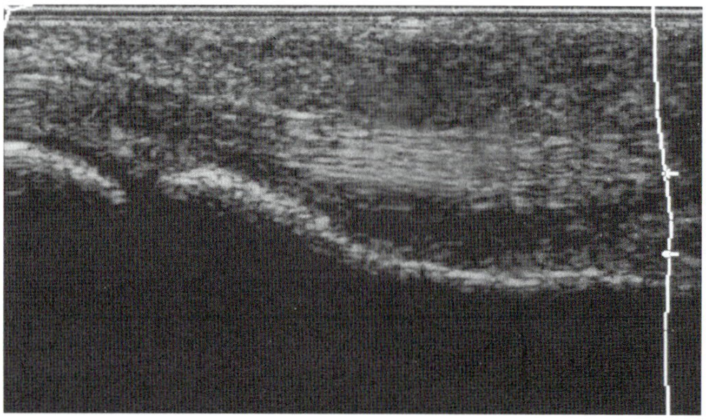

Abb. 3.6f

Fragestellung an die Bildgebung

- Kompletter Riss oder Teileinriss der Sehne
- Peritendinöse oder intratendinöse Flüssigkeit
- Knöcherner Sehnenausriss
- Abhebung oder Luxation der Sehne aus ihrer Fixation
- Retraktion der Sehne

Abb. 3.8a Normale Sonoanatomie des peripheren Nervs (Pfeile zeigen auf den N. medianus am Unterarm, links: Längsschnitt, Mitte: Querschnitt). Aus physikalischen Gründen (Auflösungsvermögen) lassen sich die Axone mit dem umgebenden Endoneurium nicht darstellen. Zu einem Bündel zusammengefasste Axone mit Endoneurium (Faszikel) erscheinen sonografisch im Querschnitt als hypoechogene Punkte und im Längsschnitt als hypoechogene, kabelartige Strukturen. Das Bildegewebe, welches die Faszikel umgibt (Perineurium) bzw. den Nerven von außen umhüllt (Epineurium), erscheint auf dem Ultraschallbild hyperechogen. Die rechte Abbildung zeigt eine intraoperative Sonografie des N. ischiadicus (Pfeile) im Querschnitt. Hier ist sehr schön dessen an eine Bienenwabe erinnernde Struktur zu erkennen. Der wichtigste Messwert bei der Untersuchung peripherer Nerven ist die Nervenquerschnittsfläche. Sie wird durch Umfahren an der Grenze zwischen Faszikeln und Epineurium bestimmt.

Abb. 3.8b Ausgewählte pathologische Veränderungen (Pfeile zeigen auf den Nerven im Querschnitt). Links: Völliger Verlust der normalen bienenwabenartigen Echotextur oberhalb einer Kompressionsstelle am N. ulnaris. Mitte: Traumatisch bedingte perineurale Fibrose und Faszikelschwellung des N. ulnaris nach Ellenbogenfraktur und Osteosynthese. Rechts: Hypoechogene Nerven- und Faszikelschwellung des N. fibularis communis in der Fossa poplitea bei Immunneuropathie.

Abb. 3.8c Weitere ausgewählte pathologische Veränderungen am peripheren Nerv (Pfeile zeigen auf den Nerven). Links: Altes Stumpfneurom des N. ulnaris am Oberarm nach Zerreißungstrauma. Auch hier ist die normale Echotextur ausgelöscht und man findet neben nicht vaskularisiertem Narbengewebe auch noch einzelne zystische Strukturen im Nerven. Mitte: Kleiner benigner peripherer Nervenscheidentumor des N. cutaneus surae lateralis. Im Nerven ist eine gut vaskularisierte, hypoechogene, eiförmige Raumforderung zu erkennen. Rechts: Zystische, hypoechogene Raumforderung im N. ischiadicus, die sich in den N. fibularis communis fortsetzt. Bei der duplexsonografischen Untersuchung handelte es sich um eine atypische Vene.

Fazit

- Die hochauflösende Sonografie ist sinnvoll bei der Abklärung von Nervenkompressionssyndromen, traumatischen Läsionen peripherer Nerven, Raumforderungen im oder in unmittelbarer Nähe des peripheren Nerven, Polyneuropathien sowie bei Interventionen und diagnostischen oder therapeutischen Nervenblockaden.
- Sonografisch nicht zugängliche Nerven können mittels 3Tesla-MRT untersucht werden. Bei der Fragestellung Tumor oder Entzündung ist außerdem die ergänzende Kontrastmittelgabe möglich.

3.9 Tumore

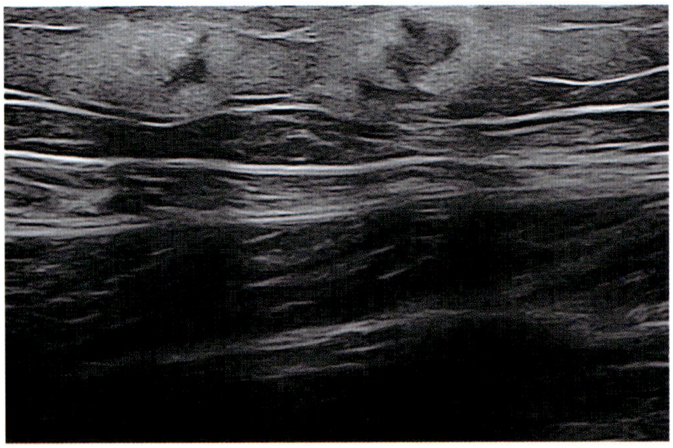

Abb. 3.9a

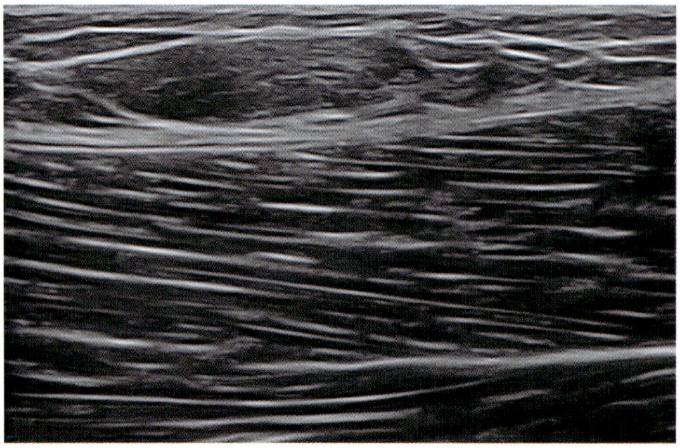

Abb. 3.9b

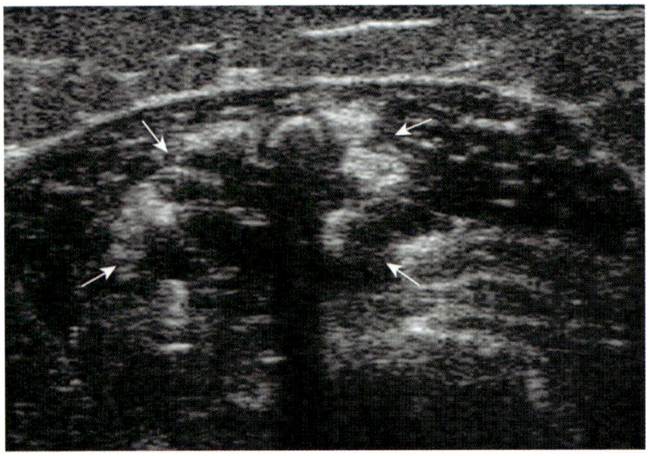

Abb. 3.9c

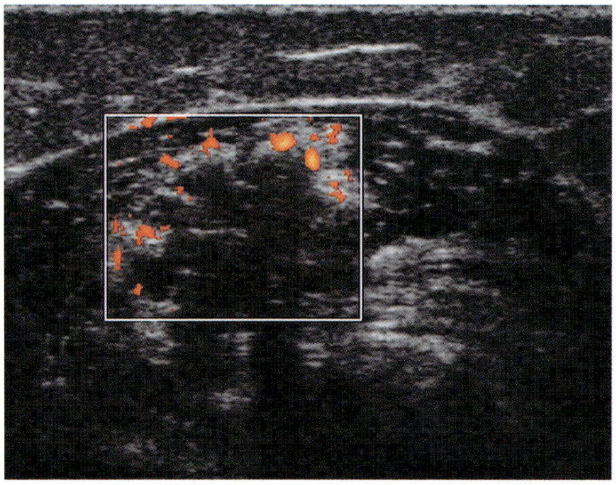

Abb. 3.9d

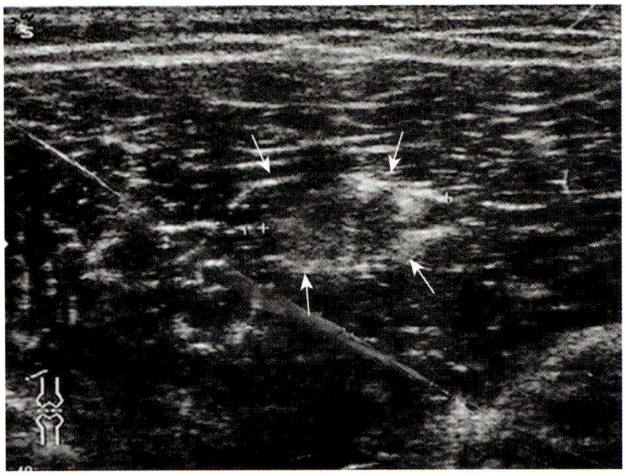

Abb. 3.9e

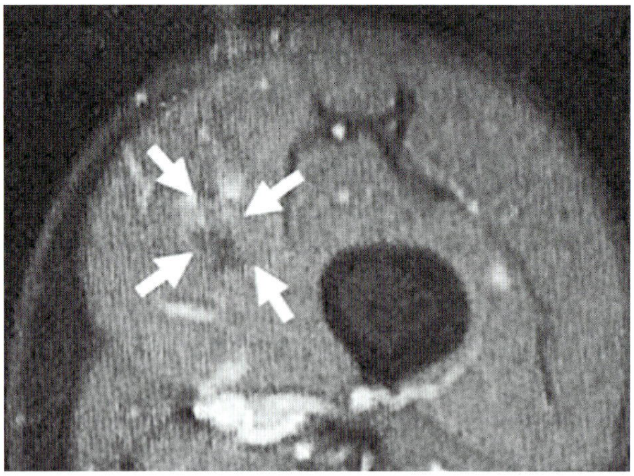

Abb. 3.9f

Fragestellung an die Bildgebung

- Lagebeziehung eines Tumors zu einer Struktur (epifasziale, subfasziale Lage, Fasziendurchbruch, infiltratives oder verdrängendes Wachstum in die Muskulatur) sowie auch die Vaskularisation und die Homogenität der Läsion als wesentliche Kriterien der Dignität
- Solider Prozess oder Zyste, Ganglion oder Synovitis-ähnliche Läsion, Größenbestimmung und Verlaufskontrolle
- Die vollständige Darstellung der Läsion ist oft nicht möglich, da intraläsionale Kalzifikationen oder der anliegende Knochen dies verhindern.

Abb. 3.9a Der LS über dem posterioren Oberarm zeigt unregelmäßig begrenzte, der Oberfläche aufsitzende weitgehend echofreie verdrängende Raumforderung mit zentral echogener Textur, einem Abszess entsprechend. Je nach Liquidität können diese echofrei oder echogen, kompressibel oder nicht kompressibel sein, und je nach Chronizität eine Kapselverdickung aufweisen und mitunter auch verkalken.

Abb. 3.9b Im LS über dem proximalen Oberarm getroffenes Lipom mit typischer wenig echogener homogener Textur und stark echogener Kapsel, die der Oberfläche verdrängend aufsitzt. Zeigt sich die Binnenstruktur deutlich inhomgener und echoreicher, sollte an ein atypisches Lipom gedacht werden.

Abb. 3.9c TS über M. vastus lateralis zeigt bei intramuskulärem Hämangiom im regulären retikulären Muskelgewebe echogene Formationen (Pfeile) mit Schallauslöschung. Diese entsprechen den für Hämagiome typischen Phleboliten.

Abb. 3.9d Schnitt wie ➤ Abb. 3.8c mit PD-Signal zeigt die starke Vaskularisation, die typisch für das gefäßreiche Hämangiom, aber nicht für Muskelgewebe ist. Da Hämangiome oft wenig Fluss aufweisen, kann das Doppler-Signal schwach sein.

Abb. 3.9e 52-jähriger Patient mit einem kleinen Hämangiom im M. vastus medialis links. Sonografischer LS über der Läsion. Kein eindeutig muskelinfiltratives Wachstum. Klar erkennbare multiple Gefäßstrukturen im Längs- und Querverlauf geschnitten.

Abb. 3.9f Im MRT zu **Abb. 3.9e** (axial T1 mit KM) deutlich kontrastmittelaufnehmend, unscharfe Begrenzung zur Umgebung. Auch hier kein Umgebungsödem, kein infiltratives Wachstum.

- Die Sonografie ist schnell verfügbar, preisgünstig und zeigt eine hohe Detaildarstellung, aber nicht spezifisch für bestimmte Läsionen (außer z. B. Zysten oder Mensikusganglien), während das MRT aufgrund der differenten Signalintensitäten, des Nachweises von Nekrosen oder ausgedehnten Weichteilödemen spezifischere Hinweise für insbesondere maligne Tumore gibt.
- Gerade die sonografisch oft gestellte Diagnose eines Hämatoms, das äußerst vielgestaltig sein kann, führt im Falle eines nekrotischen, schnell gewachsenen Tumors zur falschen Therapie mit Kontamination vorher nicht betroffenen Gewebes. Bei tief sitzenden Läsionen ist hier besondere Vorsicht geboten.

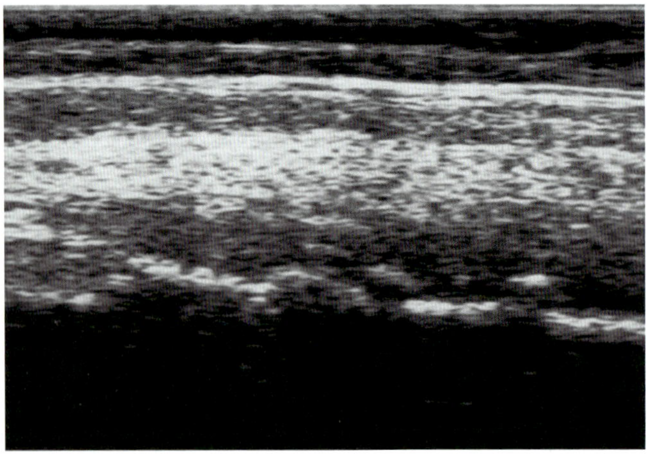

Abb. 3.9g

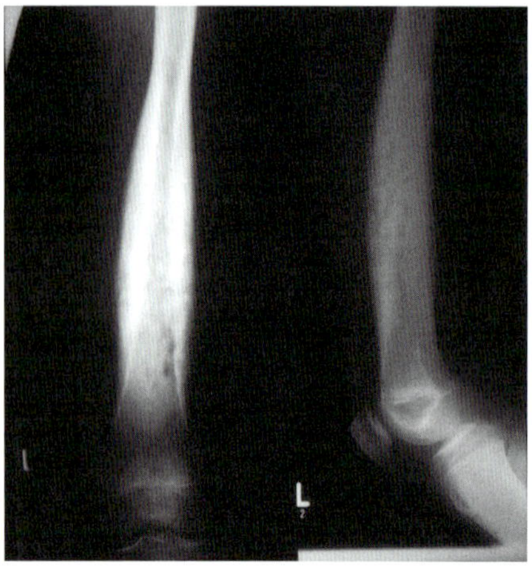

Abb. 3.9h

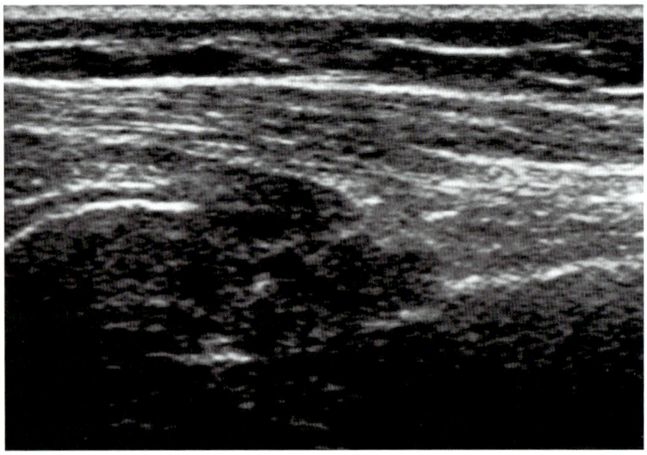

Abb. 3.9i

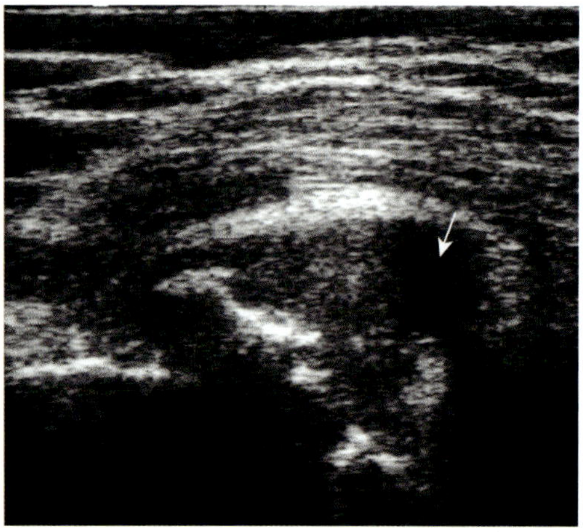

Abb. 3.9j

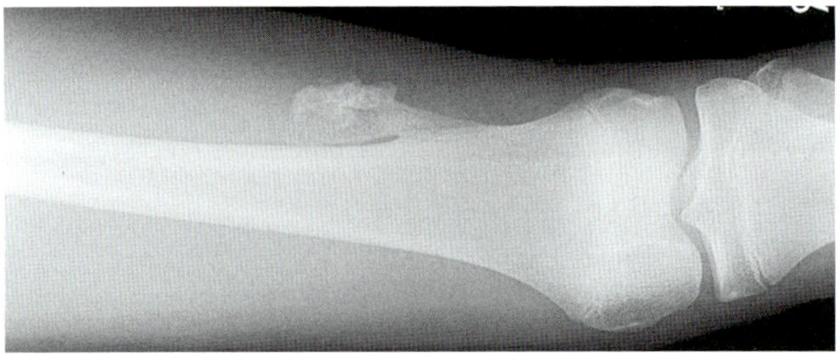

Abb. 3.9k

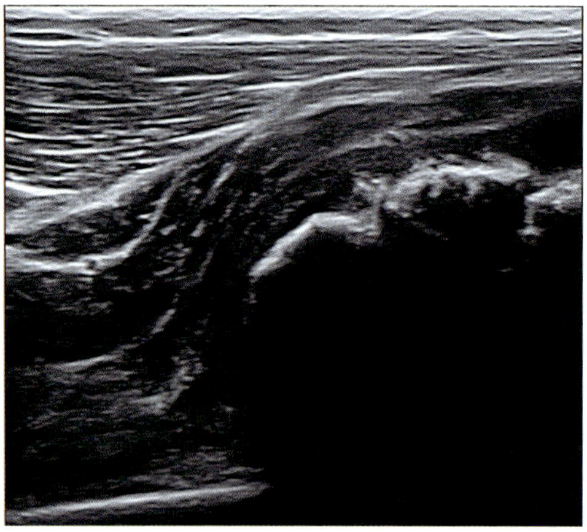

Abb. 3.9l

- Die Doppler-Sonografie ist in der Lage, das Ansprechen eines Weichteiltumors auf eine Chemotherapie durch die Zunahme des Flußwiderstands in der Läsion zu beurteilen.
- Typischerweise setzt man hierzu jedoch vermehrt die PET-CT ein. Damit sind auch weitergehende Aussagen andere Lokalisationen betreffend (Metastasen?) möglich bzw. kann mit dem Standardized Uptake Value (SUV) ein quantifizierbarer lokaler Parameter für den Stoffwechsel der Läsion insgesamt erhoben werden.
- Da das PET-CT aber selbst in hochentwickelten Ländern nicht ubiquitär verfügbar (und teuer!) ist, kommt der Doppler-Sonografie aufgrund ihrer sehr breiten Verteilung hier potenziell Bedeutung zu.

Abb. 3.9g 14-jähriger Junge mit länger bestehenden Schmerzen am Oberschenkel. Im anterioren LS über dem Oberschenkel zeigt sich die echogene knöcherne Oberfläche unterbrochen, rau und unregelmäßig. Darüber liegt eine echoärmere schlecht abgrenzbare Schicht. Die darüber liegende Muskulatur erscheint atrophisch oder ödematös vermehrt echogen. Weitere Abklärung mittels Röntgen (➤ Abb. 3.9h).

Abb. 3.9h Nach primär erfolgter Sonografie und Ausschluss einer Muskelverletzung zeigt das Röntgenbild des Femurs eine zwiebelschalenähnliche Kortikalisverdickung, jedoch ohne Destruktion oder Unterbrechung der Kortikalis. Die Arbeitsdiagnose einer chronischen Osteomyelitis wurde nach weiterer Bildgebung mittels MRT dann durch PE gesichert.

Abb. 3.9i 51-jährige Frau stationär nach Nephrektomie bei Nierenzell-Karzinom und länger bestehenden Schulterschmerzen. Im LS über dem lateralen Humeruskopf (bei Verdacht auf „Bursitis subdeltoidea") Auflösung der echogenen knöchernen Oberfläche und paraossär mäßig abgrenzbare echoarme weichteilige Raumforderung bei Metastase.

Abb. 3.9j 15-jähriger Fußballspieler mit lokalem Schmerz am Trochanter major. Im TS über dem lateralen Schenkelhals unregelmäßige knöcherne Oberfläche bei kartilaginärer Exostose. Keine sichere Knorpelkappe, aber deutliche Bursopathie mit dicker echogener Kapselwand (Pfeil).

Abb. 3.9k und Abb. 3.9l Bei diesem 14-jährigen Jungen fand sich eine große hart tastbare Vorwölbung am distalen medialen Femur. Sonografisch war eine blumenkohlartig geformte echogene Oberfläche darstellbar, die den M. vastus medialis verdrängte. Dazu war eine kleine echoarme Knorpelkappe sichtbar. Das Röntgenbild bestätigte eine ausgedehnte cartilaginäre Exostose. Die weitere Abklärung bestand aus jährlichen MRT-Kontrollen bis Wachstumsabschluss.

Fazit

- Aufgrund der übersichtlicheren und reproduzierbareren Visualisierung, der weitaus geringeren Untersucherabhängigkeit und der besseren Orientierung sind MRT und ggf. auch CT-Untersuchungen der Sonografie überlegen
- Benigne Läsionen (z. B. Lipome, Neurinome, Schwannome, Ganglien, benigne synoviale Läsionen etc.) sind aber häufig (300-mal häufiger als maligne Läsionen) und mittels Sonografie bestens darstellbar.
- Die Sonografie eignet sich hervorragend zur zielgerichteten minimalinvasiven Biopsie.
- Auch in der Nachsorge, der Verlaufsbeobachtung oder als Ersatz des PET-CT zur Beurteilung eines Ansprechens auf eine neoadjuvante Therapie ist die Sonografie eine wertvolle Untersuchungsmethode.

3.10 Infektionen

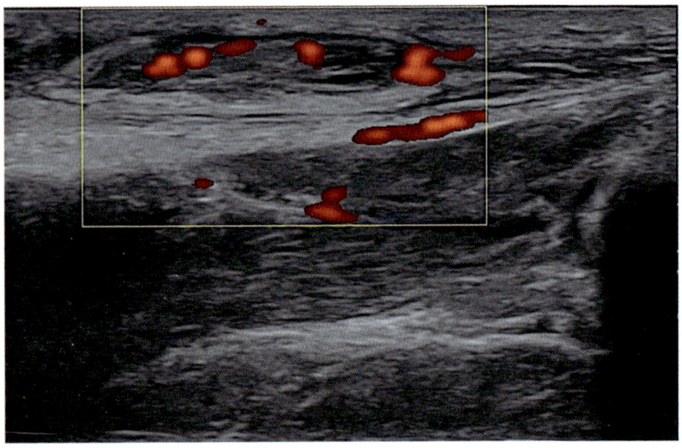

Abb. 3.10a

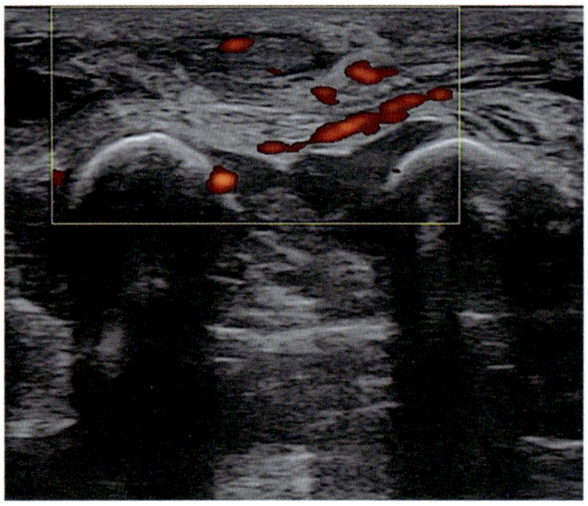

Abb. 3.10b

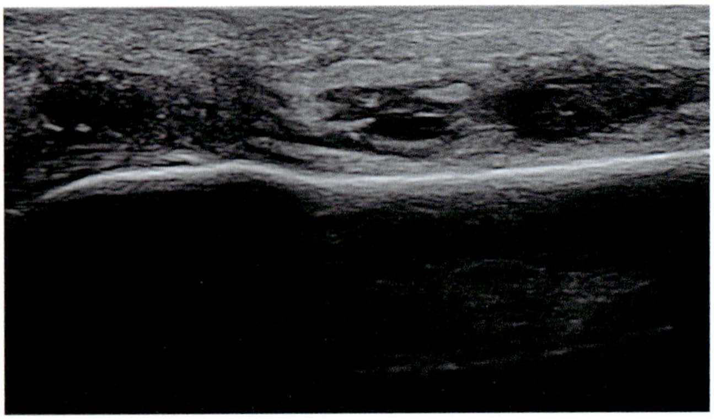

Abb. 3.10c

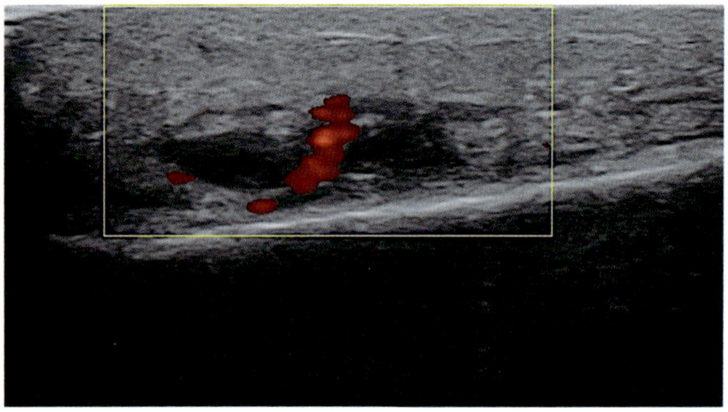

Abb. 3.10d

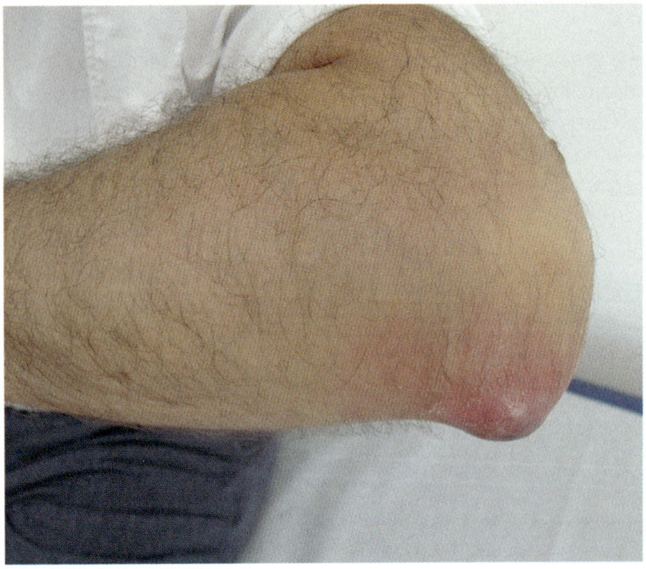

Abb. 3.10e

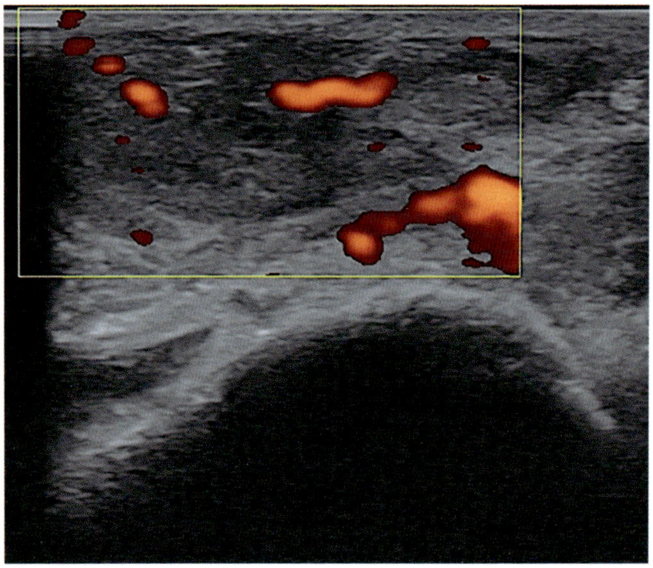

Abb. 3.10f

Abb. 3.10a und Abb. 3.10b **Phlegmone Handrücken:** Im dorsalen LS (a) wie auch im TS (b) zeigen sich oberflächliche inhomogene, jedoch gut abgrenzbare Veränderungen oberhalb der Strecksehnen. Das Power-Doppler-Zeichen ist sowohl für diesen oberflächlichen Prozess als auch für die Sehnenscheide positiv. Es handelt sich um einen operativ bestätigten abgekapselten Abszess des Subkutangewebes, der auch die Strecksehne und den Interdigitalnerv 2/3 betrifft.

Abb. 3.10c und Abb. 3.10d **Prätibialer Abszess nach Kontusion:** Oberhalb des echogen mit Schallschatten gut abgrenzbaren Reflexes der anterioren Tibia finden sich unregelmäßige echoarme Weichteilverdickungen, links nativ (c) und rechts mit positivem Power-Doppler-Signal (d).

Abb. 3.10e und Abb. 3.10f **Infizierte Bursitis olecrani:** Nach Sturz auf den Ellenbogen zeigt sich klinisch ein Abszess mit Rötung, Schwellung und leichtem Fieber (e). Sonografisch findet sich im LS eine inhomogene weitgehend mäßig echogene Weichteilverdickung im Bereich der Bursa olecrani mit positivem Power-Doppler-Zeichen (f).

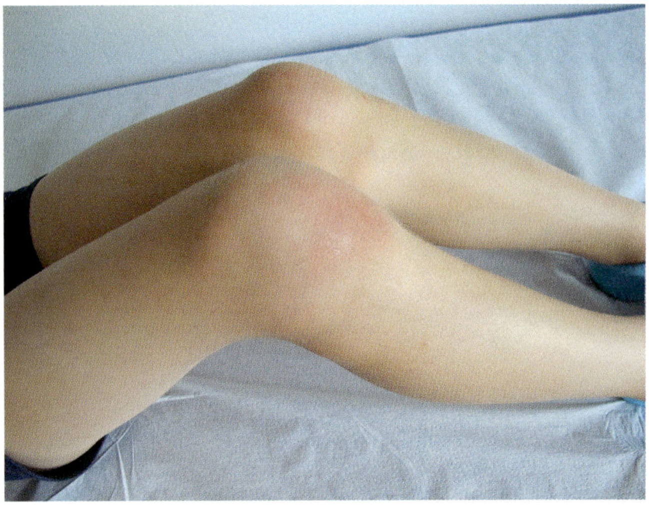

Abb. 3.10g

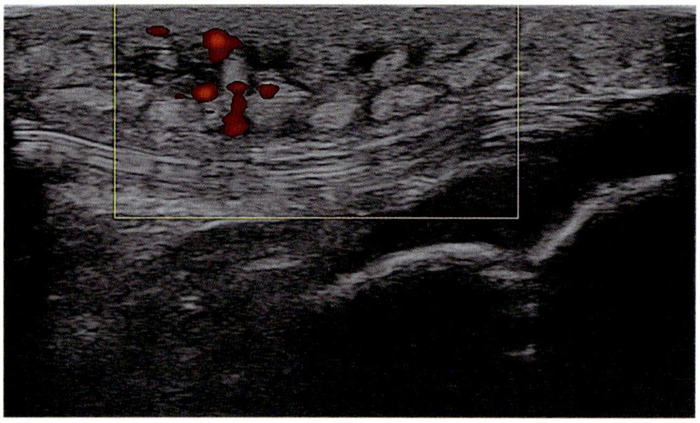

Abb. 3.10h

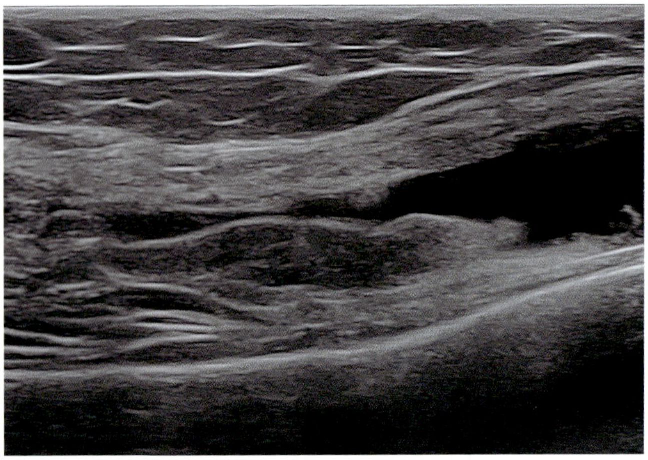

Abb. 3.10i

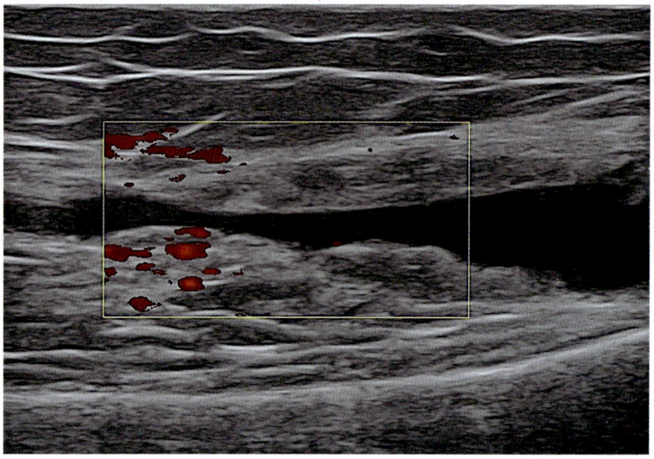

Abb. 3.10j

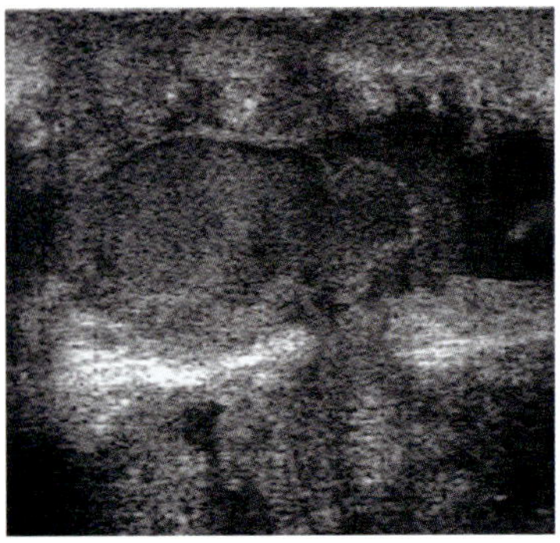

Abb. 3.10k

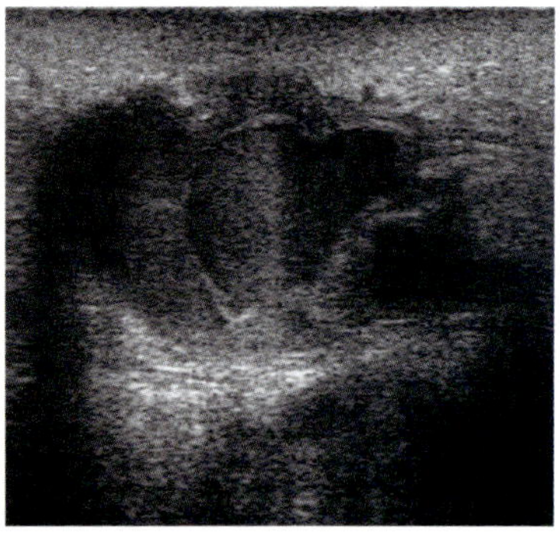

Abb. 3.10l

Fragestellung an die Bildgebung

Korrelat zu klinischen Entzündungszeichen (Rötung, Schwellung, Überwärmung): Raumforderung, Abgrenzbarkeit, Echogenität, Kompressibilität, positives Power-Doppler-Signal

Abb. 3.10g und Abb. 3.10h **Abszedierende Bursitis präpatellaris:** Nach banalem Trauma und im Rahmen eines immunologischen Krankheitsgeschehens finden sich bei diesen 10-jährigen Jungen Rötung und Schwellung im Bereich der Bursa präpatellaris (g). Sonografisch zeigt sich eine inhomogene, diffuse, teils echoreiche, teils echoarme Raumforderung im Bereich der Bursa praepatellaris (h). Das Power-Doppler-Zeichen ist positiv.

Abb. 3.10i und Abb. 3.10j **Gonarthritis:** 14-jähriger Patient mit rezidivierenden Kniegelenkschwellung und Ergussbildung. Im suprapatellaren LS findet sich wiederholt mäßige echofreie Ergussbildung mit gut abgrenzbarer echogener synovialer Verdickung (i) und ein positives Power-Signal (j). Letztlich konnte eine Borrelien-positive Gonarthritis diagnostiziert werden.

Abb. 3.10k und Abb. 3.10l **Infizierte Hüftgelenksendoprothese:** 65-jähriger Patient mit schmerzhafter ausgeprägter glutealer Weichteilschwellung, jedoch ohne Rötung und Fieber. In LS (k) und TS (l) zeigen sich subkutan gut abgrenzbare echogene Massen mit Flüssigkeitsumrandung und ein Leck in der oberflächlichen Muskelfaszie mit Verbindung zu tieferen Hüftgelenksanteilen. Das Power-Doppler-Signal war hier negativ.

Fazit

- Die Sonografie ist in der Lage, zwischen Infiltrationen, Kontinuitätsdurchtrennung und solidem und flüssigem Gewebe zu unterscheiden.
- Ein positives Power-Doppler-Signal ist ein klarer Hinweis auf entzündliche Veränderungen.
- Durch ggf. sonografisch unterstützte oder kontrollierte Punktion und nachfolgende Synoviaanalyse und Bakteriologie können die entzündliche Aktivität und die Genese weiter abgeklärt werden.
- Eiter oder septische Fasziitis kann und darf sonografisch nicht ausgeschlossen werden!

KAPITEL

4 Schulter

4.1 Abklärung von Schulterschmerzen/sonografischer Untersuchungsgang der wichtigsten Standardschnitte an der Schulter

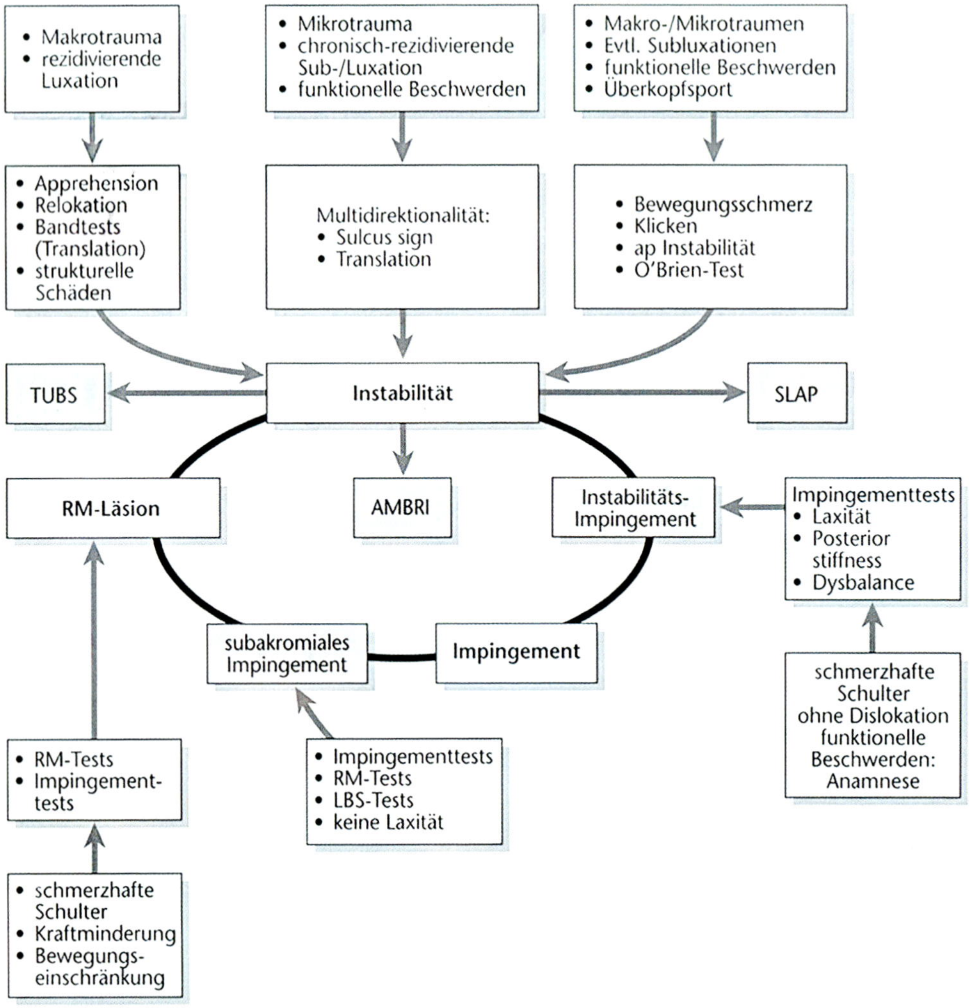

Abb. 4.1a

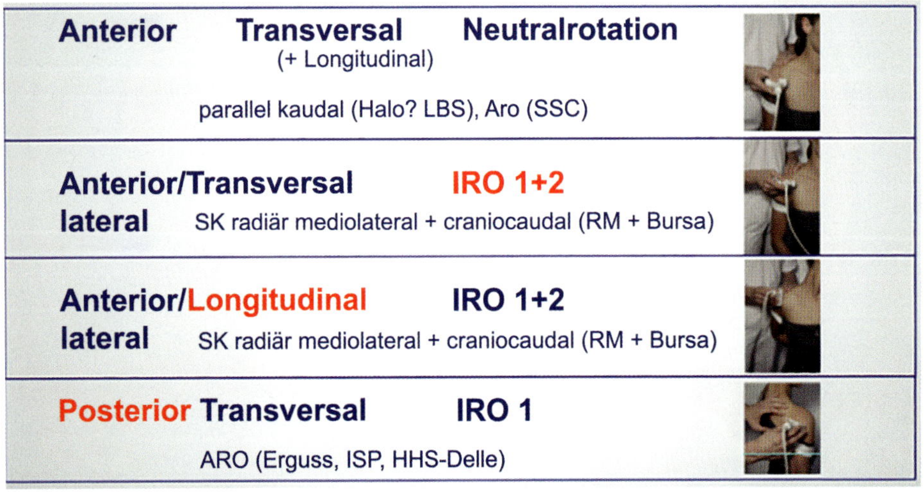

Abb. 4.1b

Abb. 4.1a Schulterschmerzen werden in der klinischen Praxis häufig geäußert. Anamnestisch, durch klinische Funktionstests wie auch durch die Sonografie wird zunächst versucht, strukturelle Störungen oder funktionelle Auffälligkeiten zu finden und zu dokumentieren. Insbesondere bei chronischen Verläufen kommen jedoch häufig analog zur Wirbelsäule Mischbilder vor, wobei die großen Krankheitskomplexe Impingement, Instabilität und Rotatorenmanschettenläsion gegeneinander abzuklären sind.
TUBS steht für traumatisch verursachte unidirektionale Verletzungsbilder mit knöcherner Bankart-Schädigung die einer Operation bedürfen. AMBRI bezeichnet atraumatisch entstandene multidirektionale Schultergelenksinstabilitäten, die meistens beidseits auftreten und überwiegend konservativ-rehabilitativ, operativ allenfalls mit unterem Kapselshift behandelt werden. Unter SLAP werden superiore, von anterior nach posterior ausgedehnte Labrumläsionen verstanden, wobei heute mindestens vier unterschiedliche Typologie mit differenziertem operativem Vorgehen bekannt sind, die jedoch nicht sonografisch zur Darstellung kommen:
Typ I: degenerative Auffaserung des oberen Labrums und des Bizepssehnenansatzes ohne Ablösung.
Typ II: kranialer Abriss des Labrum-Bizepsanker-Komplexes vom oberen Glenoid.
Typ III: Korbhenkel-Ablösung des oberen Labrums bei intaktem Bizepsanker.
Typ IV: Längsaufspaltung der langen Bizepssehne mit Verschiebung eines Labrum-Bizepsanteils nach kaudal.

RM-Tests = klinische Testverfahren für Kraft, Schmerzen und Beweglichkeit der Rotatorenmanschette; LBS-Tests = klinische Testverfahren für Funktion und Schmerz der langen Bizepssehne.

4

Abb. 4.1b Schulter-Sono: Untersuchungsgang Um sich einen schnellen Überblick bezüglich eines schmerzenden Schultergelenks zu verschaffen, werden die folgenden vier Standardschnitte empfohlen. Selbstverständlich können diese je nach zusätzlichen Verdachtsmomenten um weitere Standard- oder Zusatzschnitte ergänzt werden.
Begonnen wird mit dem anterioren Transversalschnitt, der als Screeningtest mit dem Glenohumeralgelenk kommunizierende Ergussbildung um die lange Bizepssehne erfassen soll, aber auch die Integrität der Subscapularissehne. Durch leichtes Verschieben des Schallkopfes nach proximal und Innenrotation der Schulter durch den Untersucher, alternativ auch durch leichte Seitversetzung des Schallkopfs kann die Ansatzsehne des M. supraspinatus und die darüber liegende Bursa subdeltoidea zunächst im Transversalschnitt, dann auch im Longitudinalschnitt komplett durchgemustert werden. Der posteriore Transversalschnitt gibt Hinweise auf intraartikuläre Ergussbildung als Ausdruck einer artikulären Reizung.

4.2 Bursopathien, Gelenkerguss, Hämarthros

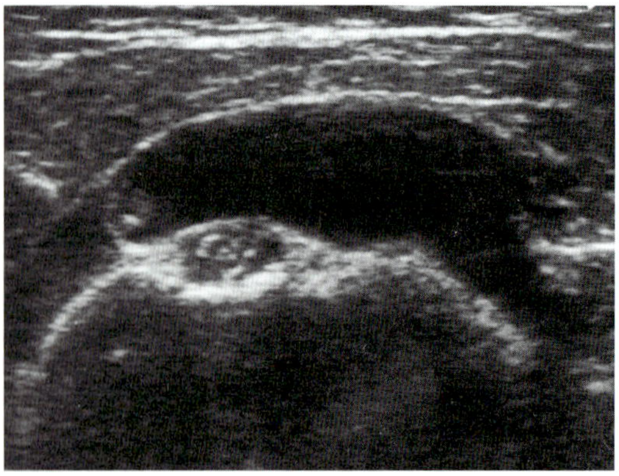

Abb. 4.2a

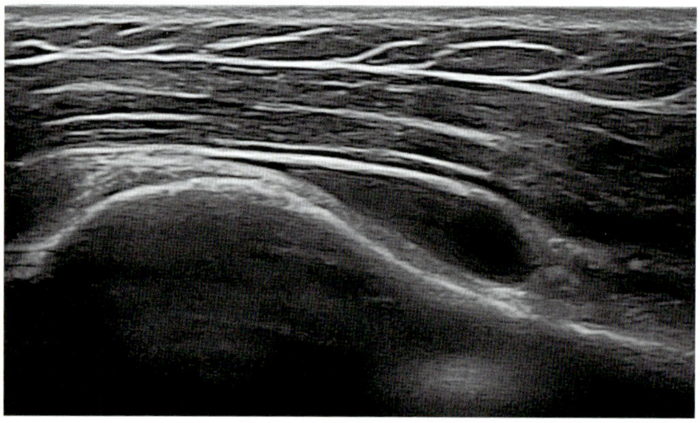

Abb. 4.2b

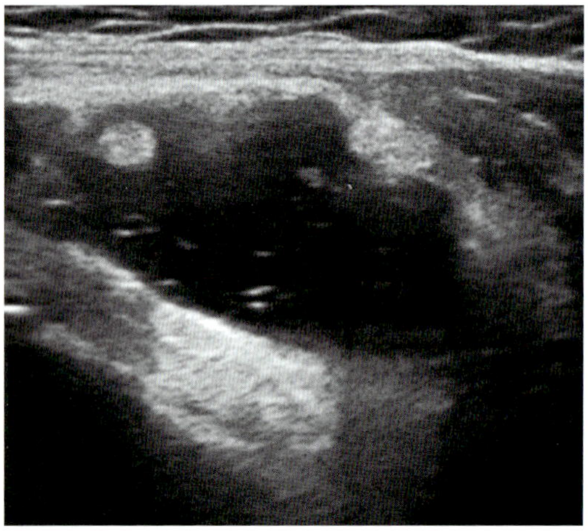

Abb. 4.2c

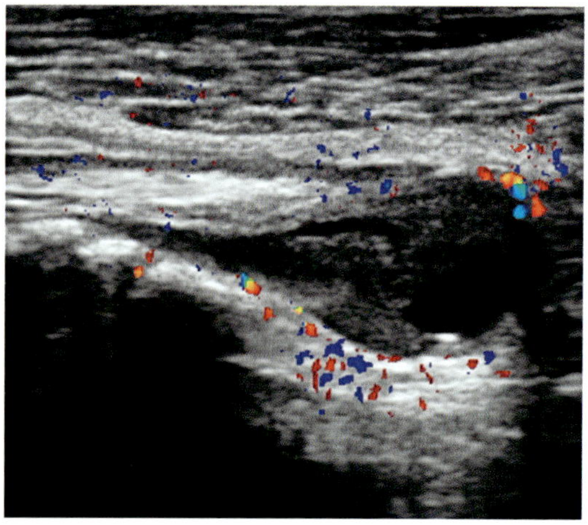

Abb. 4.2d

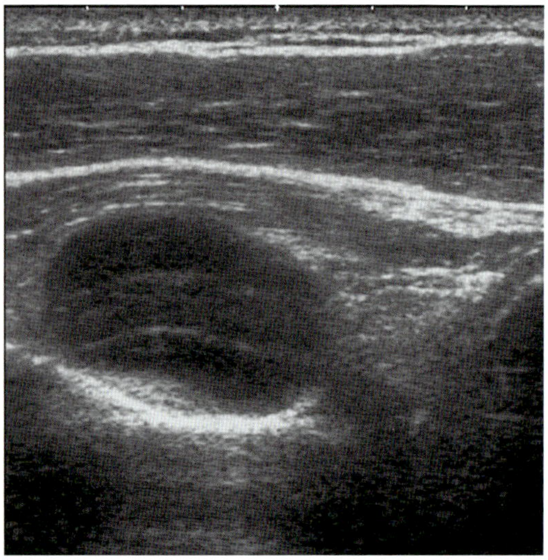

Abb. 4.2e

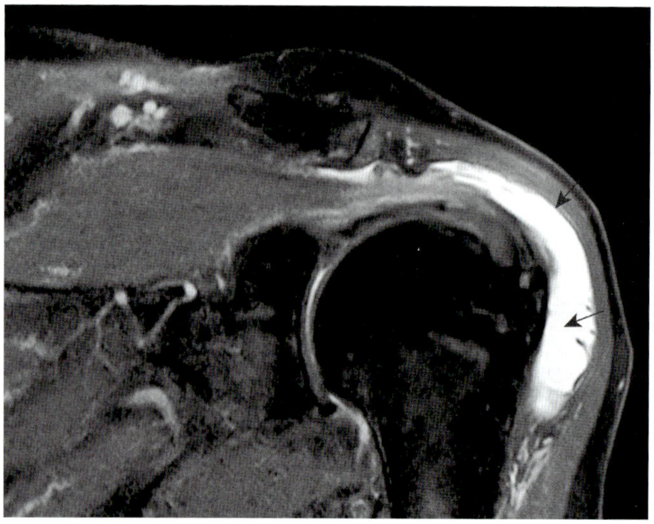

Abb. 4.2f

Fragestellung an die Bildgebung

- Flüssigkeit Bursa subdeltoidea, Glenohumeralgelenk, Ausdehnung, Bursitis mit Synovitis/Pannus
- Genese: Verletzung, Infektion, metabolisch (Chondrocalzinose, Gicht), rheumatisch, mechanische Überbelastung
- Abgrenzung zu Synovitiden und synovialen Zysten des Humeroglenoidal- und Akromioklavikulargelenks

Abb. 4.2a Im anterioren TS Sulcus intertubercularis mit der darin verlaufenden langen Bizepssehne (LBS), die zentrale Degeneration aufweist. Die LBS ist ihrerseits von Flüssigkeit im Sinne eines Halophänomens umgeben. Die Bursa subdeltoidea ist infolge einer Cuff-Arthropathie maximal echofrei flüssigkeitsgefüllt.

Abb. 4.2b Um eine Flüssigkeitsauffüllung der Bursa subdeltoidea sicher feststellen zu können, muss der laterale LS mitunter über das Tuberculum aus hinaus nach distal ausgedehnt werden. Die Flüssigkeit kann einer eigenständigen Entzündung der Bursa entsprechen. Häufig tritt sie als Begleitphänomen bei Rotatorenmanschettenläsionen auf. Ist die Rotatorenmanschette als Grenzstruktur zwischen dem Glenohumeralgelenk und der Bursa verletzt oder zerstört, kann Gelenkflüssigkeit in die Bursa übertreten.

Abb. 4.2c LS anterior zeigt echoarme Auffüllung des Bursaspalts und randständig überwiegend echogene synoviale Proliferation bei chronischer Bursitis subdeltoidea bei Patient mit Omarthritis bei langjähriger rheumatoider Arthritis (RA).

Abb. 4.2d Der anteriore LS medial der Bizepssehne zeigt die Bursa subdeltoidea mit echogener Synovialis ausgefüllt. Vereinzelte flüssige Anteile sind echofrei abgrenzbar. Das Bursablatt und unmittelbar an die Bursa angrenzendes Gewebe sind im PD als entzündlich verändert mit Hyperperfusion erkennbar. Intrabursal pannöse Synovialis ohne entzündliche Aktivität.

Abb. 4.2e Im posterioren TS stellt sich eine große synoviale Zyste dar, die vom posterioren Gelenkspalt ausgeht. Die echoarme Füllung und die posteriore Schallvermehrung weisen auf exsudativen Erguss hin. Der M. infraspinatus wird durch die Zyste verdrängt und erscheint echovermehrt verdichtet.

Abb. 4.2f PDw fatsat sagittal: ausgedehnte, deutlich flüssigkeitsgefüllte Bursitis subdeltoidea (Pfeil) bei Tendopathie der Supraspinatussehne

Fazit

- Sonografie als Bildgebung ausreichend, exakte Größendarstellung und Lagebestimmung, Verlaufskontrolle
- Röntgen bei chronischer Bursopathie, Kalkdepots. Radiologische Veränderungen des Humeroglenoidal- und Akromioklavikulargelenks hinweisend auf Genese der Bursopathie
- MRT nur bei tiefliegenden oder hinter Knochen verborgenen Bursaveränderungen

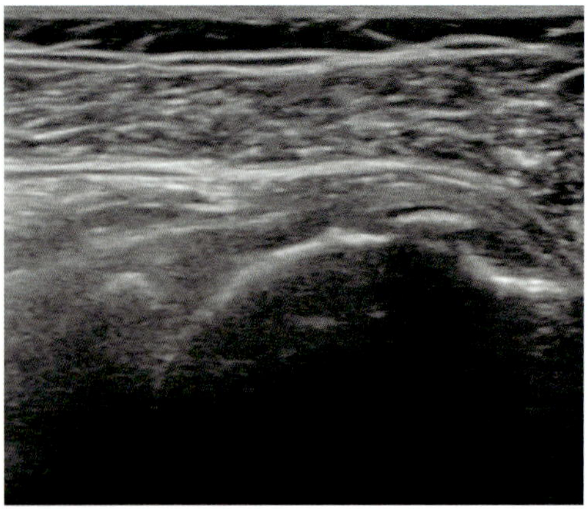
Abb. 4.2g

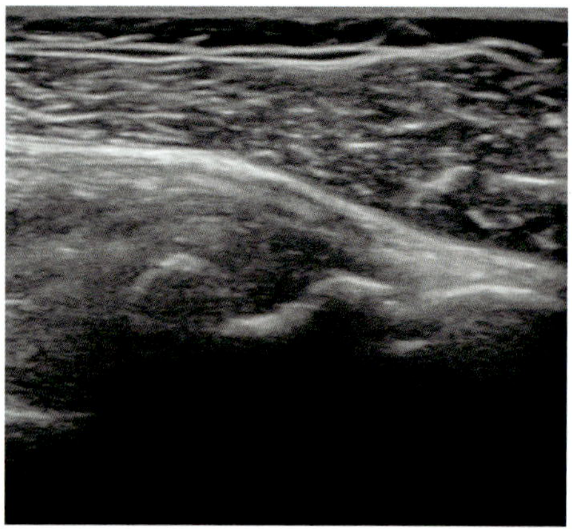
Abb. 4.2h

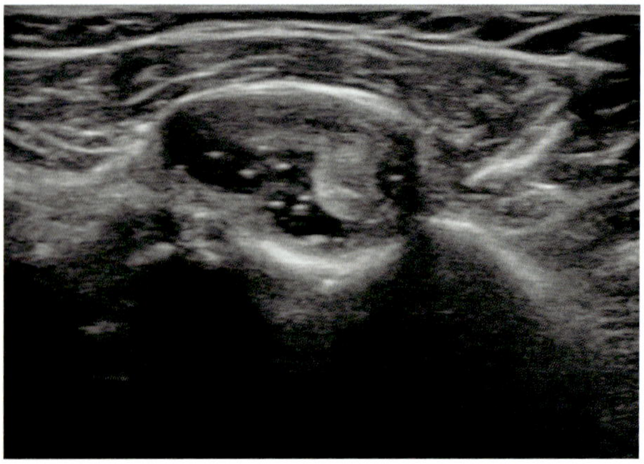
Abb. 4.2i

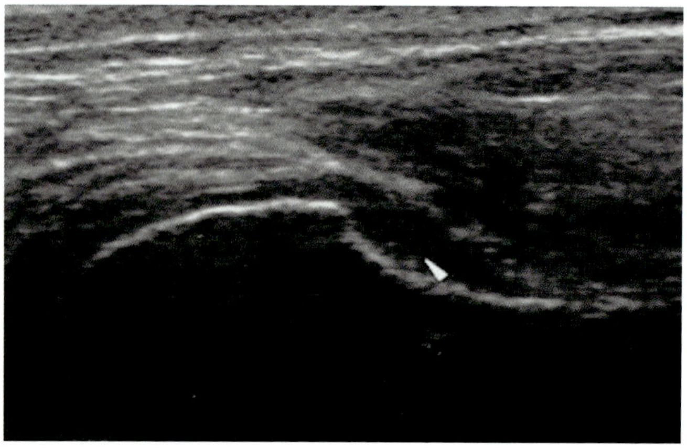
Abb. 4.2j

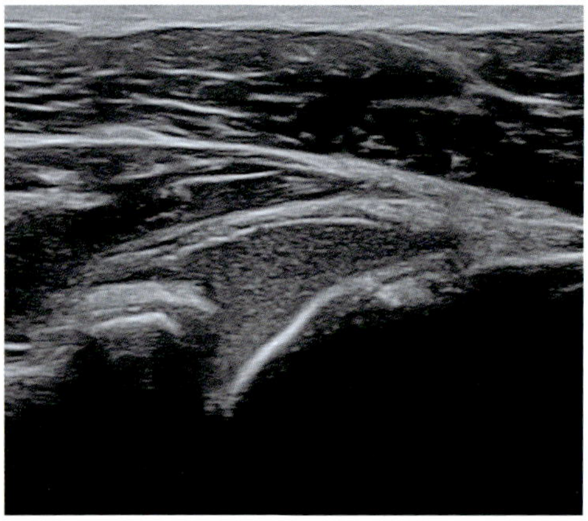
Abb. 4.2k

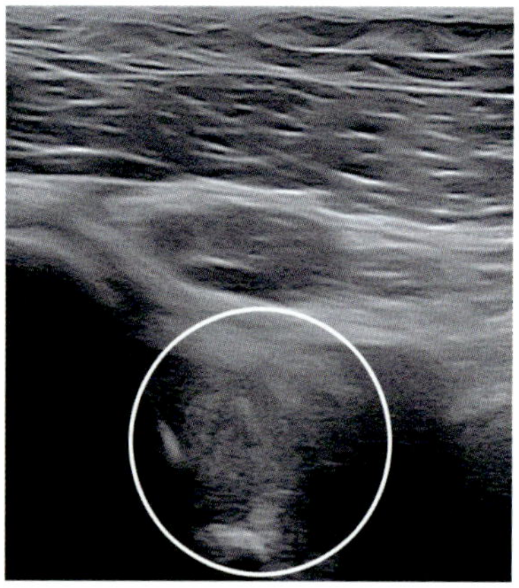
Abb. 4.2l

Fragestellung an die Bildgebung

- Flüssigkeit Bursa subdeltoidea, Glenohumeralgelenk
- Abgrenzung zu synovialen Reizzuständen und Zysten

Abb. 4.2g und Abb. 4.2h TS posterior (g) in Innenrotation und Außenrotation (h) bei aktivierter Omarthrose: Beide Abbildungen zeigen im posterioren TS, wie ein Gelenkerguss optimal aus der Innenrotation heraus durch zunehmende Außenrotation detektiert werden kann. Die Gelenkkapsel wölbt sich in Außenrotation über den knöchernen Rand des Glenoids vor und das sichtbare intraartikuläre Volumen wird größer. Nebenbefundlich findet sich eine Hermodsson-Hill-Sachs-Delle als Ausdruck der initial für die Omarthrose erfolgten traumatischen Schulterluxation mit mehreren Rezidivluxationen.

Abb. 4.2i Bei aktivierter Omarthrose (gleicher Patient wie ➤ Abb. 4.2g und ➤ Abb. 4.2h) kann sich intraartikulärer Erguss auch im anterioren TS um die lange Bizepssehne herum darstellen. Dieser Schnitt ist als Screeningschnitt bei jeglicher glenohumeralen Affektion hilfreich.

Abb. 4.2j Eine weitere, sehr subtile Möglichkeit, initiale Ergussbildung darzustellen, ist der axillare LS. Der Pfeil zeigt die Abhebung der Gelenkkapsel durch diese initiale Ergussbildung.

Abb. 4.2k Im posterioren TS findet sich hier nach Schulterluxation echoreiches Hämarthros mit deutlicher Vorwölbung der Gelenkkapsel und guter Abgrenzung des Labrums, das auf dem knöchernen Pfannenrand liegt, sowie eine angedeutete Hermodsson-Hill-Sachs-Delle als Ausdruck der traumatischen Genese.

Abb. 4.2l Dieser Patient zeigt nach Schulterluxation im in Neutralrotation bis leichter Innenrotation durchgeführten TS anterior (Ausschnitt aus einem Untersuchungsvideo) deutlich echogenes Hämarthros (Kreis) im Bereich des anterioren Labrums als Ausdruck der schweren Gelenkverletzung. Das Labrum verschiebt sich in Innenrotation in pathologischer Weise vom knöchernen Pfannenrand weg nach medial als Ausdruck der Instabilität.

Fazit

Sonografie für Bursopathien ausreichend, tiefe Gelenkrecessus besser im MRT darstellbar

4.3 Tendinosis calcarea

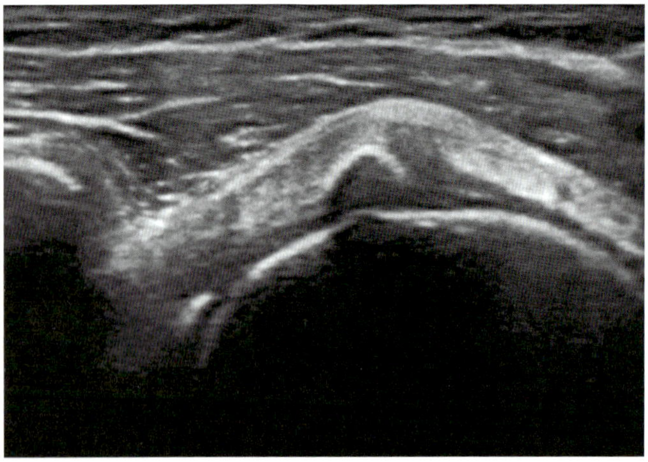

Abb. 4.3a

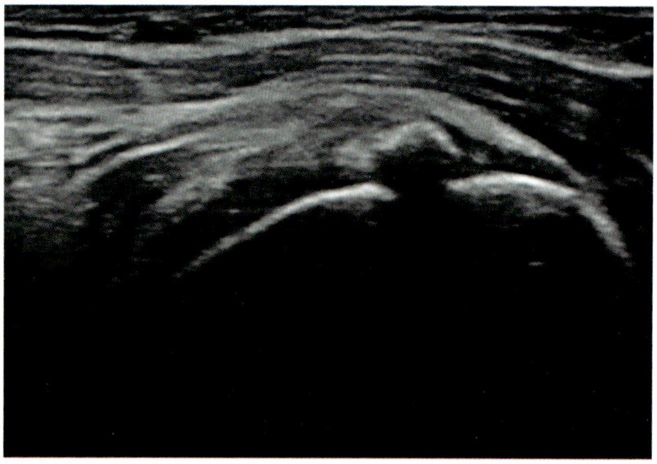

Abb. 4.3b

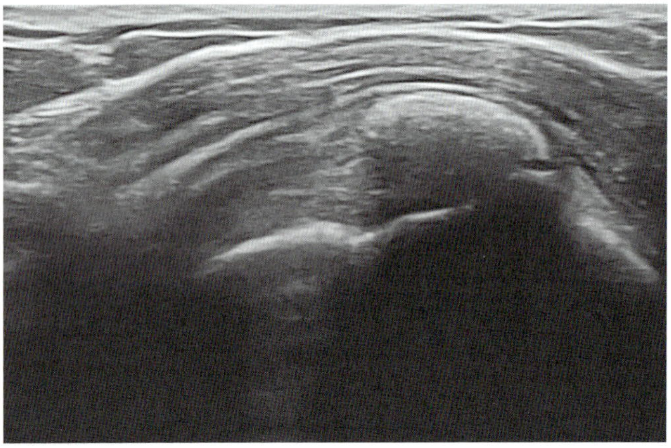

Abb. 4.3c

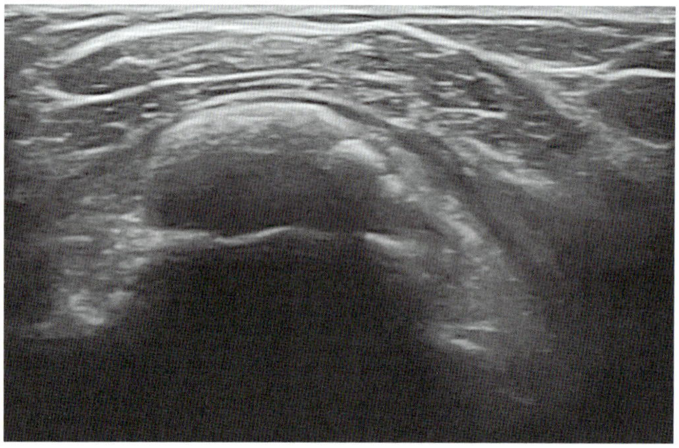

Abb. 4.3d

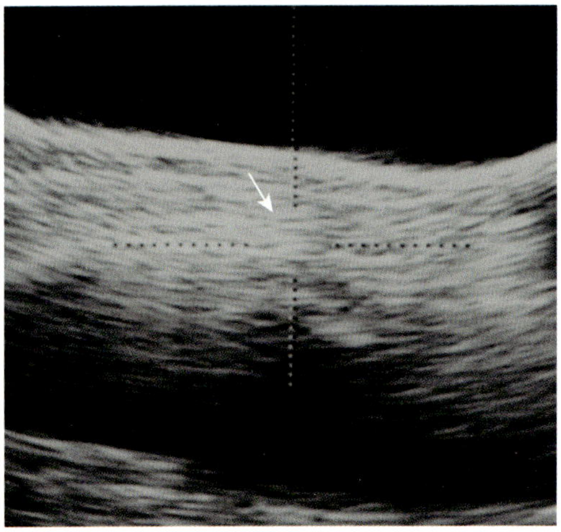

Abb. 4.3e

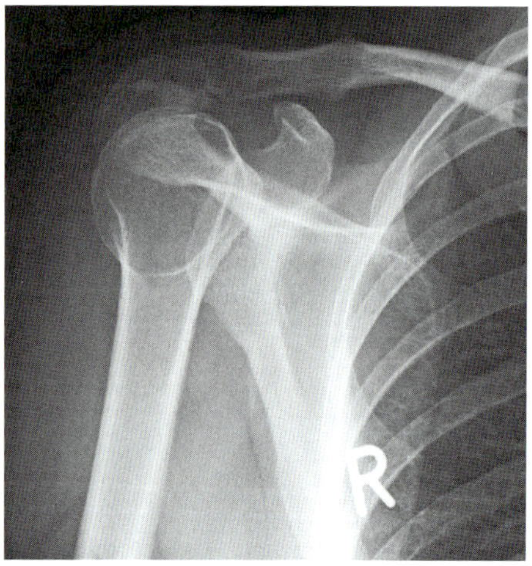

Abb. 4.3f

Fragestellung an die Bildgebung

- Stadium des Kalkherds
- Begleitbursopathie
- RM-Schädigung

Abb. 4.3a Bei der Abklärung von Schulterschmerzen steht die Sonografie an erster Stelle der Bildgebung, sofern kein Trauma mit Verdacht auf knöcherne Verletzung berichtet wurde. Hier ist im TS über der SSP-Sehne eine gut abgrenzbare Kalkeinlagerung mit Schallschatten gezeigt. Eine begleitende Bursopathie liegt wie meistens nicht vor.

Abb. 4.3b LS zu ➤ Abb. 4.2a: Für eine korrekte Bestimmung der Größe des Kalkherds, sofern dieser sich ausreichend gut abgrenzen lässt, ist eine Darstellung in zwei Ebenen sinnvoll.

Abb. 4.3c Im anterolateralen LS in leichter Innenrotation findet sich eine Raumforderung in der Supraspinatussehne, einem großen Kalkherd entsprechend. Die teilweise Schallauslöschung darunter weist auf hohe Dichte des verkalkten Areals hin. Nur selten findet sich eine begleitende Bursitis subdeltoidea. Der Kalkherd kann nach sonografischer Lokalisierung auch sonografisch kontrolliert genadelt oder punktiert werden.

Abb. 4.3d Der TS zu ➤ Abb. 4.3c ermöglicht die Vermessung des Kalkherdes in zwei Ebenen.

Abb. 4.3e Die Stoßwellenbehandlung kann je nach Geräteausrüstung auch sonografisch gezielt erfolgen. Der intratendinöse Kalkherd (Pfeil) wird am Monitor eingestellt und fokussiert.

Abb. 4.3f Das Röntgenbild zu den ➤ Abb. 4.3c und ➤ Abb. 4.3d bringt keine weitere klinisch relevante Information.

Fazit

- Primär Sono
- Bestätigung und Bestimmung des Reifegrads im Röntgenbild
- MRT nicht nötig

4.4 Rotatorenmanschette – Tendopathien und Teilläsionen

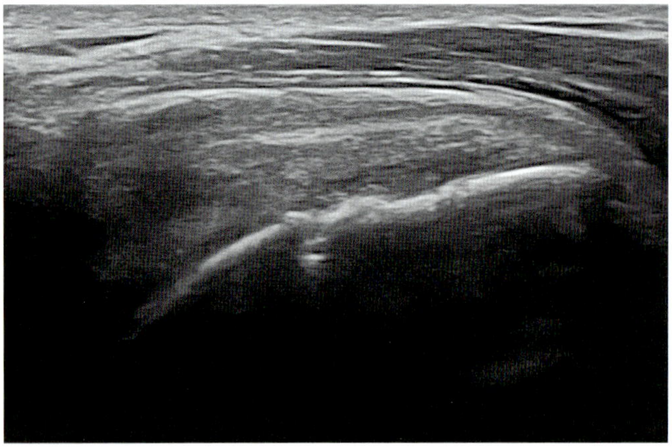

Abb. 4.4a

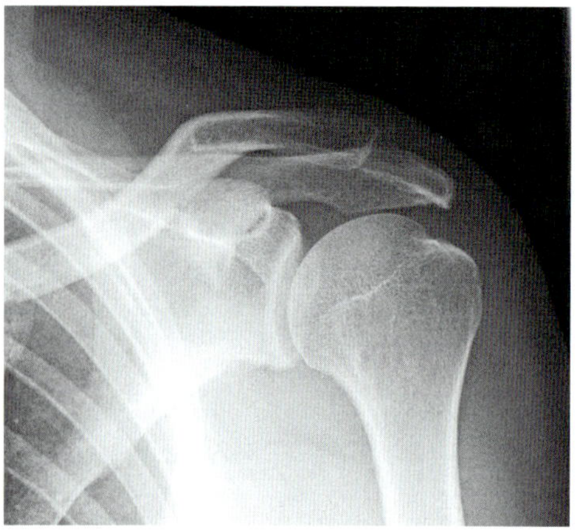

Abb. 4.4b

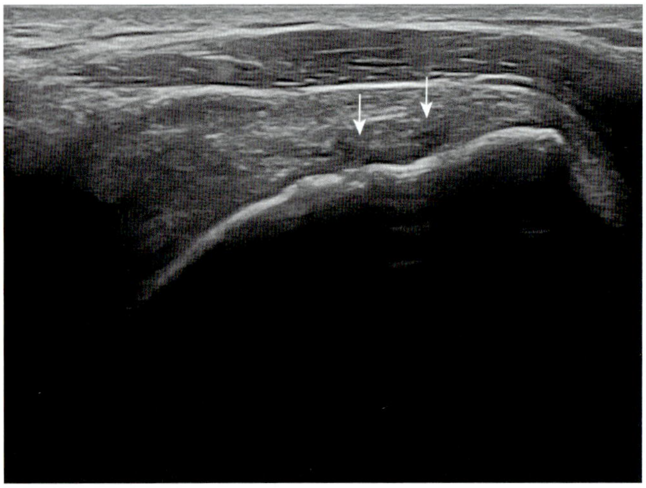

Abb. 4.4c

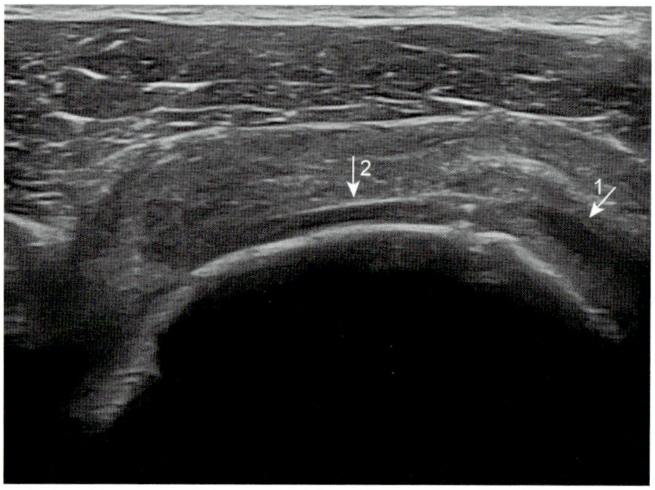

Abb. 4.4d

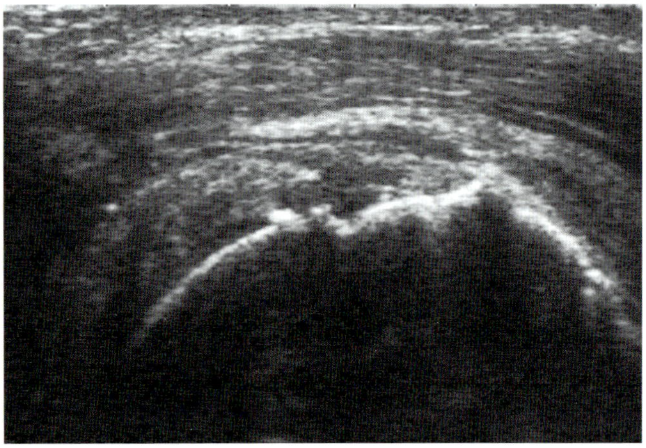

Abb. 4.4e

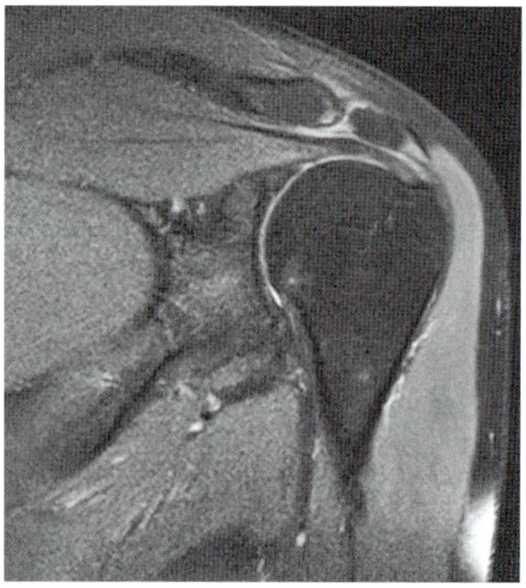

Abb. 4.4f

Fragestellung an die Bildgebung

- Veränderung der sehnigen Insertion und der knöchernen Oberfläche, DD RM-Läsion
- Usur
- Begleitbursopathie
- DD Sehnenverkalkung
- DD entzündliche Veränderung

Abb. 4.4a Im anterolateralen LS fällt zunächst eine Usur am Collum anatomicum auf. Darüber findet sich eine schmale echoarme Zone in der Rotatorenmanschette. Die Konvexität der Sehnenplatte ist jedoch erhalten. Es handelt sich um eine Tendopathie, differenzialdiagnostisch eine gelenkseitige Teilläsion im Bereich der SSP-Sehne.

Abb. 4.4b Das Röntgenbild zu **Abb. 4.4a** lässt die knöcherne Degeneration im Bereich des Collum anatomicum erkennen. Die vermehrte subakromiale Sklerosierung lässt sich nicht sonografisch erfassen.

Abb. 4.4c Im anterolateralen LS erscheint der Übergang zwischen Humeruskopf und Tuberculum majus leicht gewellt. Das Collum anatomicum ist nicht eindeutig abgrenzbar. Gelenkseitig findet sich eine schmale echoarme Linie, die bereits in das Zentrum der Rotatorenmanschette voranschreitet (Pfeile). Die Konvexität der Sehnenplatte ist bereits leicht abgeflacht. Es handelt sich um eine gelenkseitige Teilläsion im Bereich der SSP-Sehne.

Abb. 4.4d Im anterolateralen TS zu **Abb. 4.4c** zeigt sich die pathologische Veränderung im mittleren bis hinteren Aspekt der SSP-Sehne (Pfeil 1). Zusätzlich findet sich leichter Gelenkerguss (Pfeil 2), welcher auf einen klinisch relevanten Reizzustand hinweist.

Abb. 4.4e LS über der SSP-Sehne zeigt hier bereits inhomogene, jedoch in der Geometrie nicht veränderte Sehnenstruktur mit zentral echoarmer Textur und punktförmigen Verdichtungen. Das Bursablatt ist etwas verdichtet und die knöcherne Oberfläche des Humeruskopfs rau sowie zum Tuberculum majus hin ausgezogen.

Abb. 4.4f PDw fatsat koronar: Bei geringer Abwärtsneigung des Akromion nach lateral zeigt sich eine mäßige Signalanhebung und Verdickung der ansatznahen Supraspinatussehne im Sinne einer Tendinopathie ohne deutlichere Partialruptur.

Fazit

- Differenzierung Tendopathien und Teilläsion mittels Sono und MRT schwierig
- Mitdarstellung der benachbarten Strukturen im MRT

4.5 Rotatorenmanschette – Läsionen

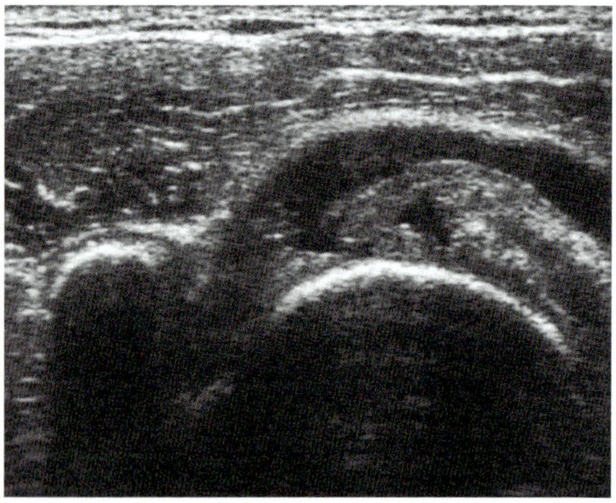

Abb. 4.5a

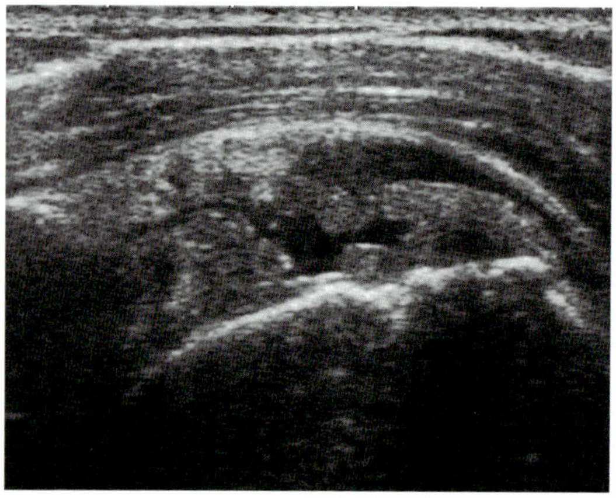

Abb. 4.5b

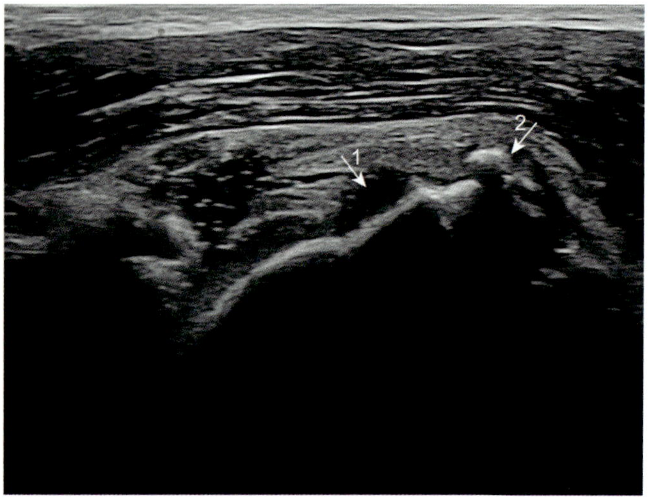

Abb. 4.5c

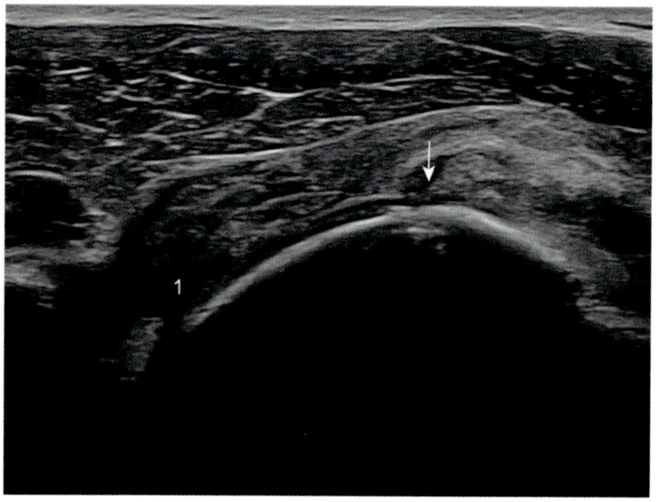

Abb. 4.5d

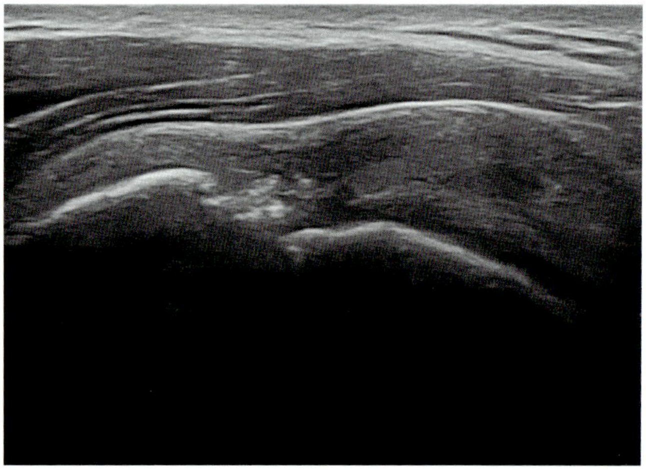

Abb. 4.5e

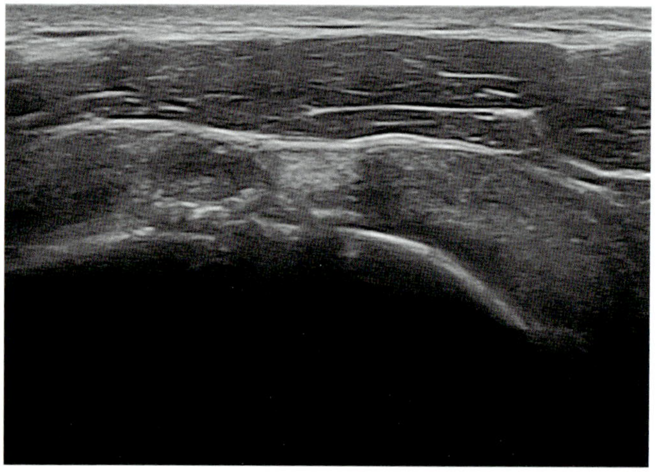

Abb. 4.5f

Fragestellung an die Bildgebung

- Lokalisation und Ausmaß der Schädigung
- Teil-/Komplettläsion
- Retraktion/Verfettung
- Erguss/Hämatom
- Begleitbursopathie
- Knöcherne Begleitschäden
- Dezentrierung des Humeruskopfs

Abb. 4.5a TS über der Rotatorenmanschette bei frischer traumatischer Verletzung zeigt Miteinander echogener Rissanteile und echoarmen Hämatoms. Die Ruptur ist transmural, das Bursablatt jedoch erhalten. In der Sehne finden sich punktförmige echogene Degenerationsbezirke.

Abb. 4.5b LS: Zusätzlich zeigt sich knöcherne Degeneration am Tuberculum majus.

Abb. 4.5c Im anterolateralen LS findet sich als Ausdruck einer akuten Verletzung echoarme Flüssigkeit zentral in der SSP-Sehne (Pfeil 1). Dazu erscheinen jedoch auch Hinweise auf chronische Sehnenveränderungen insbesondere durch die knöcherne Degeneration am Tuberculum majus (Pfeil 2). Die Konvexität der RM ist gering abgeflacht.

Abb. 4.5d Im anterolateralen TS zu **Abb. 4.5c** zeigt die acute-on-chronic entstandene Situation ein Nebeneinander von echoarm eingebluteten Arealen (1) und chronischen Veränderungen mit einem gelenksseitigen Einriss (Pfeil). Auch hier zeigt die Konvexität der RM eine leichte Abflachung.

Abb. 4.5e Im anterolateralen LS findet sich eine zentrale Inhomogenität mit teils echoarmen, auf eine Aktivierung hinweisende, andererseits teils echogenen Textur. Die Kontur der RM weist eine Umkehr der Konvexität zu einer Konkavität auf.

Abb. 4.5f Der anterolaterale TS zu **Abb. 4.5e** zeigt die bereits chronische Teilläsion mit leichter Aktivierung in der zweiten Ebene.

Sichere Rupturzeichen

Geometrische, morphologische, strukturelle Zeichen

- Ausdünnung
- Konturumkehr
- Kalibersprung
- Stufenbildung
- Defekt
- Echoarme Zone mit echogenem Rand
- Teilrupturen gelenkseitig, intratendinös oder bursaseitig

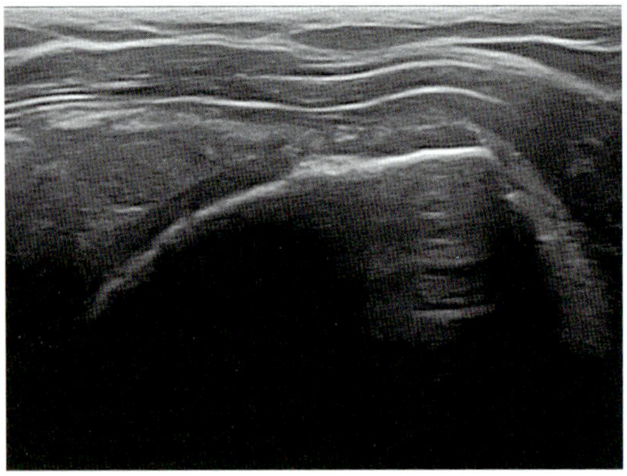

Abb. 4.5g

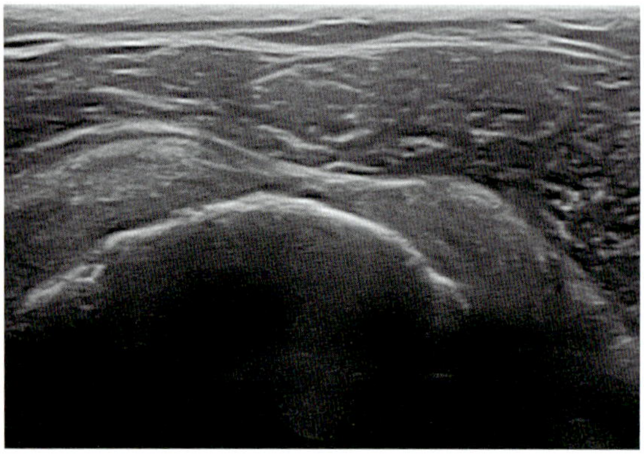

Abb. 4.5h

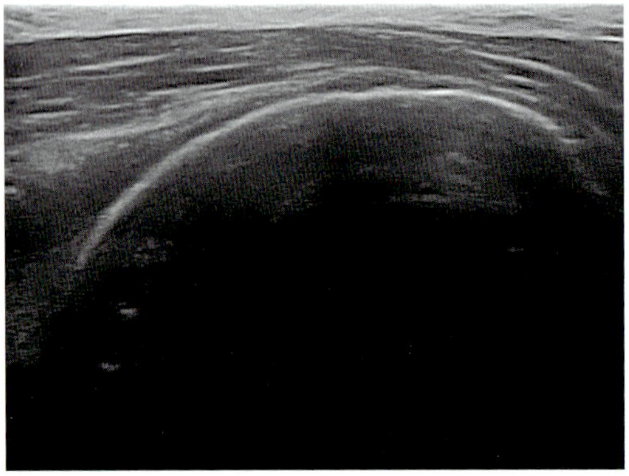

Abb. 4.5i

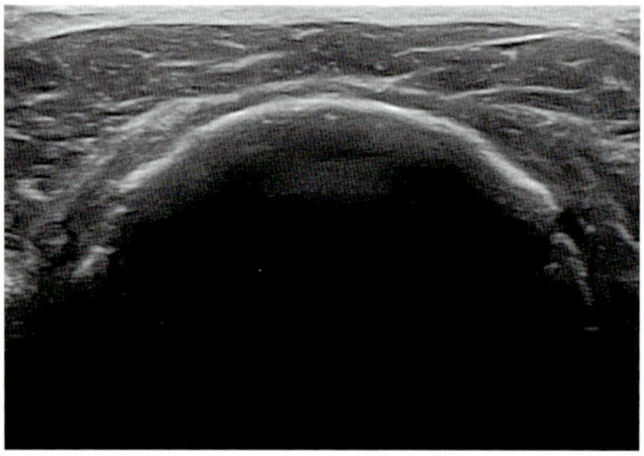

Abb. 4.5j

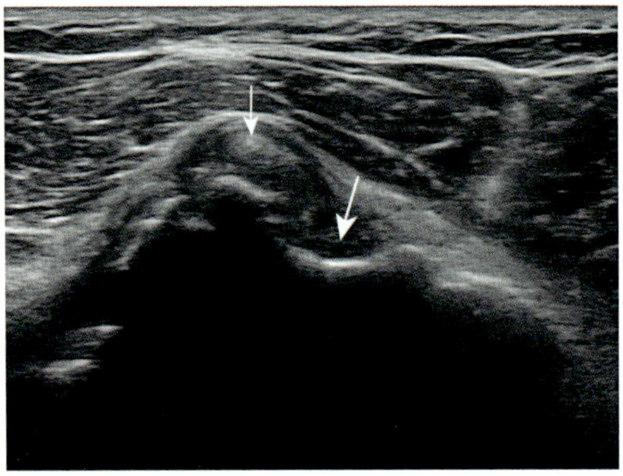

Abb. 4.5k

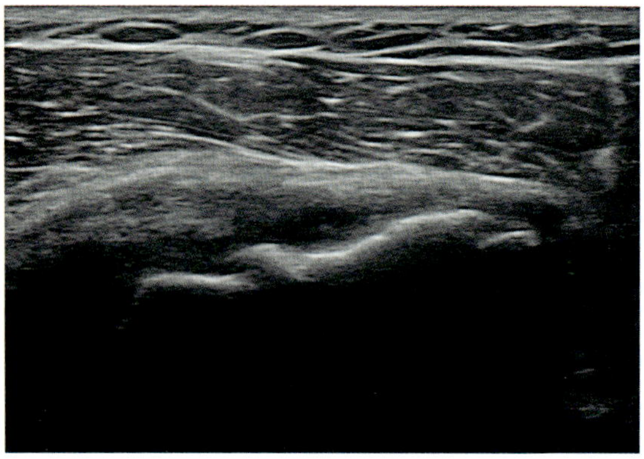

Abb. 4.5l

Unsichere Zeichen für Ruptur

Veränderungen der Textur

- Echoreiche, echoarme oder inhomogene Veränderungen
- Unterbrochene Bursagrenzschicht
- Gestörtes Gleiten bei der dynamischen Untersuchung

Abb. 4.5g Im anterolateralen LS über der RM zeigt sich eine deutliche Umkehr der Konvexität in eine Konkavität mit peripherer Ausdünnung und Inhomogenität der RM. Die darunter liegende knöcherne Oberfläche weist eine Rauigkeit als Zeichen einer chronischen degenerativen Veränderung auf.

Abb. 4.5h Der anterolaterale TS zu **Abb. 4.5g** unterstreicht die bereits fortgeschrittene Schädigung der RM. Aktivierungszeichen finden sich hier nicht.

Abb. 4.5i und Abb. 4.5j Im anterolateralen LS und TS zeigt sich bei der langständigen chronischen RM-Schädigung eine Humeruskopfglatze. Das darüber liegende Bursablatt ist als Ausdruck der klinischen Kompensation bei weitgehender Beschwerdefreiheit leicht verdickt. Aktivierungszeichen wie knöcherne Usuren oder Flüssigkeit im Schleimbeutel finden sich nicht.

Abb. 4.5k und Abb. 4.5l Im anterioren TS fällt zunächst auf, dass die lange Bizepssehne (Pfeil) nicht im Sulcus intertubercularis (breiter Pfeil) liegt. Sie ist nach medial über das Tuberculum minus luxiert. Die Ursache liegt in einer Schädigung der Ansatzsehne des M. subscapularis, die erst bei passiver Außenrotation (rechts) als leicht abgeflacht und inhomogen zur Darstellung kommt. Dies unterstreicht die Bedeutung, bei sonografischer Untersuchung im anterioren Transversalschnitt unbedingt auch einen Außenrotationstest durchzuführen.

Fazit

- Sonografie und MRT: Hohe Spezifität für komplette Rupturen, geringer für Teilrupturen.
- MRT: Retraktion und fettige Degeneration der Muskulatur darstellbar. Bei intraartikulärer KM-Gabe gelenkseitige Teilrupturen leichter erkennbar.

4.6 Läsionen der langen Bizepssehne

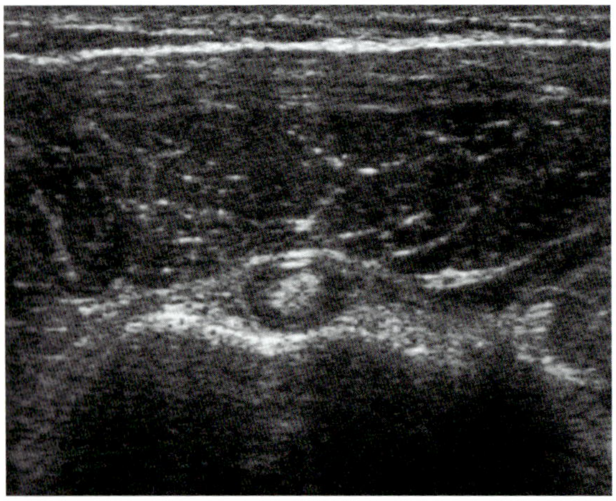

Abb. 4.6a

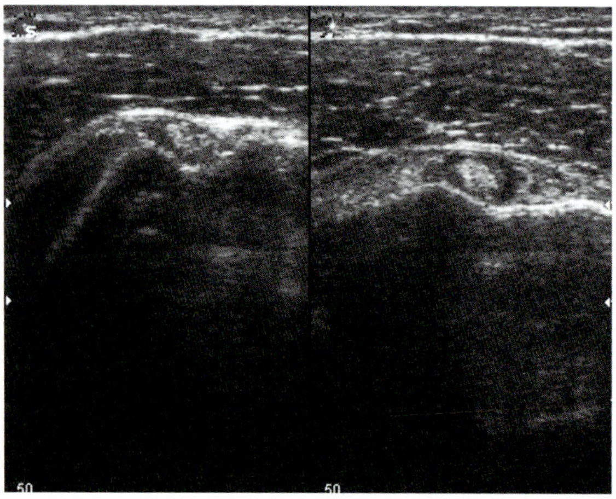

Abb. 4.6b

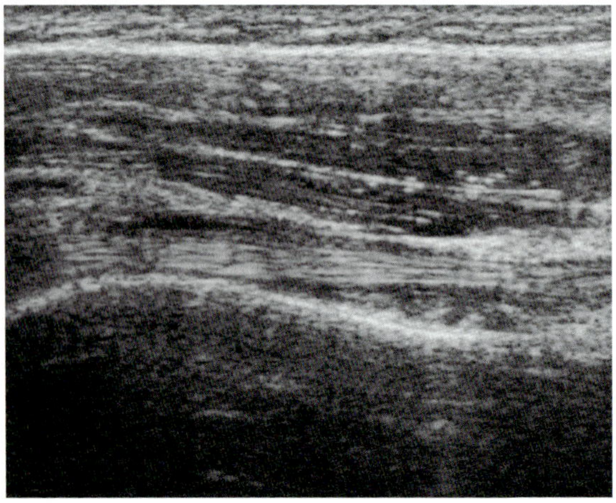

Abb. 4.6c

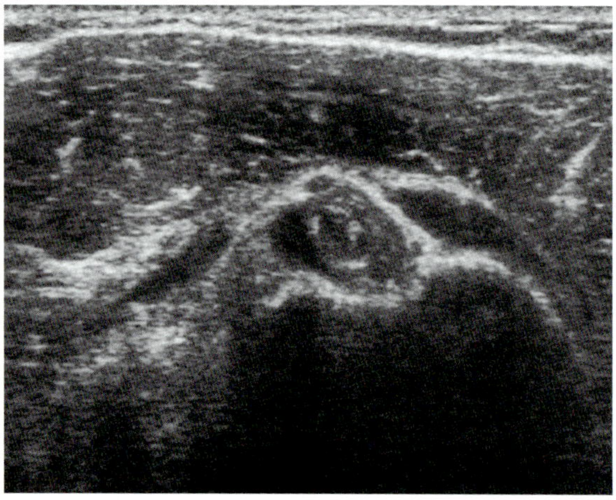

Abb. 4.6d

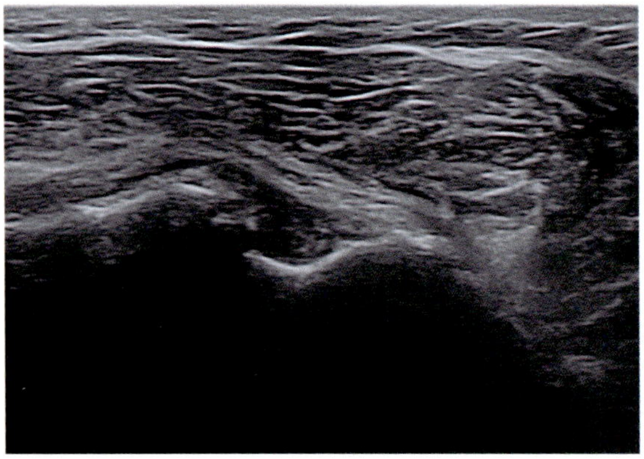

Abb. 4.6e

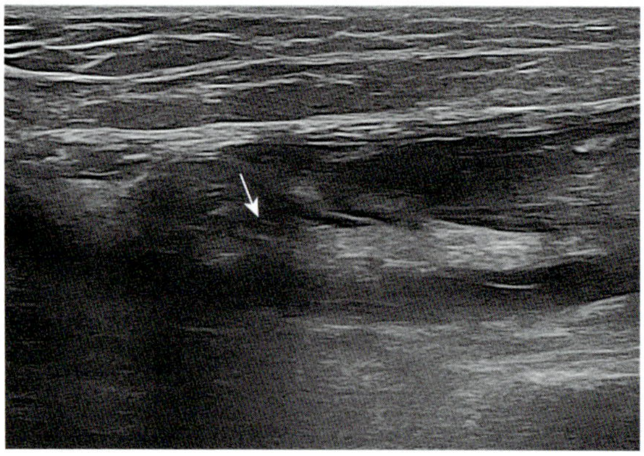

Abb. 4.6f

Fragestellung an die Bildgebung

- Ausmaß von Degeneration
- Entzündung bzw. Traumatisierung von LBS und RM (Intervall)
- Intraartikulärer Rest nach Komplettläsion
- Distalisierung Muskelbauch (Abrutschen Muskelbauch nach unten)

Abb. 4.6a Im anterioren TS liegt die LBS im Sulcus intertubercularis mit umgebender Flüssigkeit (Halo-Phänomen). Meist handelt es sich um aus dem Glenohumeralgelenk übergetretene Flüssigkeit, die einen Reizzustand des Schultergelenks anzeigt.

Abb. 4.6b Erweiterung des Schnitts aus **Abb. 4.4a**: links proximaler, rechts distaler TS. Dieser Schnitt ist bei Schultergelenkbeschwerden als Screening relevant und einige Zentimeter nach distal auszudehnen, um Flüssigkeit in der Umschlagsfalte des Recessus bicipitalis erfassen zu können.

Abb. 4.6c Der LS zu **Abb. 4.4b** ist zum einen für Rheumatologen relevant, um eine Tenosynovitis von einer reinen Ergussbildung um die LBS herum abzugrenzen. Nach Erguss ist dann auch in anderen Schnittebenen zu suchen. Für Traumatologen ist bei Riss der LBS interessant, wie weit der Muskelbauch nach distal abgerutscht ist (**Kap. 5.1**).

Abb. 4.6d Bei RM-Degeneration kann die LBS bei degenerativer Tendopathie verdickt sein, bevor sie bei Chronifizierung ausdünnt und reißen kann. Neben einem Halo-Phänomen zeigt sich hier eine im Querschnitt inhomogene LBS. Zusätzlich findet sich als Zeichen des subakromialen Reizzustands Flüssigkeit in der Bursa im Sinne einer Bursopathie.

Abb. 4.6e und Abb. 4.6f Der anteriore TS lässt erkennen, dass der Sulcus intertubercularis leer ist. Bei streng orthograder Darstellung kann es sich jedoch um einen falsch-positiven Befund handeln. Es ist zur sicheren Darstellung der langen Bizepssehne in ihrem Sulcus unbedingt erforderlich, den Schallkopf entsprechend dem zum Oberarm hin nach distal schrägen Verlauf der langen Bizepssehne leicht nach kaudal zu kippen. Ist die Bizepssehne im Sulcus nicht darstellbar, so besteht der dringende Verdacht auf eine proximale Bizepssehnenruptur. Der daraufhin durchgeführte anteriore LS über der Bizepssehne bestätigt hier den Verdacht. Die Bizepssehne weist eine Kontinuitätsunterbrechung auf (Pfeil). Sie ist durch die Flüssigkeit im Recessus bizipitalis gut abgrenzbar. Allerdings findet sich bei proximalen Bizepssehnenrupturen nur selten eine so gute Abgrenzbarkeit der gerissenen Sehne, da sie meist bereits nach distal abgerutscht und verklebt ist.

Fazit

Primär Sonografie

4.7 Omarthritis

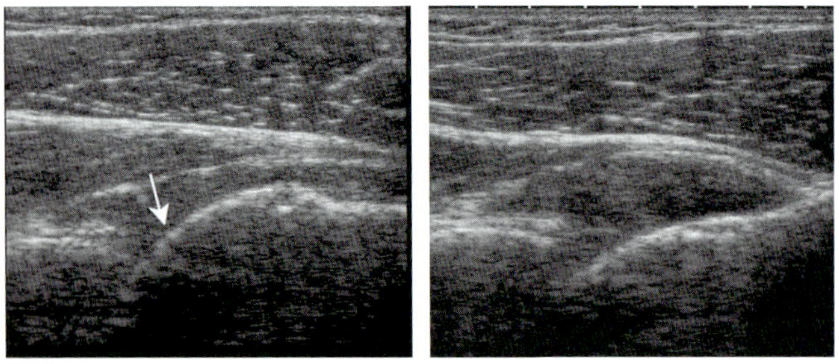

Abb. 4.7a

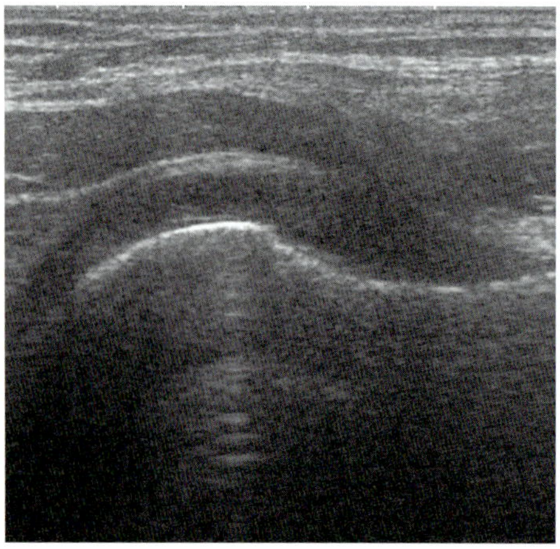

Abb. 4.7b

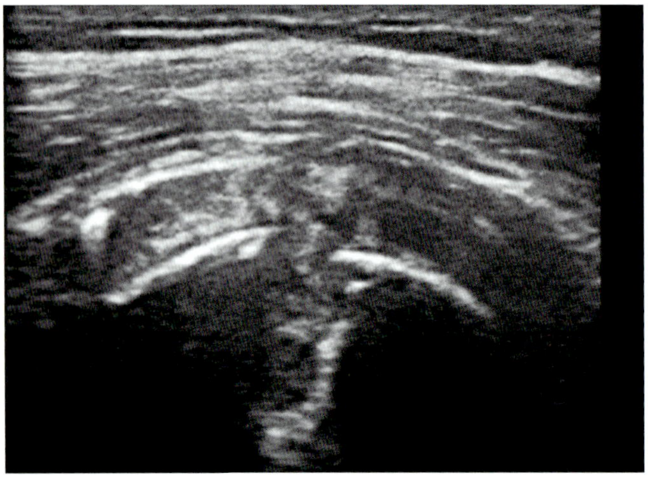

Abb. 4.7c

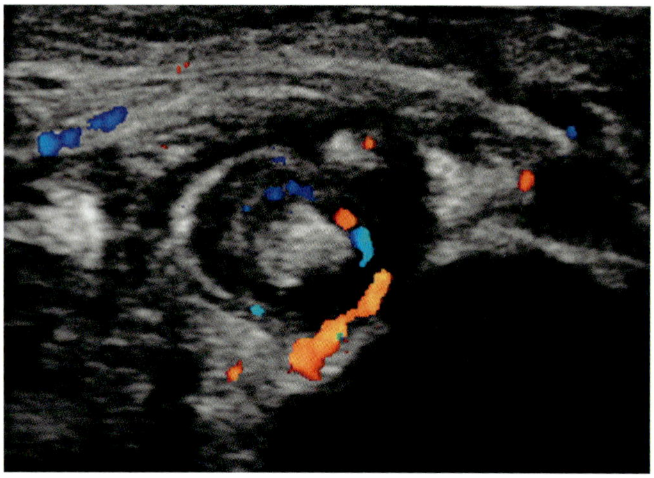

Abb. 4.7d

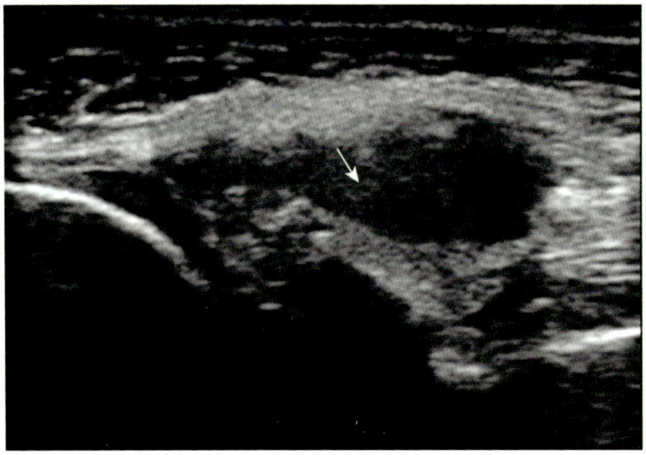

Abb. 4.7e

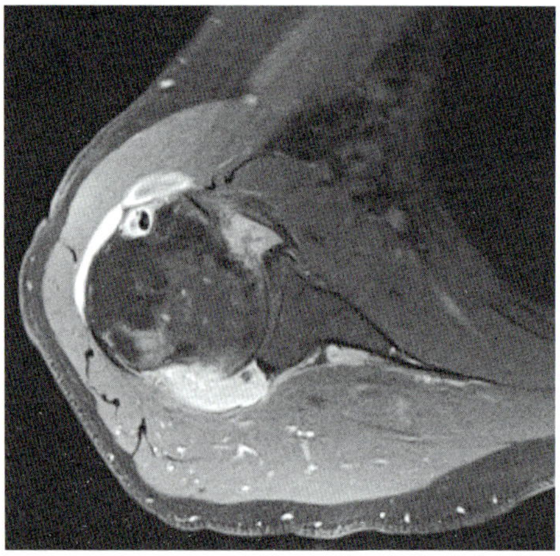

Abb. 4.7f

Fragestellung an die Bildgebung

- Synovitis, Erguss, Pannus, Tenosynovitis der Bizepssehne, Bursitis, Hypervaskularisierung im PD
- Ossäre Läsionen mit Destruktionen, bei langjähriger Arthritis sekundäre degenerative Veränderungen mit Humeruskopfdeformierungen, Sehnenansatzverkalkungen, Instabilität

Abb. 4.7a Links: posteriorer TS mit Kapseldistension durch Synovitis (Pfeil). Rechts: in Außenrotation (ARO) deutlich konvexe Abhebung der Kapsel über dem posterioren Gelenkspalt durch Verschieben von Erguss in den lateralen Recessus. Der posteriore TS in ARO ist der sensitivste Schnitt zur Detektion geringer intraartikulärer Flüssigkeit/Synovitis. Kortikalis-Kapseldistension > 3,7 mm und/oder Seitdifferenz > 2 mm sind pathologisch.

Abb. 4.7b Der axilläre LS erfordert etwas Übung, zudem muss die Schulter ausreichend abduziert werden können. Als Zusatzschnitt ermöglicht er zusätzlichen Einblick auf die Gelenkkapsel (Kapseldistension?), kortikale Veränderungen (Plus- und Minusdefekte) sowie Pathologien des proximalen Trizeps.

Abb. 4.7c Anteriorer TS in IRO: großer Defekt der Kortikalis mit tiefer Usur, ausgefüllt mit inhomogener Synovialis, Zystengrund mit scharfem Kortikalisreflex. Wichtig ist die exakt orthograde Schallausrichtung. Darüber zeigt sich ausgedünnte RM, links am Bildrand die echogene LBS. Destruktionen erkennt man sonografisch zunächst an Konturunterbrechung der Kortikalis, im weiteren Verlauf an tiefen Erosionen mit verschärftem Schallreflex im Zystengrund. Die Kortikalisunterbrechung muss in der 2. Ebene ebenfalls nachweisbar sein.

Abb. 4.7d Anteriorer TS bei langjähriger RA mit akuter Omarthritis und Tenosynovitis der BS; im PD Hypervaskularisierung Grad 2. In der Regel ist bei entzündlicher Omarthritis auch entzündliche Veränderung an der langen Bizepssehne/Sehnenscheide mit Tenosynovitis vorliegend. Die Entzündungsaktivität lässt sich besser an der Synovitis der Sehnenscheide graduieren als am posterioren TS (geringere Eindringtiefe).

Abb. 4.7e Posteriorer TS bei langjähriger RA mit Omarthritis mit synovialer Zyste, die nach medial weit unter den M. infraspinatus reicht (Pfeil). Gemischt echoarme und echoreiche Synovitis, wenig liqiuide Anteile (Kompressionstest). Labrum glenoidale nicht abgrenzbar, mittig knöcherner Reflex der Skapula.

Abb. 4.7f MRT: T1w fatsat nach i. v. KM koronar: rheumatoide Arthritis mit deutlicher Synovitis mit innenliegenden rice bodies und begleitende Bursitis subacromialis sowie Tendovaginitis des Bizeps und kortikale Arrosionen an den Bare Areas angrenzend zur humeralen Gelenkfläche.

Fazit

- Sonografie: frühzeitige Veränderungen, insbesondere glenohumerale Synovitis mit Ergussbildung, Bursitis und begleitende entzündliche Veränderungen an der BS sicher darstellbar. Ossäre Veränderungen auch durch Hinzunahme lateraler Schnitte und dynamische Untersuchung in IRO/ARO umfassend beurteilbar.
- Röntgen: nicht weiterführend im Frühstadium; Instabilität/Fehlstellung, gelenknahe Erosionen bei fortgeschrittener Omarthritis und sekundärer Omarthrose.
- MRT für Knorpeldarstellung, Knochenödem, subchondrale Zysten und Entzündungsaktivität der Synovitis durch KM-Aufnahme.

4.8 Acromioclavicular(AC)-Gelenksaffektionen

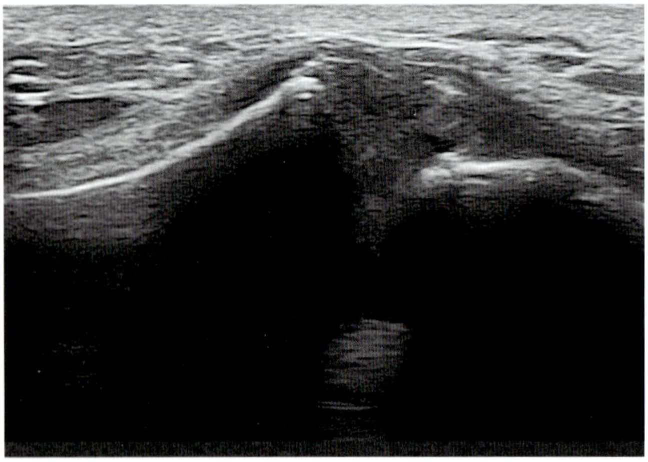

Abb. 4.8a

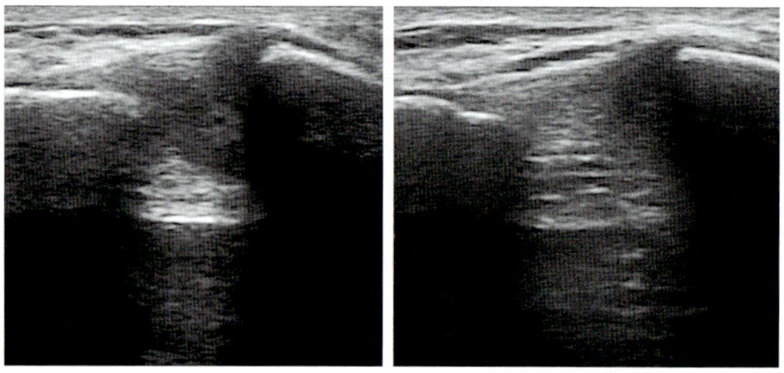

Abb. 4.8b

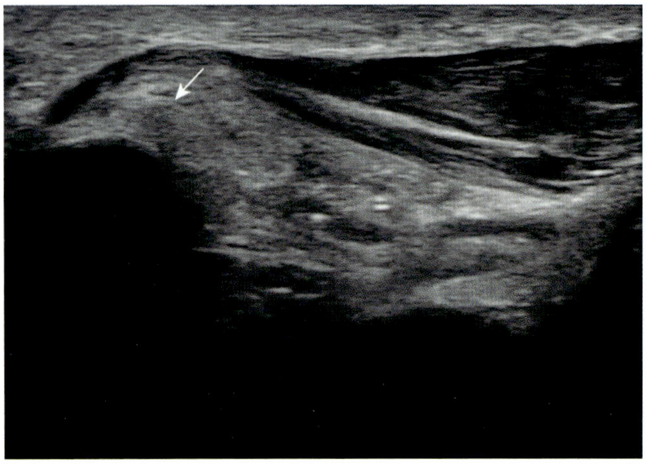

Abb. 4.8c

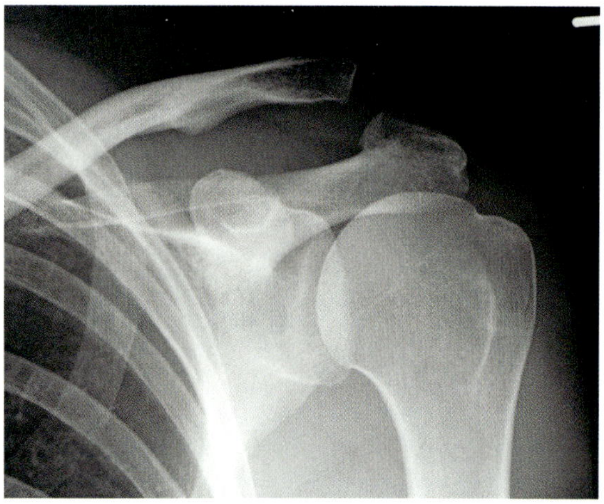

Abb. 4.8d

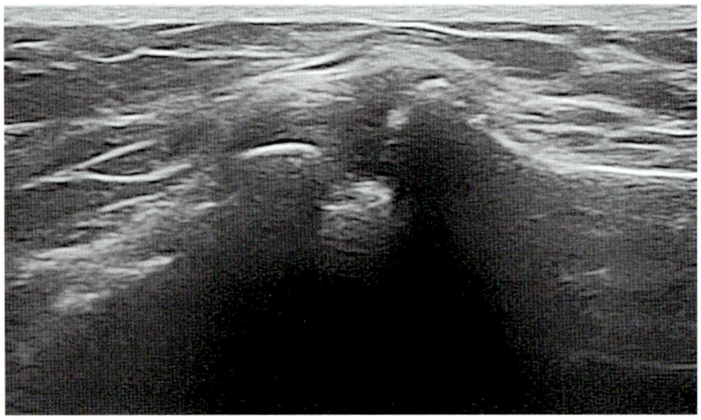

Abb. 4.8e

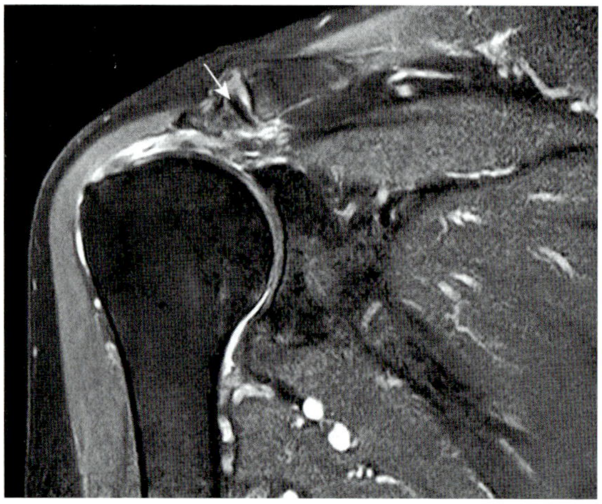

Abb. 4.8f

Fragestellung an die Bildgebung

- Lokalisation und Ausmaß der Läsion (Bänder, Faszie)
- Ausmaß und Richtung der Instabilität

Abb. 4.8a Der LS über der lateralen Clavicula mit dem AC-Gelenk zeigt hier bei Typ-I-Verletzung nur ein mäßig echogenes Hämarthros. Da das AC-Gelenk in der Regel eine leicht vorgewölbte Kapsel hat, ist die Gegenseite immer mitzuuntersuchen.

Abb. 4.8b Danach ist das Gelenk in diesem LS über dem Gelenk und im Seitenvergleich unter axialem Zug auf Instabilität zu überprüfen. Hier zeigt sich an der Verbreiterung des Ring-Down-Echos eine Instabilität. Das Gelenk kann auch im anterioren LS auf eine nach anterior gerichtete Instabilität untersucht werden. Bei starker Instabilität mit hochstehender Clavicula ist die Abbildbarkeit aufgrund der dann immer schräger stehenden knöchernen Referenzlinien erschwert.

Abb. 4.8c Ein sicherer Hinweis auf höhergradige Schultereckgelenksverletzungen ist die Ausdünnung beziehungsweise Unterbrechung der deltoideopektoralen Faszie über der Clavicula, die hier als halbmondförmiger echogene Struktur zur Darstellung kommt (Pfeil). Unter der Faszie findet sich echoreiches Hämatom als Ausdruck der Traumatisierung.

Abb. 4.8d Im Röntgenbild mit axialem Zug am Arm kann die frontale Instabilität am besten dargestellt werden, da im Sonogramm mit zunehmender Instabilität die Referenzstrukturen verkippen.

Abb. 4.8e Im LS über dem AC-Gelenk deutliche Aufwulstung der echogenen knöchernen Oberfläche mit Osteopyhtenbildung und gelegentlichem Erguss bei AC-Arthrose. Kaudale Gelenkabschnitte sind sonografisch nicht einsehbar.

Abb. 4.8f PDw fatsat koronar: hypertrophe AC-Gelenkarthrose (Pfeil) plus spornförmiger Osteophyt am angrenzenden kaudalen Acromionrand – mit subakromialer Einengung und daraus resultierender transmuraler Läsion der Supraspinatussehne.

Fazit

- Röntgen und Sonografie zur Abgrenzung operationsbedürftiger Verletzungen ausreichend
- MRT bei symptomatischer Arthrose präoperativ. Mitbeurteilung externes Impingement und RM-Schädigung durch kaudale Osteophyten

4.9 Weitergehende Fragestellung an die Bildgebung

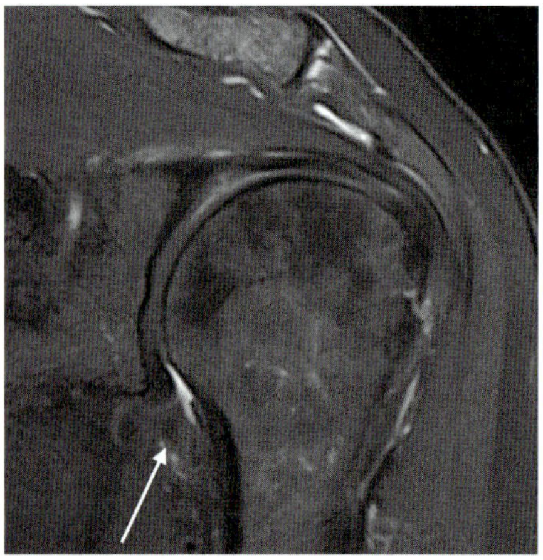

Abb. 4.9a

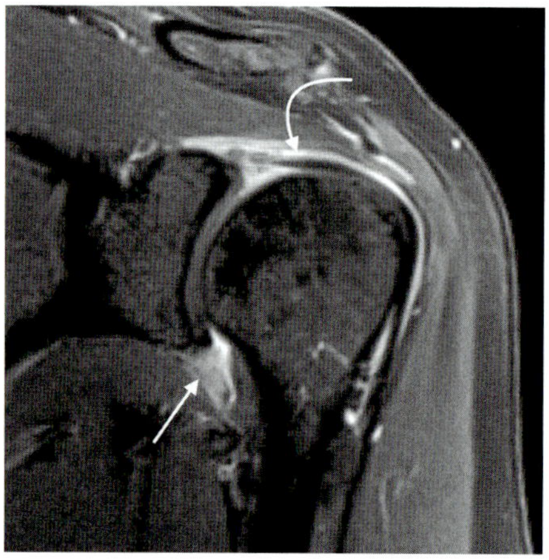

Abb. 4.9b

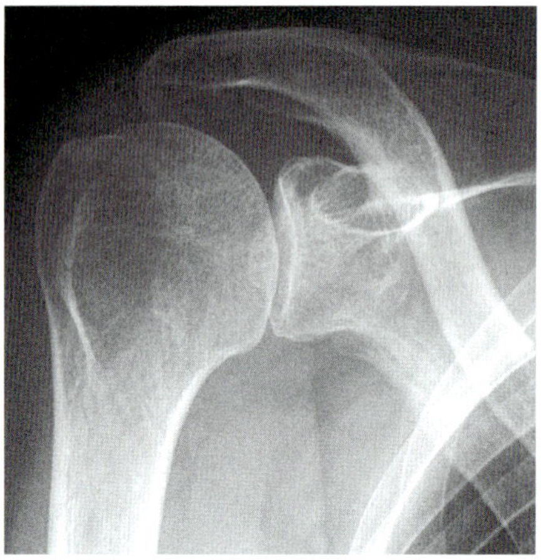

Abb. 4.9c

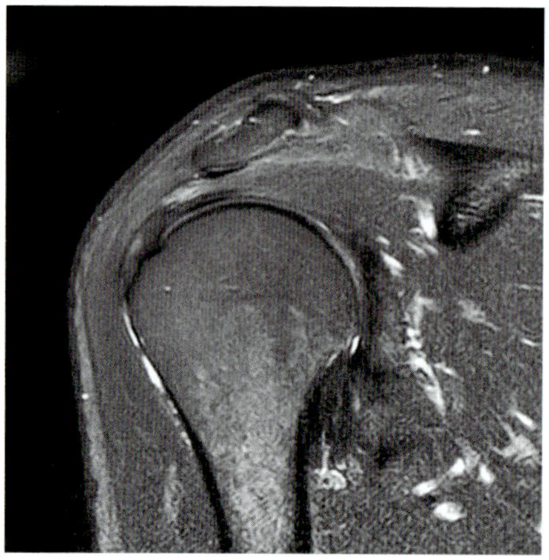

Abb. 4.9d

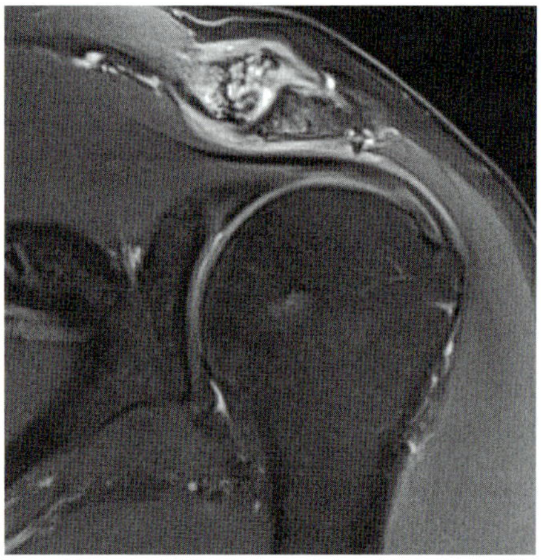

Abb. 4.9e

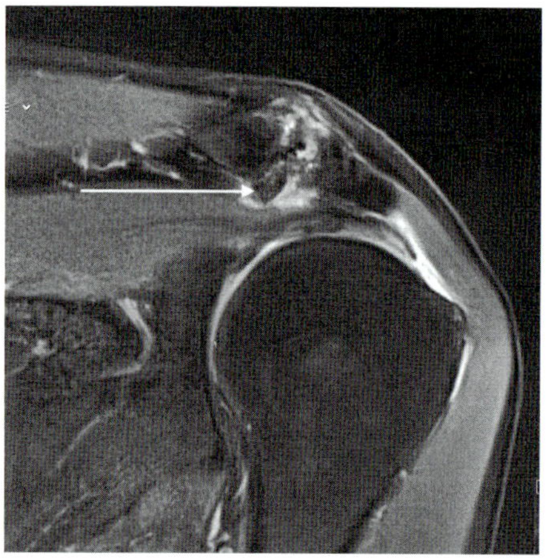

Abb. 4.9f

Abb. 4.9a und Abb. 4.9b Native MRT PD FS koronar (a) und T1 FS koronar nach i. v. KM-Gabe (b): Capsulitis adhaesiva.
Abb. 4.9a: In der nativen Untersuchung nur geringe Signalveränderung und Verdickung des inferioren glenohumeralen Ligaments (IGHL) im Recessus axillaris (Pfeil).
Abb. 4.9b: Nach i. v.-Kontrastmittelgabe deutliches Enhancement des IGHL (Pfeil) sowie auch im Bereich des Rotatorenintervalls (gebogener Pfeil).

Abb. 4.9c und Abb. 4.9d Röntgen a. p. (a) und native MRT PD FS koronar (b): Patient mit Impingementsymptomatik. Vermehrte laterale Abwärtsneigung des Akromions mit Einengung des Subakromialraums und begleitender Tendinopathie der Supraspinatussehne im Sinne eines Outlet-Impingements.

Abb. 4.9e Native MRT PD FS koronar: Arthritis des Akromioklavikulargelenks mit Destruktion der lateralen Klavikula und deutlicher Entzündungsreaktion der Gelenkkapsel und angrenzenden Weichteile.

Abb. 4.9f Native MRT PD FS koronar: Arthrose des Akromioklavikulargelenks mit osteophytären Ausziehungen vor allem am Unterrand (Pfeil). Hierdurch mögliches Impingement mit kompletter Ruptur der Supraspinatussehneninsertion.

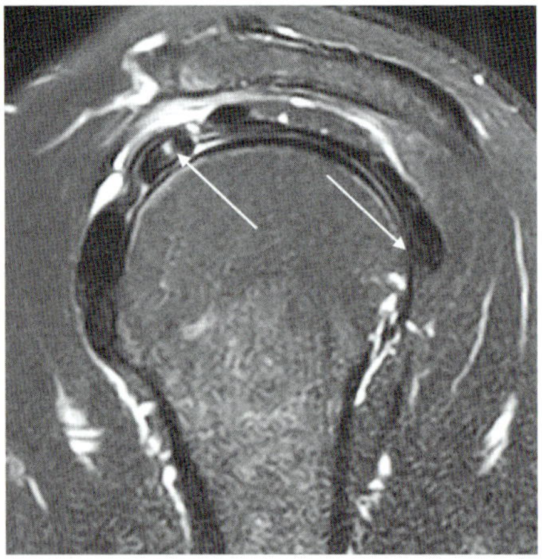

Abb. 4.9g

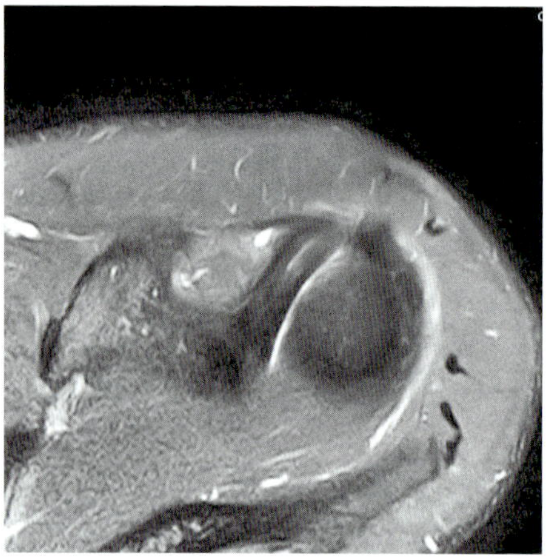

Abb. 4.9h

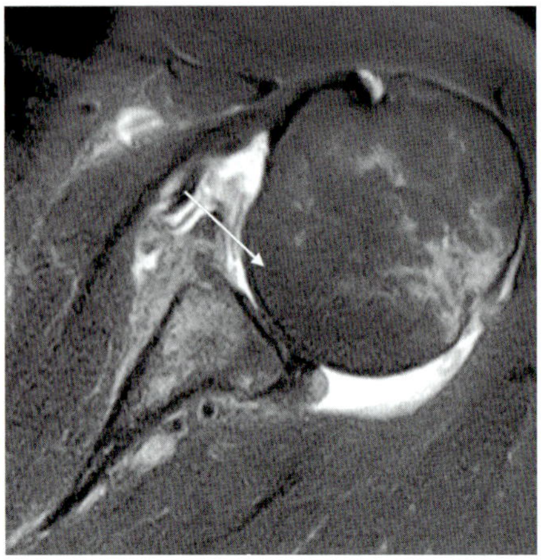

Abb. 4.9i

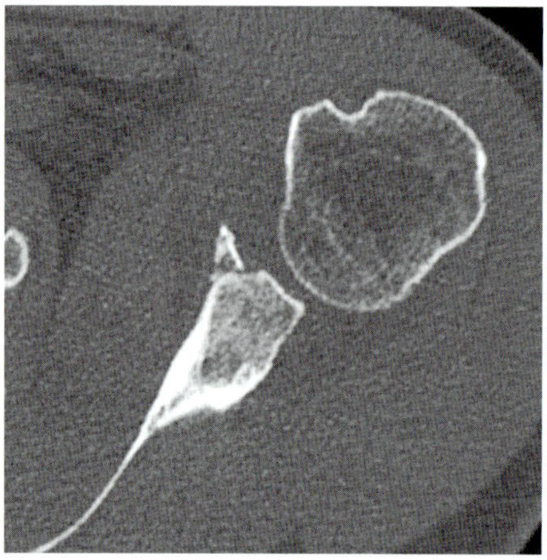

Abb. 4.9j

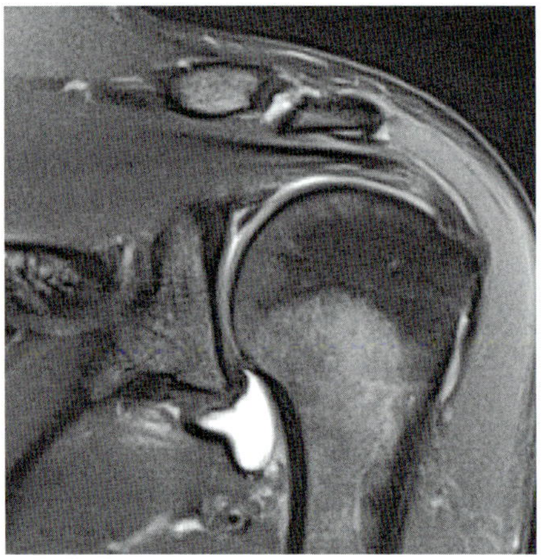

Abb. 4.9k

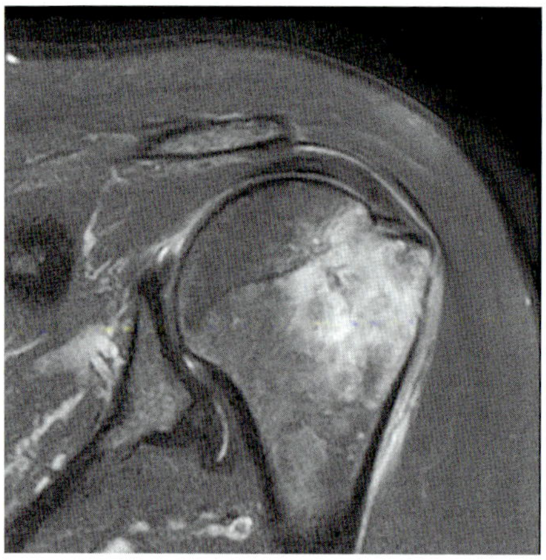

Abb. 4.9l

Abb. 4.9g und Abb. 4.9h Native MRT T2 FS sagittal (g) und axial (h): Tendinopathie der langen Bizepssehne im Rotatorenintervall mit interstitiellem Einriss (Pfeil).

Abb. 4.9i und Abb. 4.9j Native MRT PD FS transversal (i) und CT transversal (j): Schulterluxation mit knöcherner Bankart-Läsion (Pfeil) und Hill-Sachs-Läsion.

Abb. 4.9k SLAP-Läsion Typ II nach Snyder.

Abb. 4.9l Native MRT PD FS koronar: nicht-dislozierte Fraktur des Tuberculum majus, die in Sonografie und Röntgen nicht erkannt werden konnte.

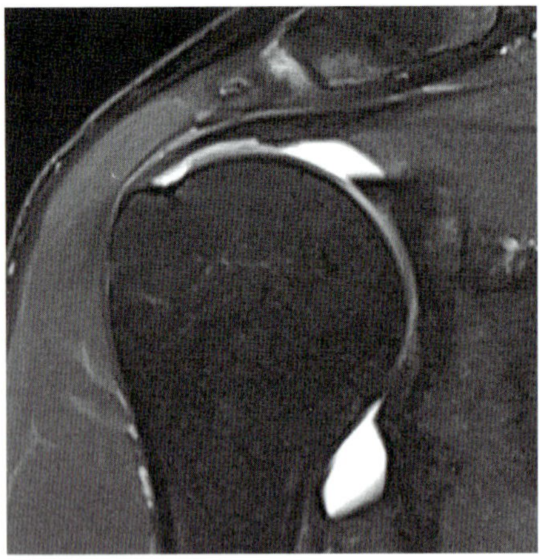

Abb. 4.9m

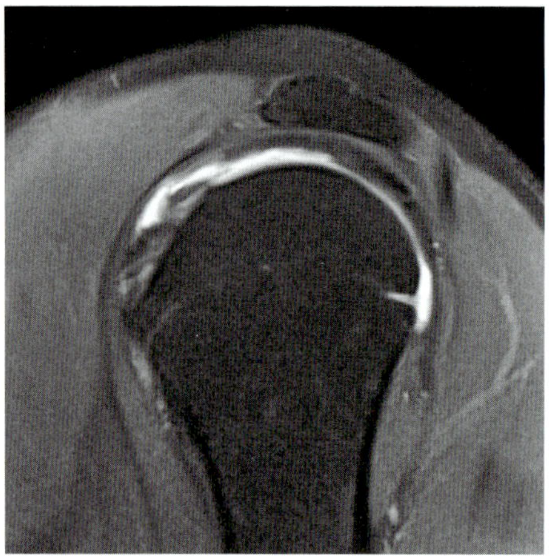

Abb. 4.9n

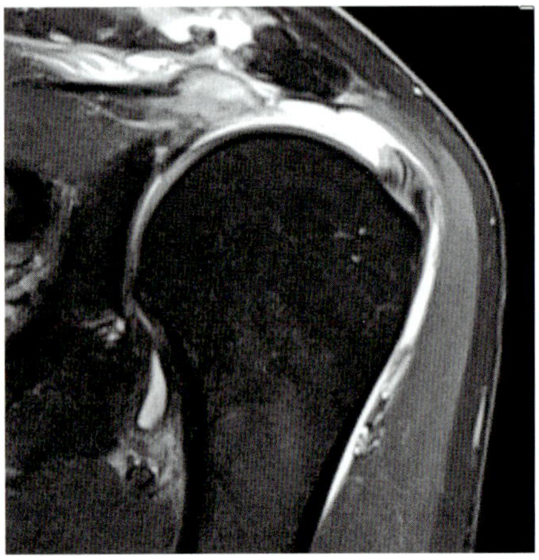

Abb. 4.9o

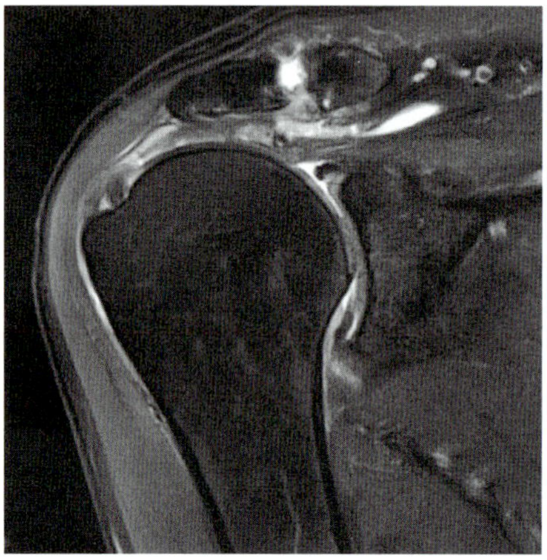

Abb. 4.9p

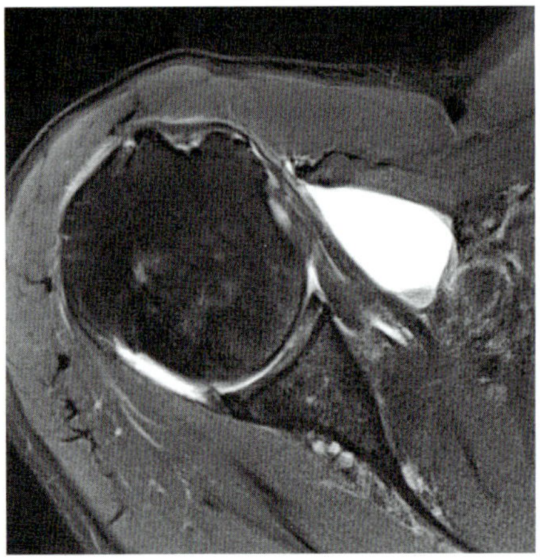

Abb. 4.9q

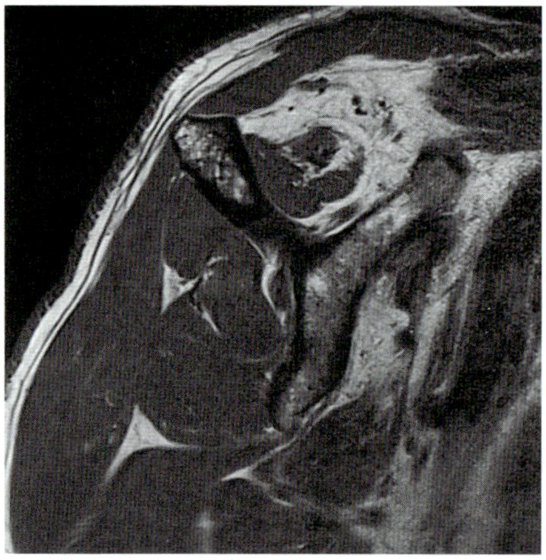

Abb. 4.9r

Fragestellung an die Bildgebung

- Unklarer Schulterschmerz, Impingementsyndrome, aktivierte Arthrose des Akromioklavikulargelenks, Knorpelschäden, Schultersteife, Omarthritis. Knochenödeme, -nekrose
- Läsionen der Rotatorenmanschette bei Zweifeln und präoperativ
- Traumatische Schulterluxation und -instabilität, SLAP-Läsion

Abb. 4.9m und Abb. 4.9n Native MRT PD FS koronar (m) und T2 FS sagittal (n): bei gelenkseitiger Partialruptur der Supraspinatussehne mit Delamination.

Abb. 4.9o Native MRT PD FS koronar: präoperativ bei kompletter Ruptur der Supraspinatussehne mit großer flüssigkeitsgefüllter Lücke. Am Sehnenansatz noch abgrenzbarer Sehnenstumpf mit unter das Akromion retrahierter Sehne.

Abb. 4.9p Native MRT PD FS koronar: präoperativ bei kompletter Ruptur der Supraspinatussehne mit Retraktion fast bis zum Glenoidrand, verbliebener Stumpf am Tuberculum majus.

Abb. 4.9q und Abb. 4.9r Gleicher Patient wie **Abb. 4.9p**: native MRT PD FS axial (q) T1 sagittal (r) präoperativ bei kompletter Ruptur der Supraspinatussehne. Ältere Ruptur der langen Bizepssehne mit leerem Sulcus intertubercularis und ausgedünnter Subscapularissehne (r). Atrophie und fettige Infiltration des M. supraspinatus und deutlicher der kranialen Abschnitte des M. subscapularis.

Fazit

- Sonografie: ergänzend zum Röntgenbild bei frischem Trauma der Schulter, akute Verletzungen der Rotatorenmanschette (RM), Bursitis, Tendinosis calcarea, Stabilitätstestung
- MRT primär bei gelenkbezogenen Veränderungen, chronische RM-Läsionen, präoperativ (Defektgröße, Retraktion, fettige Degeneration), Arthritis, Schultersteife (i. v.-Kontrastmittel)
- MR-Arthrografie mit intraartikulärer Kontrastmittelinjektion zur weiteren Abklärung von Labrum- und Knorpeläsionen
- CT: komplexe Frakturen, nach Schulterluxation mit knöcherner Bankartläsion

KAPITEL

5 Oberarm

5.1 Proximale Humerusfraktur beim Kind

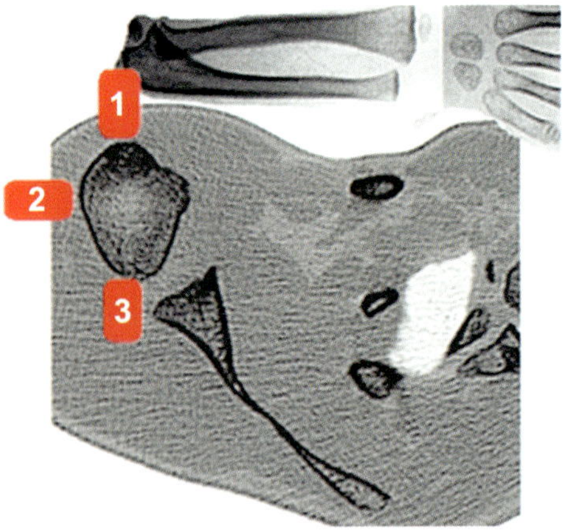

Abb. 5.1a

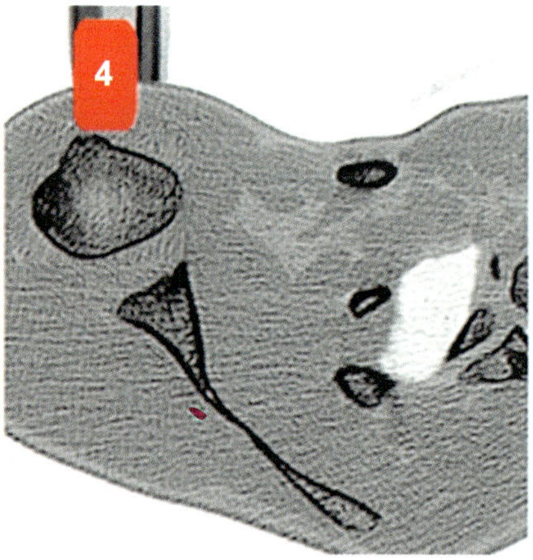

Abb. 5.1b

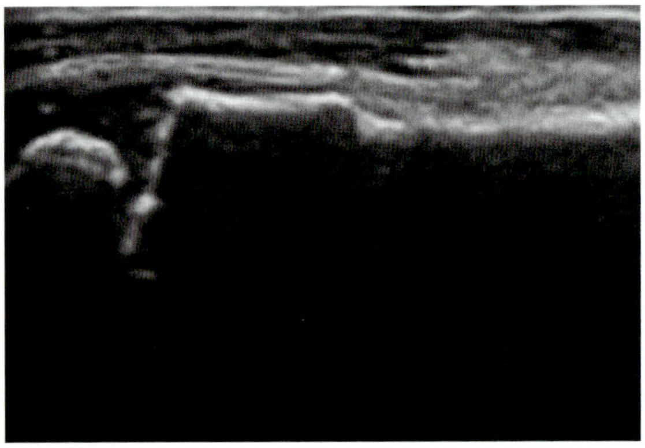

Abb. 5.1c

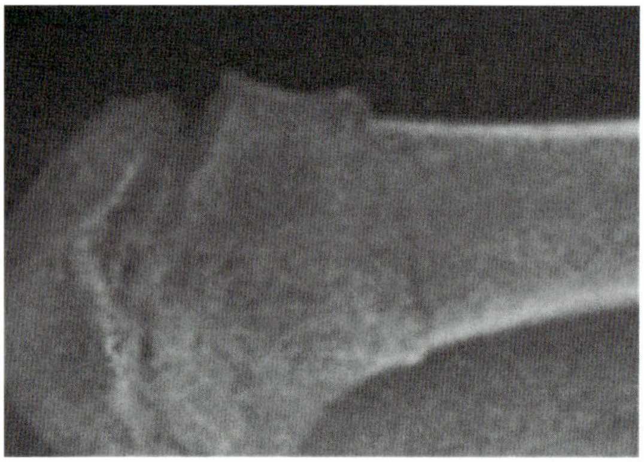

Abb. 5.1d

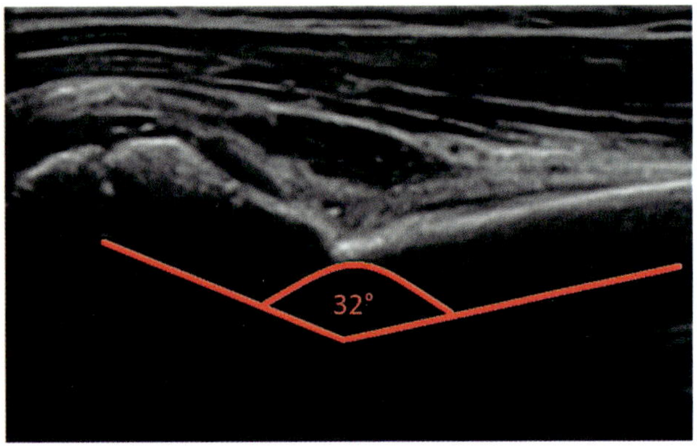

Abb. 5.1e

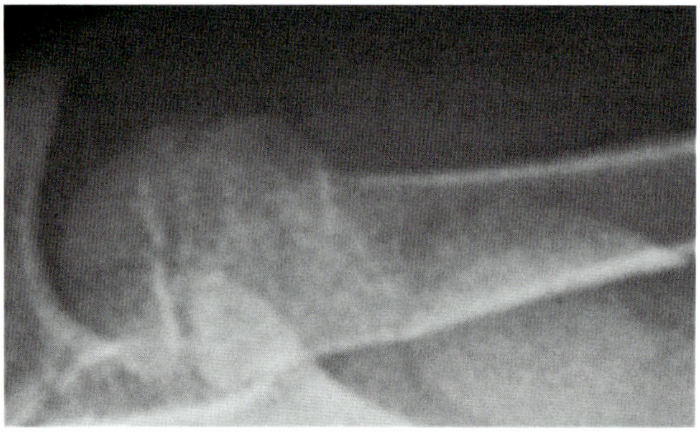

Abb. 5.1f

Fragestellung an die Bildgebung

- Proximale Oberarmfraktur? Knickbildung? Verschiebung?
- DD Claviculafraktur
- DD andere zur Schonhaltung des Arms führende Verletzungen

Abb. 5.1a Trotz der Schonhaltung des Kindes gelingt es, von anterior (1), lateral (2) und posterior (3) den proximalen Oberarmkopf darzustellen.

Abb. 5.1b Allenfalls durch die für den medialen LS (4) notwendige Außenrotation können mitunter Schmerzen bei der sonografischen Abklärung auftreten.

Abb. 5.1c und Abb. 5.1d Im lateralen LS zeigt sich subkapital eine kleine Stufe der knöchernen Oberfläche, die dem Aussehen im streng neutralrotiert aufgenommenen Röntgenbild entspricht.

Abb. 5.1e und Abb. 5.1f Im posterioreren LS zeigt sich die Knickbildung exakt wie im innenrotierten Röntgenbild.

Fazit

- Die sonografische und radiologische Bildgebung erlauben weitgehend übereinstimmende Aussagen.
- Zum Ausschluss pathologischer Frakturen, z. B. aufgrund juveniler Knochenzysten, ist zusätzliche Röntgendiagnostik allerdings erforderlich.

5.2 Sehnenriss Trizeps, Bizeps humeri

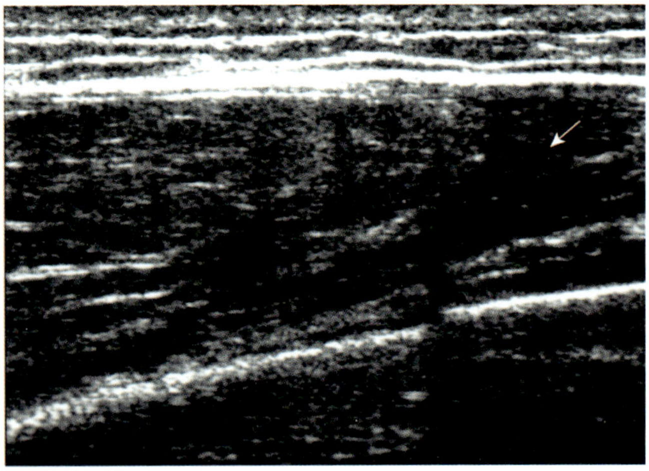

Abb. 5.2a

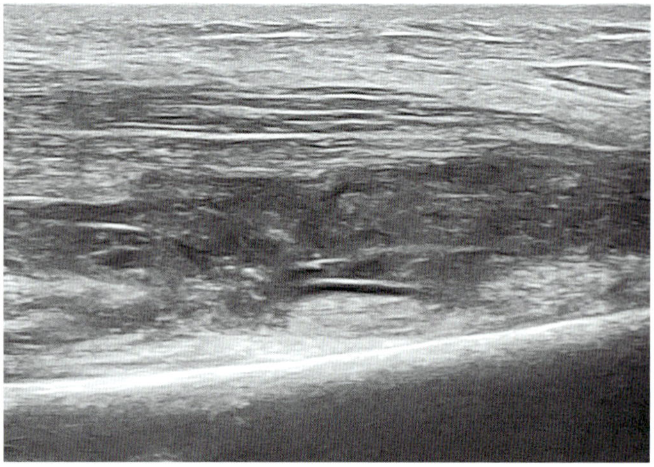

Abb. 5.2b

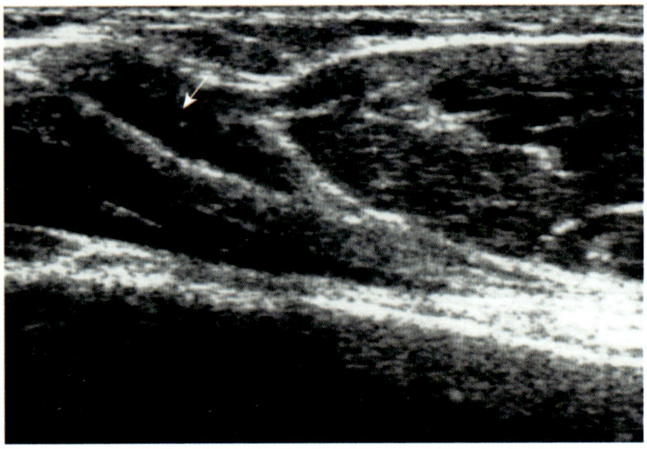

Abb. 5.2c

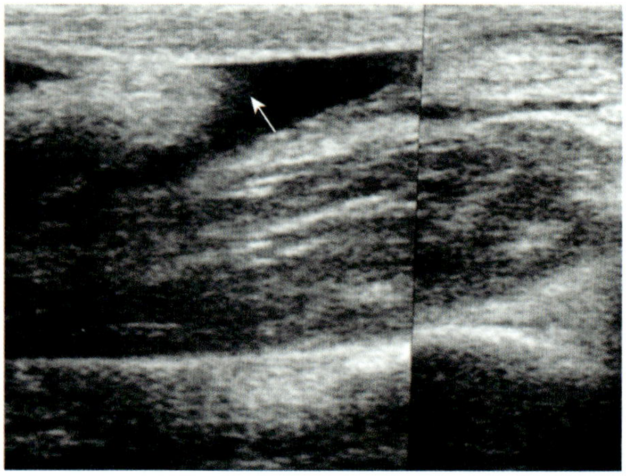

Abb. 5.2d

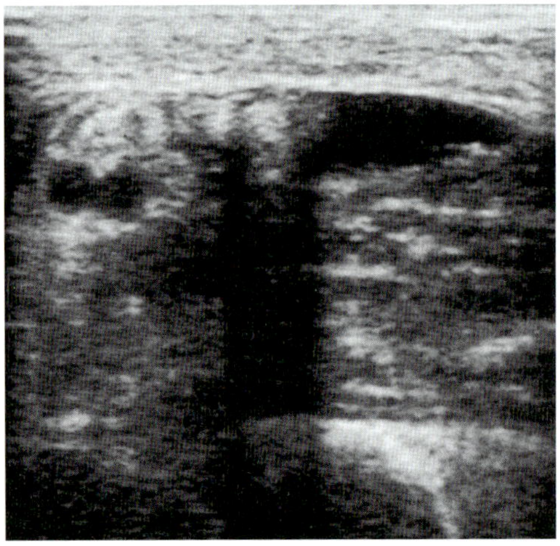

Abb. 5.2e

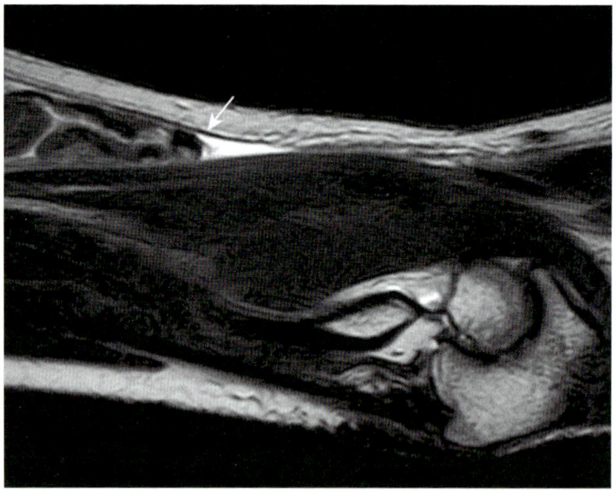

Abb. 5.2f

Fragestellung an die Bildgebung

- Ausdehnung der Verletzung
- Teilriss oder kompletter Riss, gegebenenfalls osteochondraler Ausriss

Abb. 5.2a Im LS Oberarm posterior findet sich ein distaler Abriss im Muskel-Sehnen-Übergang des M. triceps humeri mit hypoechogener Zone distal des abgerundeten nach proximal verrutschen Muskelbauchs (Pfeil).

Abb. 5.2b Nach einer Kontusion des Oberarms zeigt der LS über dem lateralen Humerus eine ausgedehnte echoarme intramuskuläre Raumforderung, die einem Hämatom im lateralen Anteil des M. triceps entspricht.

Abb. 5.2c Im anterioren LS am Oberarm findet sich nach Ruptur der LBS-Sehne der nach distal gerutschte Muskelbauch des M. biceps humeri mit echoarmer Zone im Ausrissbereich (Pfeil). Der Muskelbauch erscheint abgerundet.

Abb. 5.2d Im zusammengesetzten anterioren LS am distalen Oberarm zeigt sich bei distalem Ausriss des M. biceps humeri eine annähernd echofreie Zone mit echogenem, abgerundeten Rissrand (Pfeil).

Abb. 5.2e Im TS zu **Abb. 5.2d** zeigt sich die verdichtete nach distal gerutschte Sehne mit Umgebungshämatom und Schallauslöschung.

Abb. 5.2f T2w sagittal: Es zeigt sich ein Ausriss der distalen Bizepssehne aus der Tuberositas radii mit nach proximal umgeschlagener Sehne (Pfeil).

Fazit

- Sonografie meist ausreichend
- Distale Verletzungen des M. biceps humeri mit Sonografie und MRT schwer zu diagnostizieren

KAPITEL

6 Ellenbogen

6.1 Bursopathien

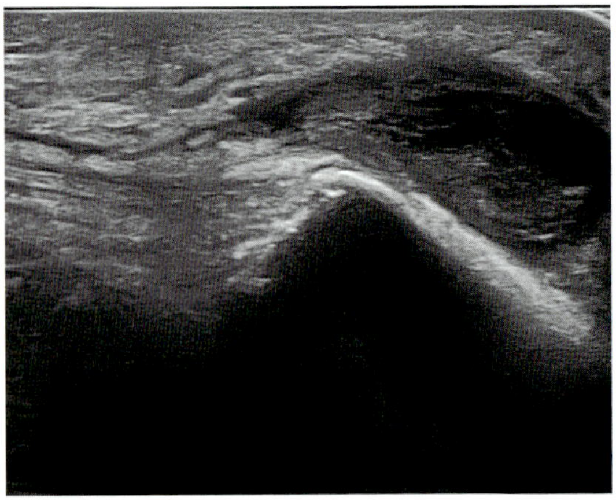

Abb. 6.1a

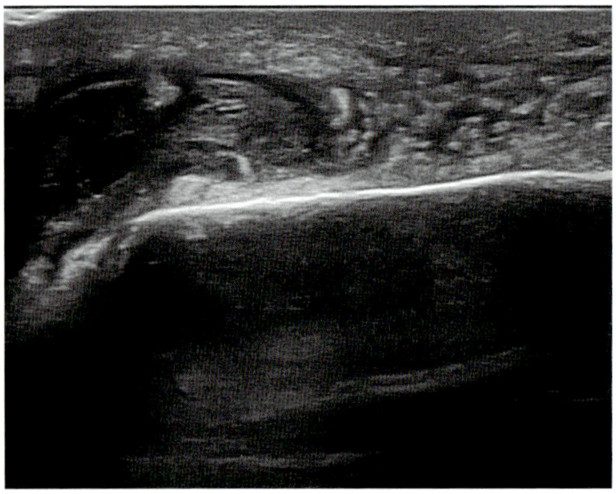

Abb. 6.1b

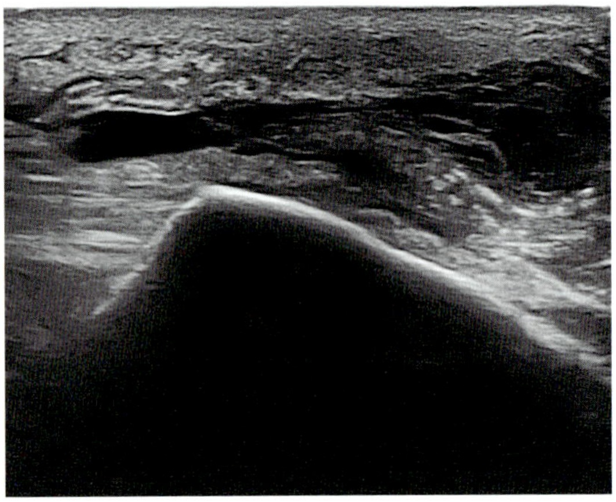

Abb. 6.1c

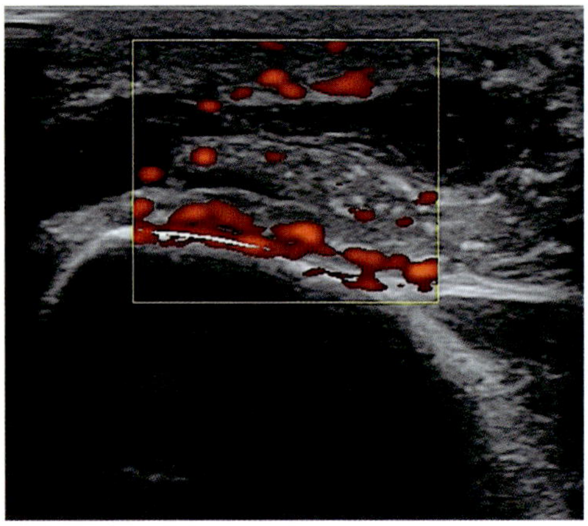

Abb. 6.1d

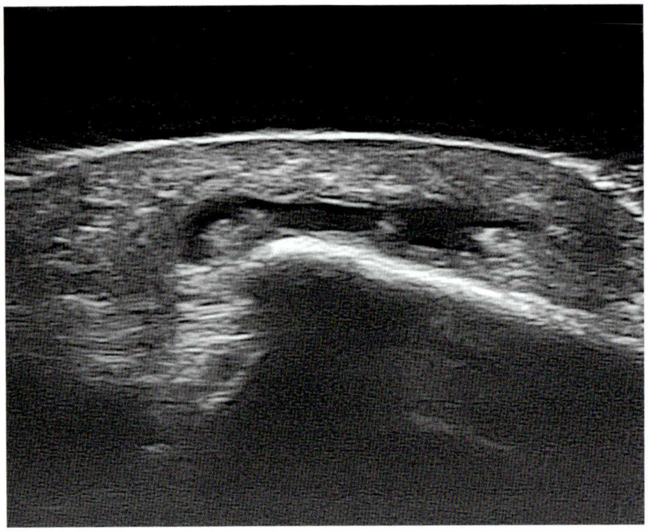

Abb. 6.1e

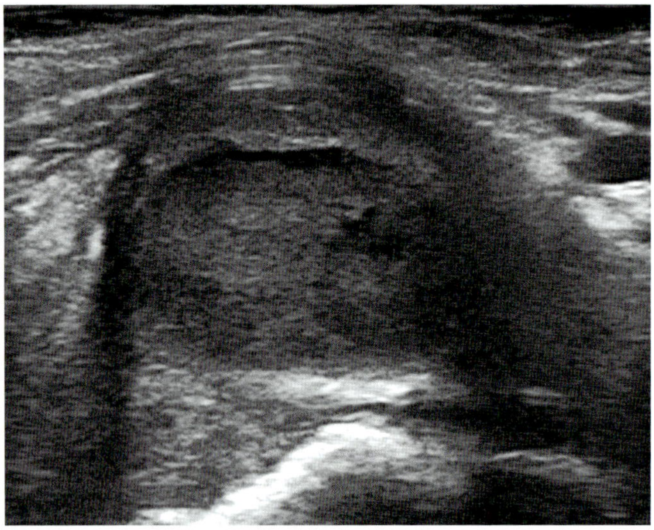

Abb. 6.1f

Fragestellung an die Bildgebung

- Flüssigkeitsfüllung, Ausdehnung, Bursitis mit Synovitis/Pannus
- Genese: häufig mechanisch durch Druckbelastung, Verletzung, Infektion, metabolisch (Gicht, Chondrocalzinose), rheumatologisch
- Abgrenzung zu Synovialitiden und synovialen Zysten des Ellenbogengelenks, kombiniertes Auftreten hinweisend auf systemische Genese
- Punktionsfähigkeit?

Abb. 6.1a Verletzungen oder Erkrankungen der Bursa olecrani werden nicht in Flexion, sondern Extension des Ellbogengelenks untersucht, wobei der Untersucher mit seiner freien Hand die Bursa unter dem Schallkopf komprimieren kann, damit möglichst viel der ansonsten komprimierten Struktur und insbesondere darin befindlicher Flüssigkeit am Monitor zur Darstellung kommen kann. **Abb. 6.1a** zeigt freie echoarme Flüssigkeit innerhalb der Bursa olecrani, deren synoviale Wand infolge der Reizung deutlich verdickt ist.

Abb. 6.1b Zeigt weiterhin in Streckstellung des Ellbogengelenks den distalen Bereich der pathologisch veränderten Bursa olecrani mit echoarmer Aufweitung über der proximalen Ulna.

Abb. 6.1c Zeigt im Vergleich zu Schnitt **Abb. 6.1a**, dass bei zu viel Kompression die pathologisch veränderte Bursitis möglicherweise übersehen oder weniger ausgeprägt dokumentiert werden kann, als sie eigentlich ist.

Abb. 6.1d Posteriorer TS zu **Abb. 6.1c**. Durch Zuschalten des Power-Dopplers kann die Entzündungsaktivität der Bursitis – auch im Verlauf – einfach kontrolliert werden. Aufgrund der subkutanen Lage Beurteilung der Vaskularisierung nur bei Dekompression. Metabolisch ausgelöste Bursopathien sind in der Regel hoch entzündlich und gehen klinisch mit lokaler Überwärmung und Rötung einher.

Abb. 6.1e LS posterior mit Vorlaufstrecke bei gestrecktem Ellenbogen zeigt eine maximal gefüllte Bursa olecrani mit echofreier Flüssigkeit, die die Bursa auskleidende Synovialis ist nur partiell proliferativ verdickt. Mit der Vorlaufstrecke gelingt eine bessere Bildauflösung im Nahbereich, die Abgrenzbarkeit zum umgebenden Subkutangewebe durch das dünne Bursablatt ist aber dennoch schwierig.

Abb. 6.1f Medialer LS über Epicondylus humeri ulnaris zeigt überwiegend mit echogener Synovialis gefüllte zystische Raumforderung. Die gute Abgrenzbarkeit zur Umgebung und die kräftige Kapsel geben differenzialdignostisch wichtige Hinweise, dass es sich hierbei um eine synoviale Zyste bei rheumatoider Arthritis handelt.

Fazit

- Sonografie zielführend, exakte Größendarstellung, Lagebestimmung und Punktionsfähigkeit auch im Verlauf
- Röntgen: gelegentlich Kalkdepots an extraartikulären Lokalisationen bei chronischer Bursopathie
- MRT bietet keine zusätzlichen Informationen.

6.2 Erguss, Hämarthros, Arthritis

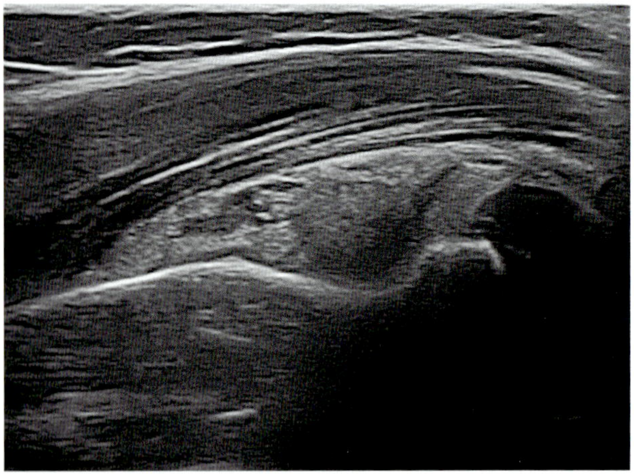

Abb. 6.2a

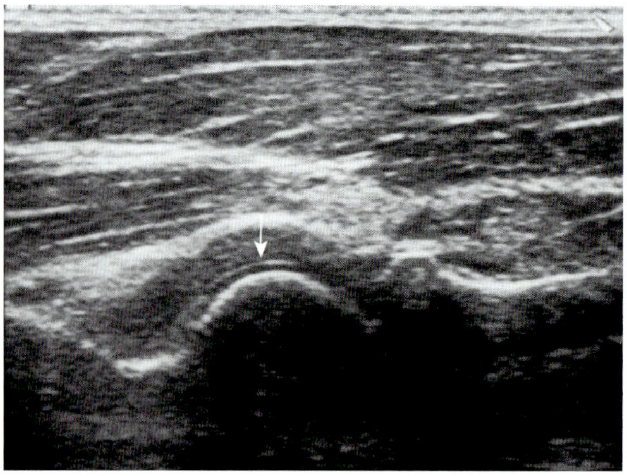

Abb. 6.2b

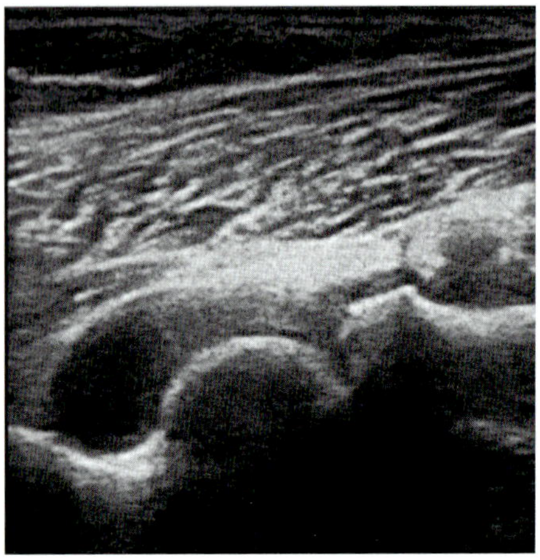

Abb. 6.2c

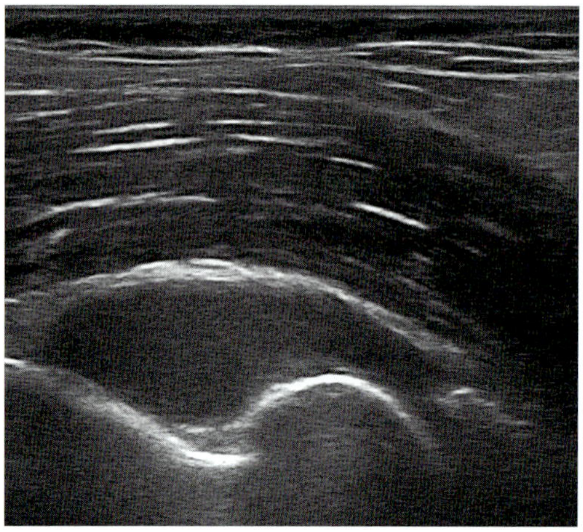

Abb. 6.2d

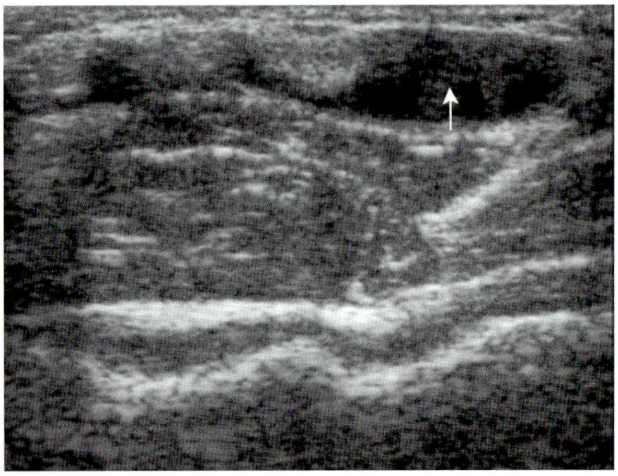

Abb. 6.2e

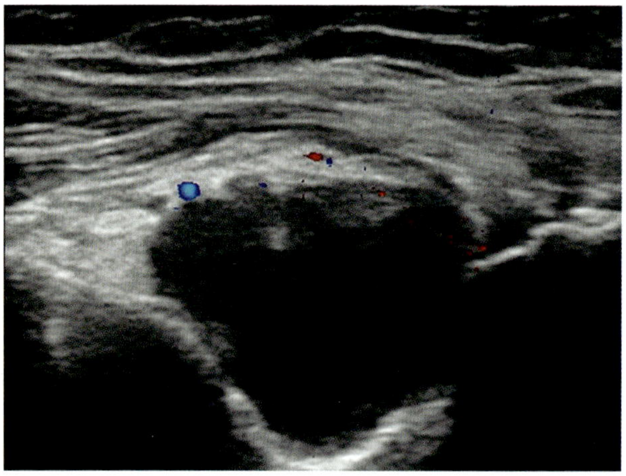

Abb. 6.2f

Fragestellung an die Bildgebung

- Art des Ergusses, Punktionsfähigkeit, Synovitis, Pannus, Frakturlinie, ossäre Veränderungen mit entzündlich bedingten Destruktionen und sekundären knöchernen Degenerationen; Hypervaskularisierung im Power-Doppler
- Verlaufskontrolle
- Dynamisch: Verformung des Exsudats bei Bewegung, Palpation und Druck

6

Abb. 6.2a Posteriorer LS nach Trauma mit konvexer Kapselabhebung und echogenem Erguss, der die Fossa olecrani komplett ausfüllt als Hinweis auf eine mitunter radiologisch nicht verifizierbare okkulte knöcherne oder osteochondrale Läsion.

Abb. 6.2b Im anterioren LS humeroradial ist nach Trauma die Kapsel abgehoben und der Gelenkraum mit echogenem Hämarthros gefüllt. Die feine echogene Linie darunter entspricht der Oberfläche des flüssigkeitsbenetzten Gelenkknorpels (Pfeil). Eine echofreie Zone subkapital am Radiuskopf entspricht der dann auch radiologisch verifizierten Fraktur.

Abb. 6.2c Anteriorer LS humeroradial, das humeroradiale Gelenk ab dem Kapselansatz proximal der Fossa radii bis distal des Caput radii mit echoarmer Synovitis gefüllt: Auch im humero-radialen Gelenkspalt findet sich Synovitis. Der kortikale Reflex mit Minus-Defekt proximal am Radiusköpfchen ist als kleine Usur bei rheumatoider Arthritis zu bewerten. Bei Verdacht auf entzündliche Gelenkerkrankung sind immer alle Gelenkkompartments zu untersuchen.

Abb. 6.2d Anteriorer LS humeroulnar mit konvexer Kapseldistension über der Fossa coronoidea und echoarmer Synovitis/Erguss bei akut-entzündlicher Ellenbogengelenkarthritis: Die Ausdehnung von Erguss/Synovitis in das humeroulnare Kompartiment ist eher selten zu finden, ebensowenig kortikale Destruktionen.

Abb. 6.2e Im anterioren TS hebt sich die Kapsel über Trochlea und Capitulum radii vom distalen Humerus ab. Die geschweifte Kapselform wird geradliniger, wegen der kräftigen darüberliegenden Muskulatur aber nicht konvex. Gegebenenfalls bildet sich eine synoviale Zyste aus, die sich wie hier oberflächlich ausbreiten kann (Pfeil, oder lateral wie in **Abb. 6.1f**). Befund einer Ellenbogengelenkarthritis bei seronegativer rheumatoider Arthritis.

Abb. 6.2f In den posterioren Schnittebenen ist die Fossa olecrani – hier im LS und 90°-Beugung – komplett ausgefüllt mit inhomogener Synovitis und Erguss. Im Power-Doppler zeigt sich eine schwache perikapsuläre Hypervaskularisierung bei Oligoarthritis.

Fazit

- Sonografie: Nachweis kleinster Flüssigkeitsmengen Fossa olecrani und humeroradialis bei Fraktur sowie frühzeitige Synovitis mit Ergussbildung darstellbar. Hinweise für ossäre Veränderungen insbesondere im humeroradialen anterioren Abschnitt.
- Röntgen: indiziert bei Trauma-Fraktur? Entzündlich bedingte knöcherne Usuren insbesondere am Radiusköpfchen, arthrotische Veränderungen.
- MRT führend für Knorpeldarstellung und Knochenmarködem; zur Differenzierung einer entzündlichen Genese KM-Gabe empfohlen; bei Hämarthros Gradientenechosequenzen (zeigen Suszeptibilitätsartefakte durch Hämosiderin).

6.3 Gelenkkörper, osteochondrale Läsionen

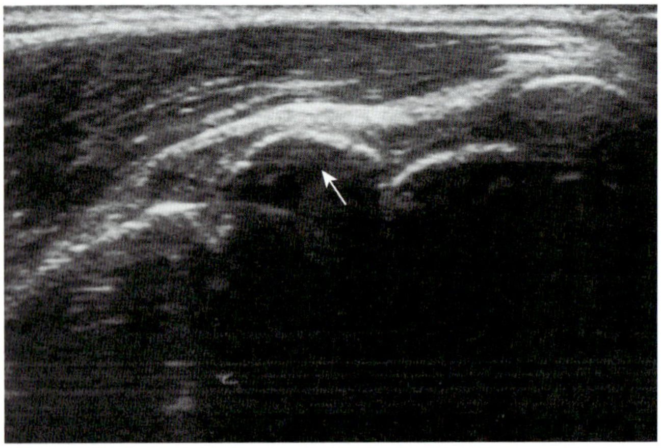

Abb. 6.3a

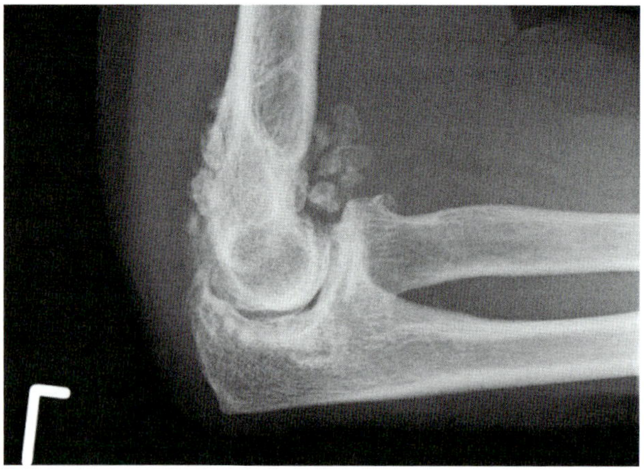

Abb. 6.3b

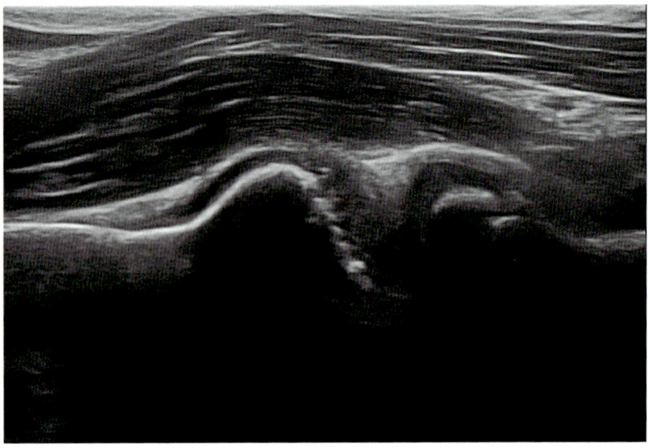

Abb. 6.3c

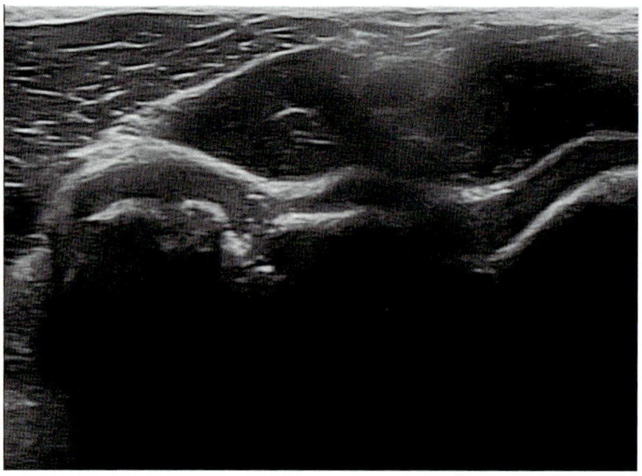

Abb. 6.3d

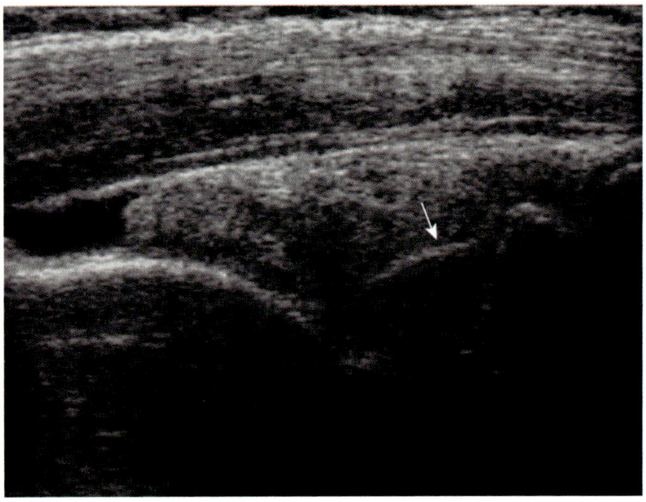

Abb. 6.3e

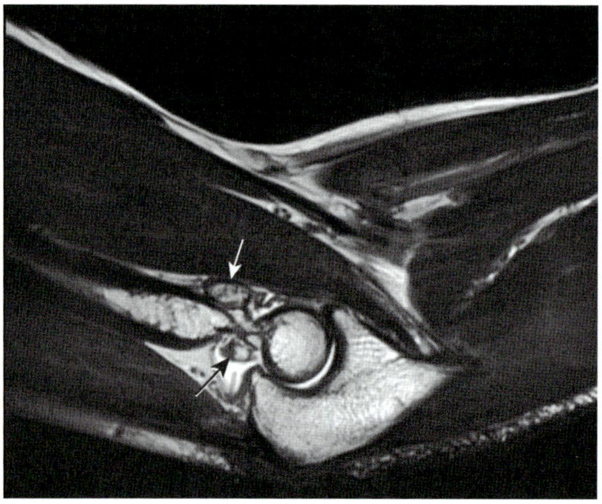

Abb. 6.3f

Fragestellung an die Bildgebung

- Identifikation, Lokalisation und Größenbestimmung der Gelenkkörper
- Abgrenzung von Erguss, Pannus oder Tumorgewebe
- Stadienbestimmung (Dissektion, Defektbildung), Knochenödem

Abb. 6.3a Posteriorer LS zeigt in der Fossa olecrani eine bohnengroße Raumforderung mit stark echogener Oberfläche und Schallschatten im Sinne eines knöchernen freien Gelenkkörpers (Pfeil).

Abb. 6.3b Seitliches Röntgenbild bei Chondromatose mit multiplen bohnengroßen knöchernen Gelenkkörper posterior und anterior. Nebenbefundlich bereits deutliche Arthrose.

Abb. 6.3c Anteriorer LS radiohumeral. An der Trochlea humeri findet sich eine Verformung der subchondralen knöchernen Gelenkfläche bei Osteochondrosis dissecans.

Abb. 6.3d Anteriorer TS zu **Abb. 6.3c** zeigt im Bereich des Capitulum humeri raue subchondrale knöcherne Oberfläche als Ausdruck der Erkrankung.

Abb. 6.3e Posteriorer LS mit echogenem Hämarthros, DD Synovitis in der Fossa olecrani neben echoarmer Ergussbildung und schwach echogen sichtbarem freien Gelenkkörper (Pfeil).

Abb. 6.3f T2w sagittal: Bei den rundlichen-isointensen freien Gelenkkörpern anterior und posterior der Fossa olecrani (Pfeile) handelt es sich um eine Osteochondromatose. Im MRT sind in der jeweiligen Schicht Veränderungen in mehreren Gelenkkompartimenten zu beurteilen.

6

Fazit

- Sonografie bei einzelnen Gelenkkörpern ausreichend
- Röntgen in zwei Ebenen für Überblick und zur Lokalisation kalkdichter Gelenkkörper
- MRT präoperativ zur optimalen Lokalisation, bei knorpeligen bzw. osteochondralen Veränderungen sowie bei intraossären Erkrankungen
- Gegebenenfalls Mehrzeilen-CT mit 0,5 mm Schichtdicke
- Ein Knochenödem ist nur im MRT erkennbar.

6.4 Insertionstendopathien

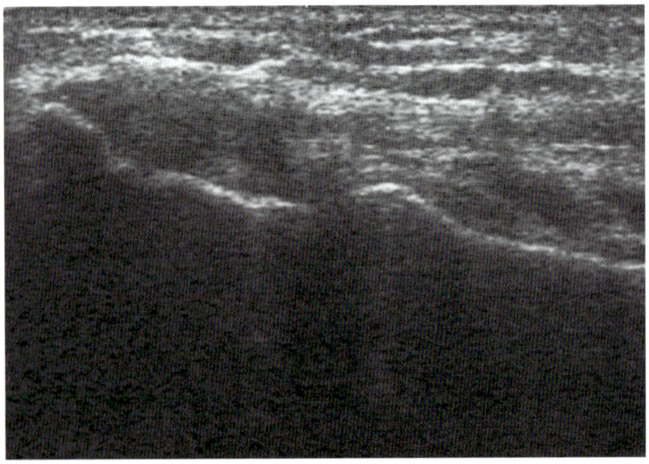

Abb. 6.4a

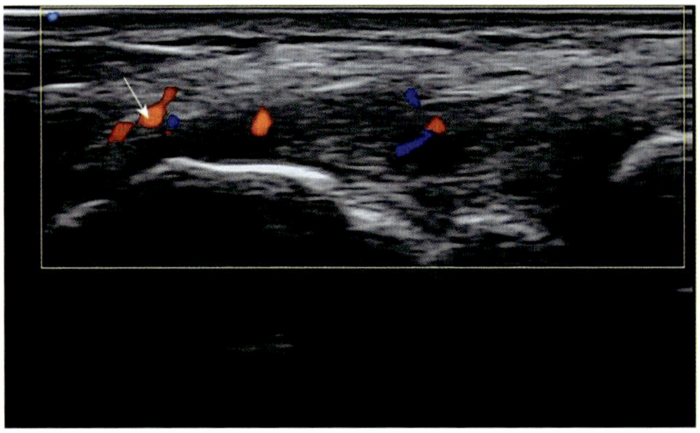

Abb. 6.4b

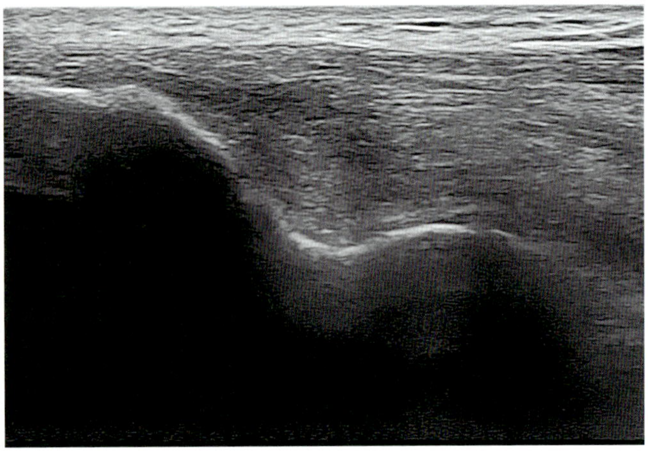

Abb. 6.4c

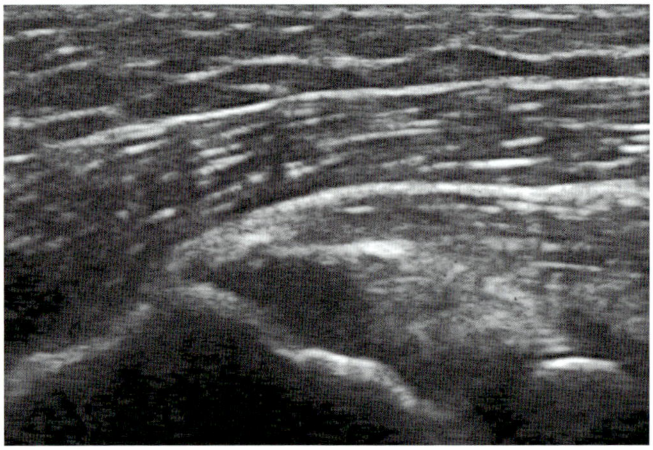

Abb. 6.4d

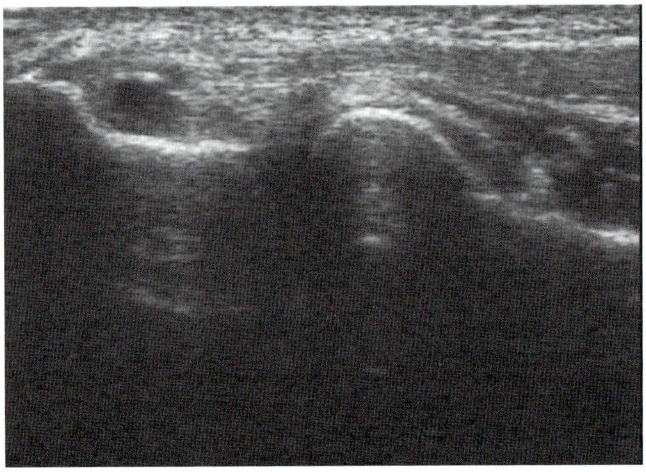

Abb. 6.4e

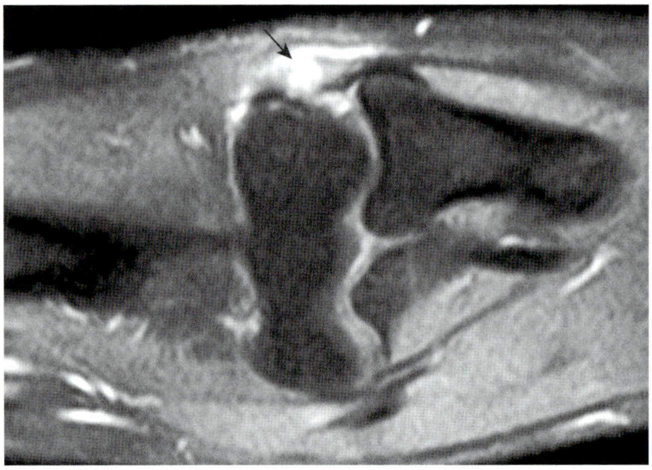

Abb. 6.4f

Fragestellung an die Bildgebung

- Insertionstendopathie/Enthesiopathie durch Überbelastung
- Enthesitis bei Spondyloarthritiden, Hypervaskularisierung, Gelenkbeteiligung
- Zum Ausschluss einer Pathologie bei chronischem Schmerzsyndrom/Fibromyalgie

Abb. 6.4a Radialer LS mit echoarmer Verdickung des muskulotendinösen Insertionsbereichs der Handstrecker. Weder Erguss noch Kapseldistension humeroradial.

Abb. 6.4b Radialer koronarer LS: Die Sehneninsertion der Extensorenmuskulatur ist bei Enthesitis (z. B bei SpA) verbreitert, echoarm und im PD mitunter auch hypervaskularisiert. Bei Überlastungsbedingter Insertionstendopathie (Tennisellenbogen) ist im PD in der Regel kein Signal. Unmittelbar proximal des Insertionsbereichs verläuft der Ramus posterior der A. collateralis radialis. An dieser Stelle erhält man immer einen *flow* (Pfeil).

Abb. 6.4c Radialer LS mit echoarmem Sehnenansatz am Epicondylus lateralis und abgebrochen erscheinenden Sehnenstrukturen.

Abb. 6.4d Radialer LS: Im Power-Doppler ist die Sehneninsertion periossal deutlich hypervaskularisiert.

Abb. 6.4e Radialer LS nach Injektion von 1 ml Lipotalon zeigt die echoarme Zone an der korrekten Stelle.

Abb. 6.4f MRT T1w fatsat i. v. KM koronar: Es zeigt sich eine ausgeprägte Epikondylitis humeri radialis mit partieller Avulsion (Pfeil) mit deutlichem KM-Enhancement des Extensorensehnenansatz und des umgebenden Weichteilgewebes.

Fazit

- Prinzipiell klinische Diagnose
- Sonografie: zur Abgrenzung nicht entzündlicher Insertionstendopathie (Tennisarm) versus Enthesitis bei Spondyloarthritiden. Ein intraartikulärer Erguss spricht für eine entzündliche Genese.
- Röntgen: nur bei chronisch rezidivierender Epikondylitis, selten knöcherner Sporn
- MRT: nicht notwendig

6.5 Kapselbandläsion, Luxation

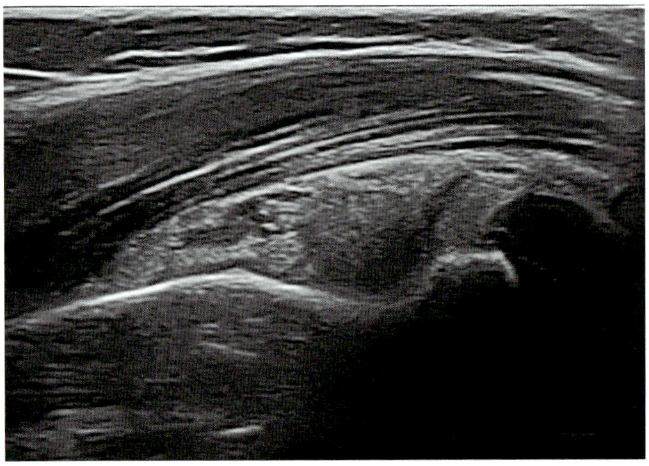

Abb. 6.5a

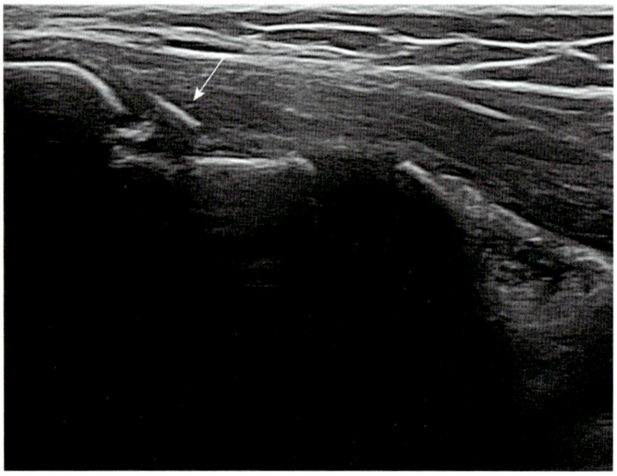

Abb. 6.5b

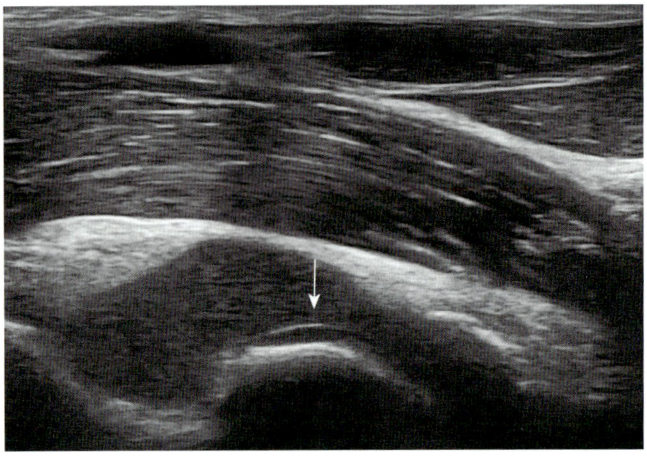

Abb. 6.5c

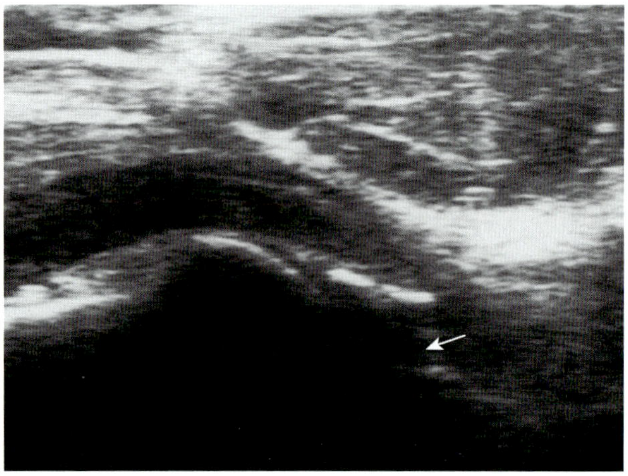

Abb. 6.5d

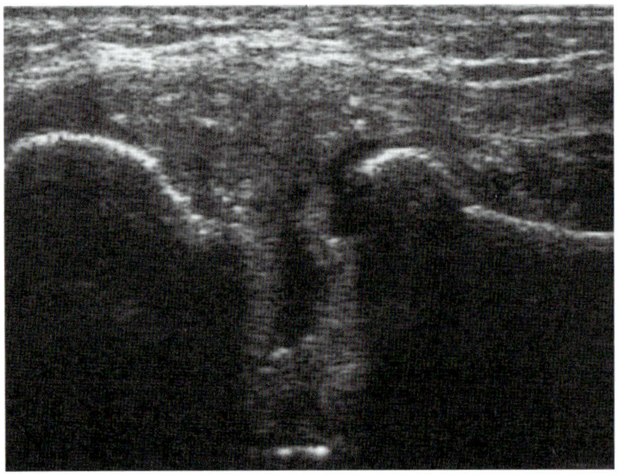

Abb. 6.5e

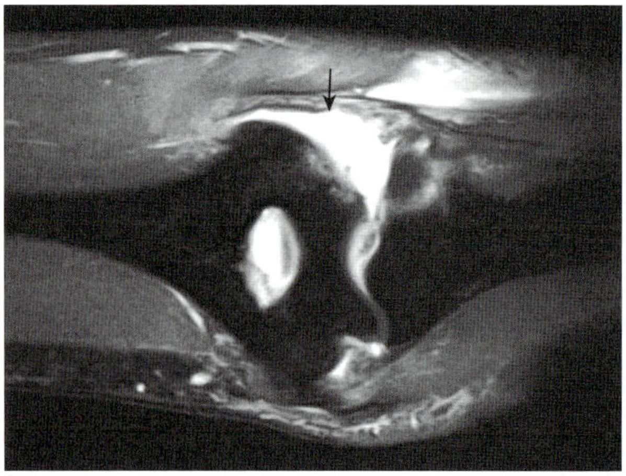

Abb. 6.5f

Fragestellung an die Bildgebung

- Hämarthros
- Weichteilverletzung: Muskulatur, Kapsel, Bandapparat
- Okkulte knöcherne Läsionen
- Instabilität

Abb. 6.5a Ein Hämarthros deutet auf eine Ellenbogen-Binnenverletzung oder eine Kapselbandverletzung hin. Das Röntgenbild zeigt oftmals keine eindeutige Verletzung. Ein sonografisches Hämarthros wie hier im posterioren LS bei einem Kind beweist jedoch das Vorliegen einer schwereren Verletzung und erfordert weitere Abklärung. Sonografisch sind dann auch die anderen Ellenbogenkompartimente auf Hämarthros oder Verletzungszeichen zu untersuchen.

Abb. 6.5b Im ulnaren LS findet sich nach Subluxation oder reponierter Luxation oft diskrete Einblutung in die ulnare Insertion der Handgelenksflexoren. Hierzeigt sich eine knöcherne Avulsion des ulnaren Seitenbands aus dem ulnaren Kondylus (Pfeil).

Abb. 6.5c Im radialen LS ist nach (Sub)Luxations-Ereignis auf diskrete Verletzungszeichen am Radiuskopf zu achten. Hier findet sich eine minimale Stufe subcortical am Radiuskopf (Pfeil) und ein echogenes Hämarthros (Pfeil).

Abb. 6.5d Nach Reposition einer Ellenbogenluxation zeigt sich hier im anterioren humeroulnaren LS ein knöcherner Ausriss des Processus coronoideus (Pfeil), der dann radiologisch zu kontrollieren ist. Gegebenenfalls ergibt sich hieraus ein Hinweis auf eine posttraumatische Instabilität.

Abb. 6.5e LS radial bei Varus-Stresstest des Unterarmes zeigt eine ausgeprägte radiale Instabilität nach Riss der humeroradialen Kapselbandstrukturen mit Einblutung in die Extensorenmuskulatur.

Abb. 6.5f PDw fatsat koronar: Bei Zustand nach Luxation zeigt sich eine Ruptur des ulnaren Kollateralbands (Pfeil) sowie ein lateral betonter Kapseleinriss. Posttraumatische Knochenödeme oder osteochondrale Verletzungen sind am besten im MRT zu sichern.

Fazit

- Sonografie zur Primärdiagnostik und bei klinischer Symptomatik (Schwellung, Bewegungseinschränkung) trotz unauffälligen Röntgenbilds
- Röntgen zur Abklärung knöcherner Verletzungen und vor sowie nach Reposition einer Luxation
- MRT zur Abklärung okkulter Verletzungen bei Hämarthros, osteochondraler Verletzungen und Knochenkontusion

6.6 Weitergehende Fragestellung an die Bildgebung

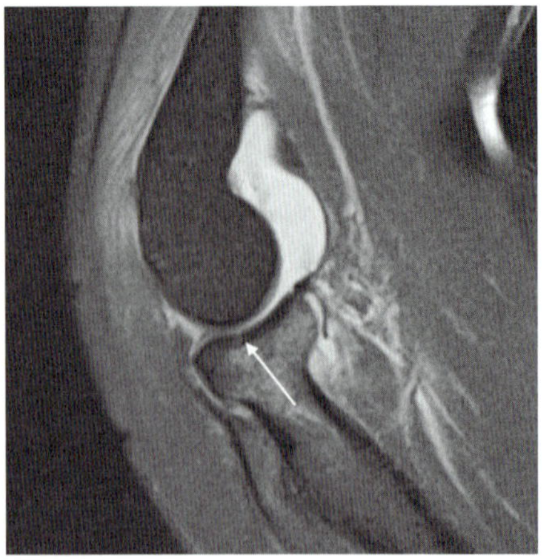

Abb. 6.6a

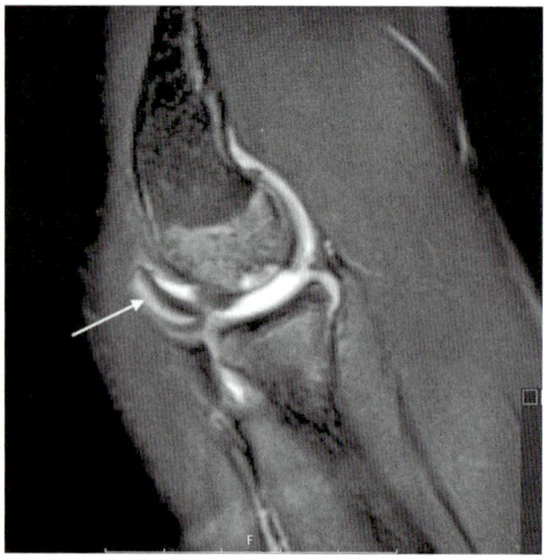

Abb. 6.6b

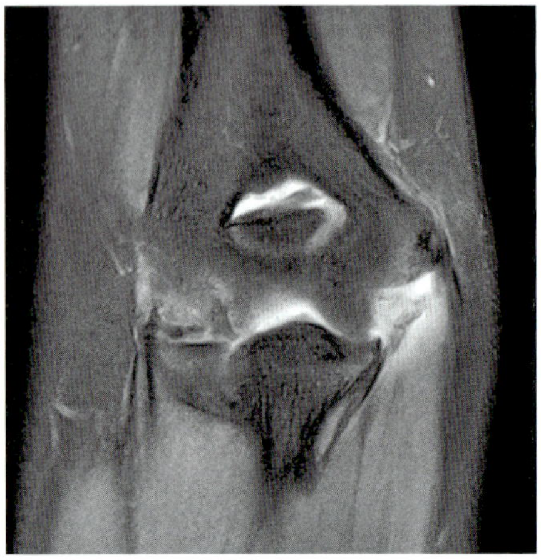

Abb. 6.6c

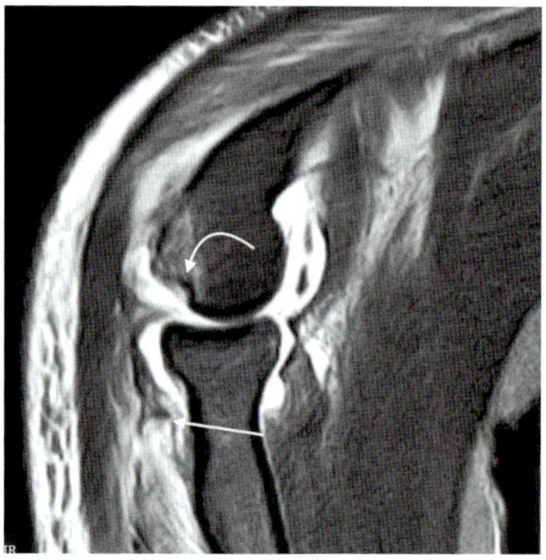

Abb. 6.6d

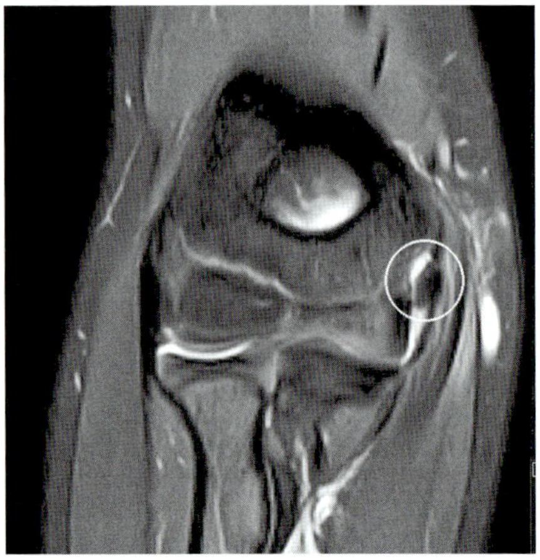

Abb. 6.6e

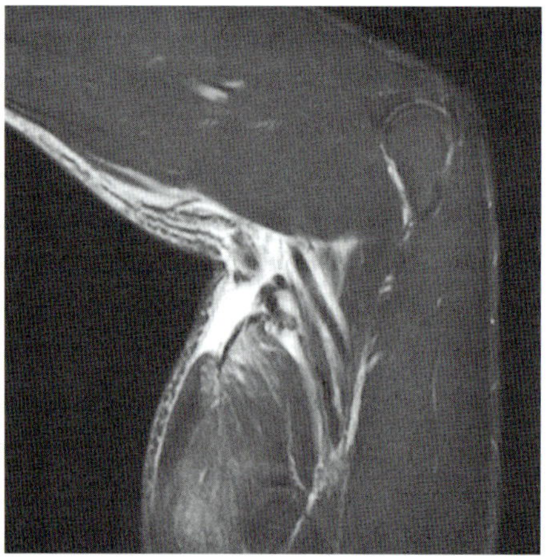

Abb. 6.6f

Abb. 6.6a Native MRT PD FS sagittal: Z. n. Sturz mit sonografischem Gelenkerguss. Röntgenologisch kein Frakturnachweis. In der MRT ödemäquivalentes Signal des Radiusköpfchens mit angedeuteter Fissur der Gelenkfläche (Pfeil), begleitendem Knochenmarködem und Gelenkerguss.

Abb. 6.6b Native MRT PD FS sagittal: osteochondrale Läsion des Capitulum humeri mit nach posterior disloziertem osteochondralen Fragment (Pfeil). Gut erkennbar ist auch der korrelierende Defekt der Gelenkfläche in den zentralen Gelenkabschnitten.

Abb. 6.6c Native MRT PD FS koronar: Z. n. Ellendistorsion mit kompletter Ruptur und geringer Retraktion des medialen Kollateralbandes an der humeralen Insertion.

Abb. 6d Native MRT PD FS sagittal: Z. n. Luxation des Ellbogengelenks. Impression und Kontusionsödem des Capitulum humeri und Ruptur des lateralen ulnaren Kollateralbandes im distalen Verlauf (Pfeil).

Abb. 6.6e Native MRT PD FS koronar: 9 Jahre alter Patient nach Ellenbogendistorsion durch Sturz auf die Hand. Avulsion der Apophyse des medialen Epicondylus (Kreis). Der daran hängende ulnare Kapselbandkomplex blieb intakt.

Abb. 6.6f Native MRT PD FS sagittal: komplette Ruptur der distalen Insertion des langen Bizepskopfes mit Sehnenretraktion.

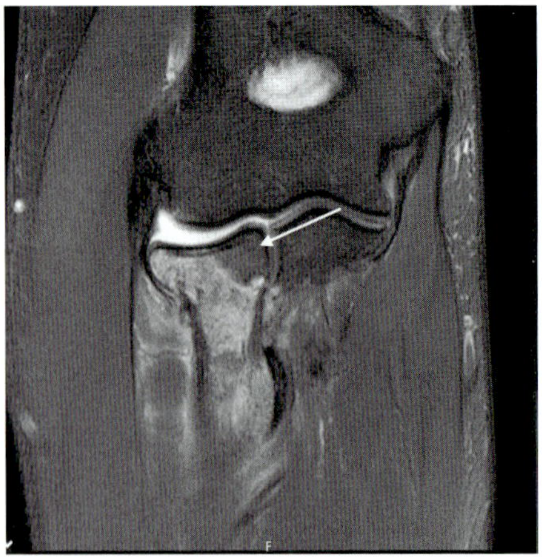

Abb. 6.6g

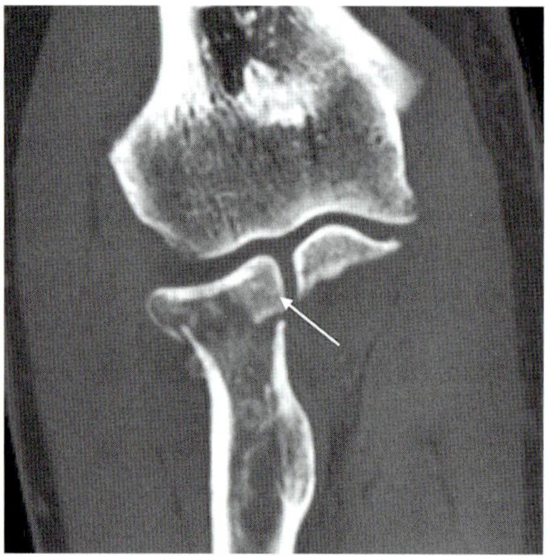

Abb. 6.6h

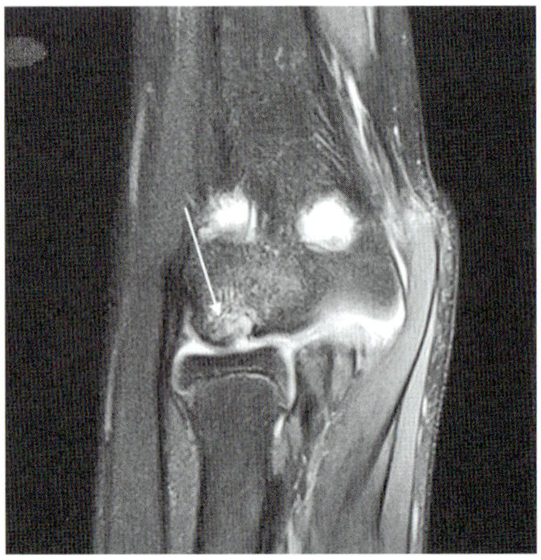

Abb. 6.6i

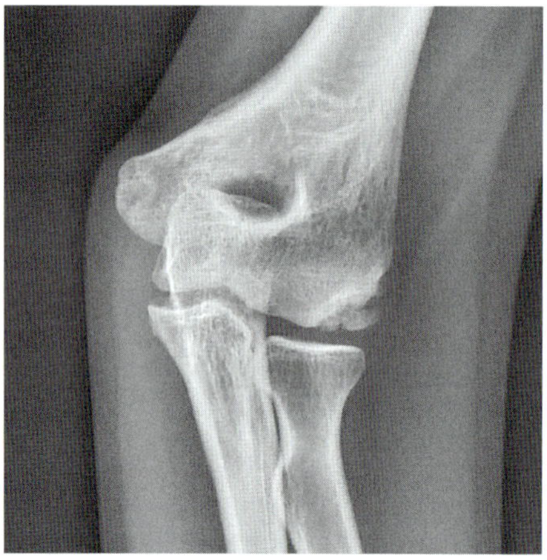

Abb. 6.6j

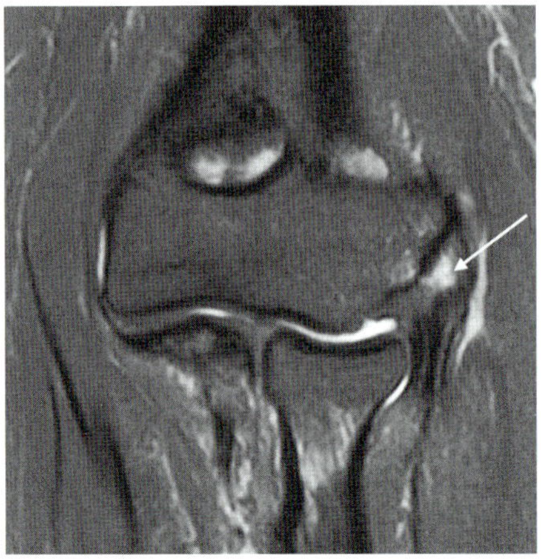

Abb. 6.6k

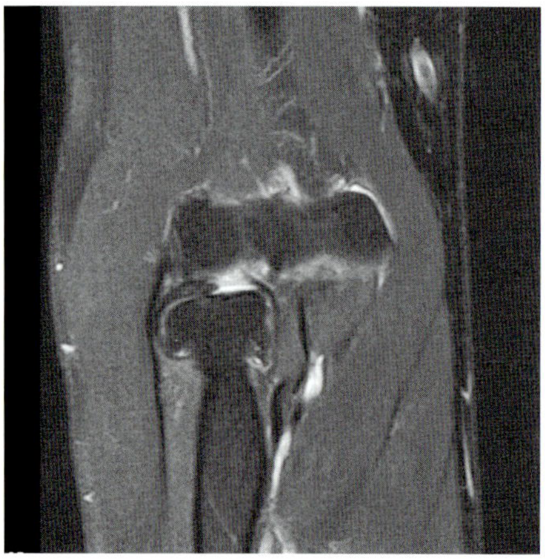

Abb. 6.6l

Fragestellung an die Bildgebung

Tiefe Sehnen, Knorpelverletzungen, Knochenödeme und -nekrosen

Abb. 6.6g und Abb. 6.6h Zwei Monate alte Radiusköpfchenfraktur. In der nativen MRT PD FS koronar (g): ödemäquivalentes Signal mit Aussparung des Radiusköpfchen ulnarseitig (Pfeil) als Hinweis auf eine Nekrose. In koronarer CT-Rekonstruktion (h) geringe Einstauchung der Fraktur und atypisch breiter Resorptionssaum entlang der Frakturlinie. Das nekrotische ulnarseitige Fragment (Pfeil) zeigt „normale“ Knochendichte bei fehlender Perfusion, hingegen verminderte Knochendichte des noch vitalen Knochens des Radiusköpfchens.

Abb. 6.6i MRT PD fat sat koronar: Knochenödem und Fragmentation des Capitulum radii bei einem 11-jährigen Jungen mit Morbus Panner.

Abb. 6.6j Röntgen a. p.: neu aufgetretene Schmerzen und anamnestisch suprakondyläre Ellbogenfraktur vor 10 Jahren. Inkomplette Reparation einer Osteonekrose (Morbus Panner).

Abb. 6.6k Native MRT PD FS koronar: Epicondylitis lateralis mit Signalalteration des gemeinsamen Extensorenursprungs mit Partialruptur (Pfeil) und begleitender Osteitis des lateralen Epicondylus.

Abb. 6.6l Native MRT PD FS koronar: länger zurückliegendes Trauma mit anhaltenden Schmerzen bei Bewegung. Deutlich verdickte Plica humeroradialis (Pfeil).

Fazit

- Sonografie: Hämarthros, periartikuläre Fragestellungen, Stabilitätstestung
- Röntgen: Fakturen, Luxationen, Gelenkkörper
- MRT: weiterführend bei Rupturen der distalen Bizepssehne, Kapselbandverletzungen, okkulte Läsionen. Primär bei Knorpelveränderungen, Knochennekrosen und osteochondrale Läsionen
- CT: Knochenfeindiagnostik

KAPITEL

7 Unterarm

7.1 Parierverletzung, Muskelriss, Tumor

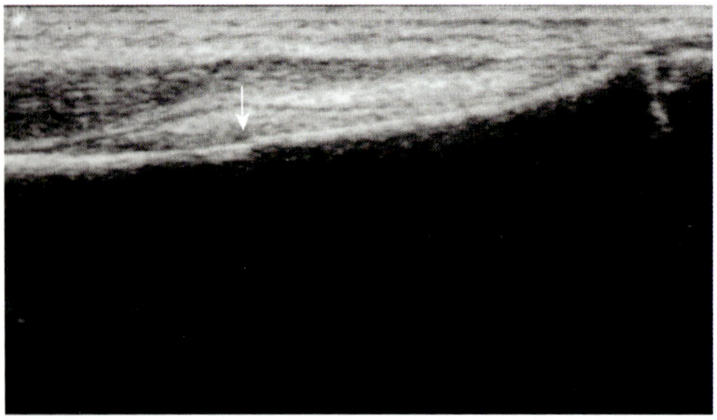

Abb. 7.1a

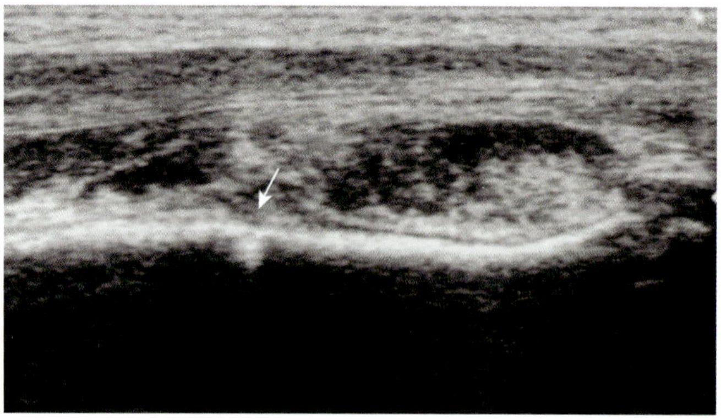

Abb. 7.1b

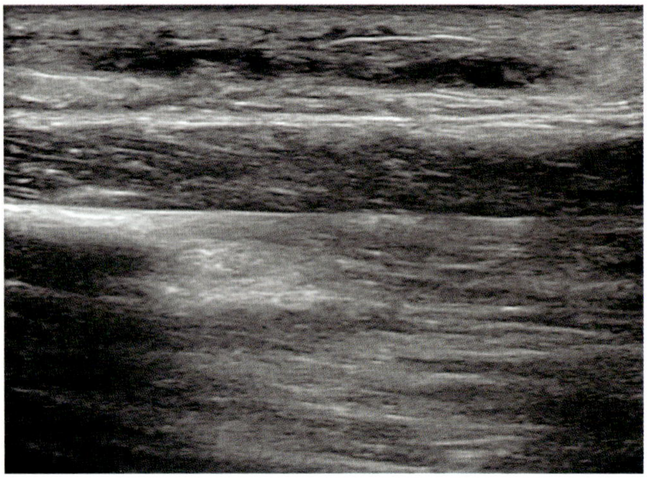

Abb. 7.1c

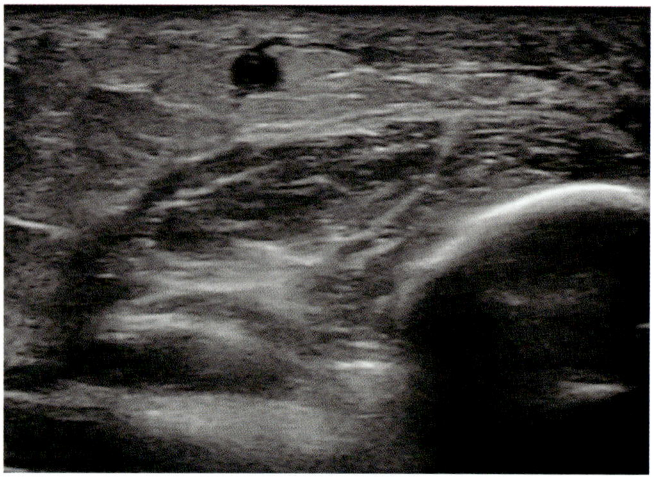

Abb. 7.1d

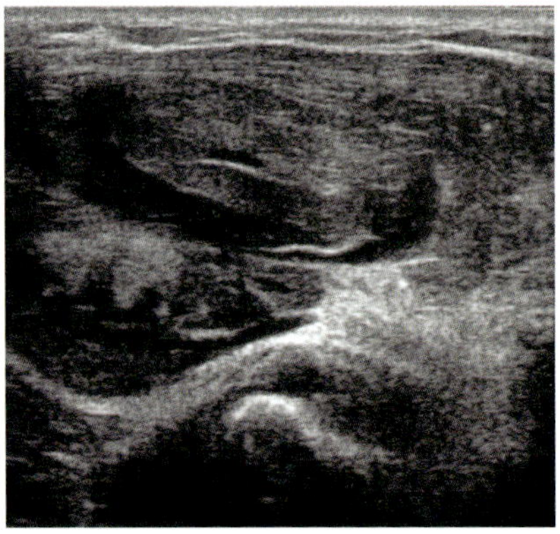

Abb. 7.1e

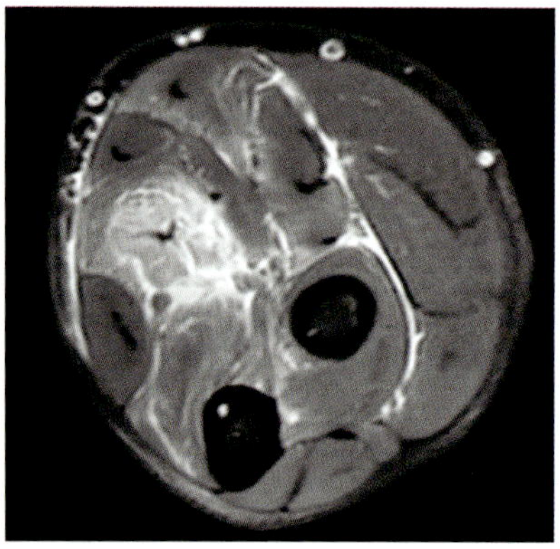

Abb. 7.1f

Fragestellung an die Bildgebung

- Intramuskuläre oder periossäre Hämatome
- Weichteil- und Knochenveränderungen
- Fraktur bzw. Infraktion

Abb. 7.1a Im posterioren LS an der Ulna findet sich nach Parierverletzung mit Infraktion eine minimale, im Röntgenbild übersehene Unterbrechnung der echogenen Kortikalis mit echogenem Hämatom darüber (Pfeil).

Abb. 7.1b Im anterioren LS zu **Abb. 7.1a** ist ebenso eine Kortikalisunterbrechung mit lokalem Hämatom zu sehen (Pfeil).

Abb. 7.1c und Abb. 7.1d Nach einem Schlag auf den volaren Unterarm stellt sich im LS und TS eine echoarme Raumforderung dar, die einer oberflächlichen, traumatisch bedingten Venenthrombose entspricht.

Abb. 7.1e Nach einem Schlag gegen den volaren ulnaren Unterarm stellen sich im TS intra- und perimuskuläre Raumforderungen dar.

Abb. 7.1f Im MRT zeigt sich 2 Tage später eine deutliche Signalerhöhung. Die einzelnen Muskelbäuche der Handgelenksflexoren sind schwer abgrenzbar. Es handelt sich um ein postkontusionelles Kompartmentsyndrom am Unterarm.

Fazit

- Primärdiagnostik Sonografie (Hämatome, weitere Verletzungen, Hinweise auf knöcherne Verletzungen)
- Nach Traumen Röntgen
- Bei Tumoren zur weiteren Abklärung MRT

7.2 Distale Unterarmfraktur beim Kind

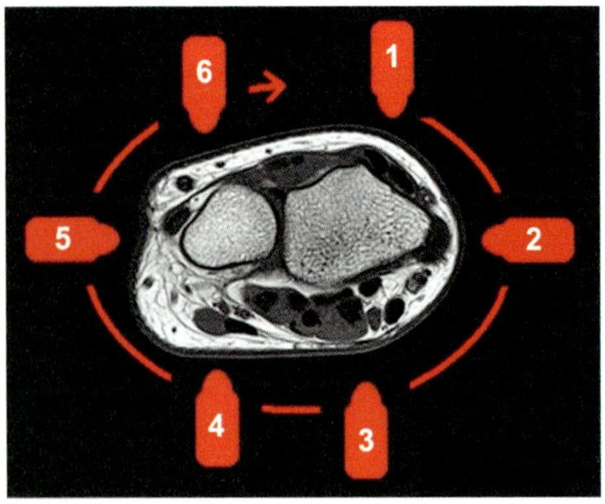

Abb. 7.2a

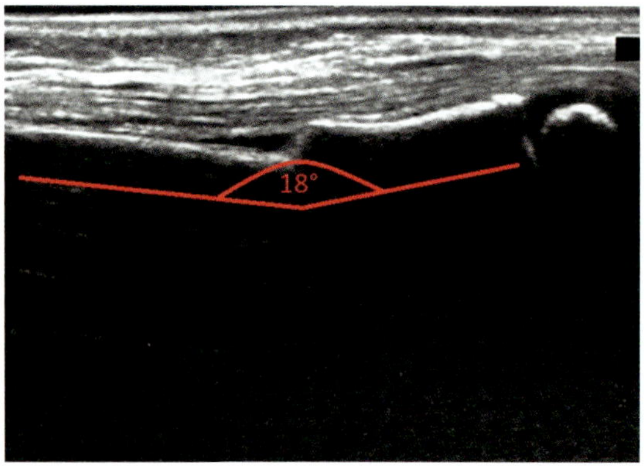

Abb. 7.2b

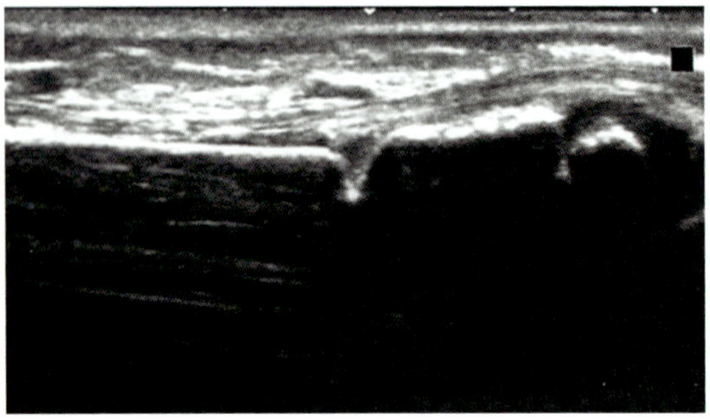

Abb. 7.2c

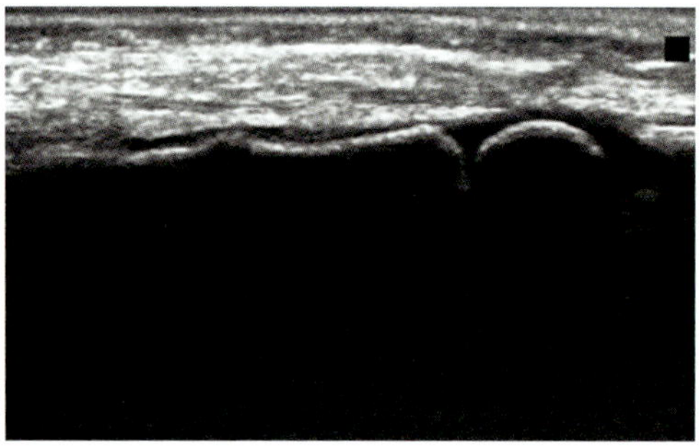

Abb. 7.2d

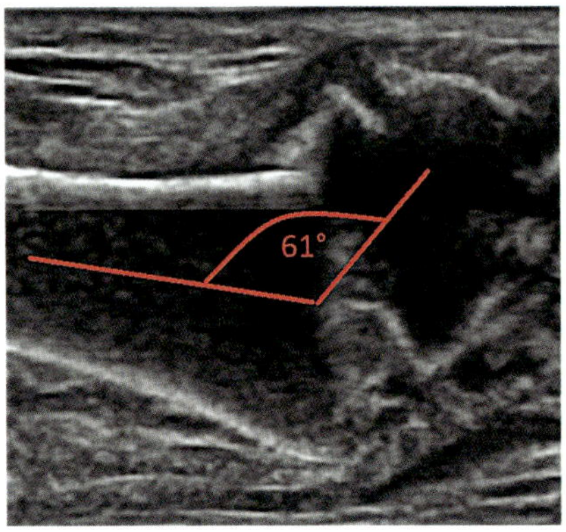

Abb. 7.2e

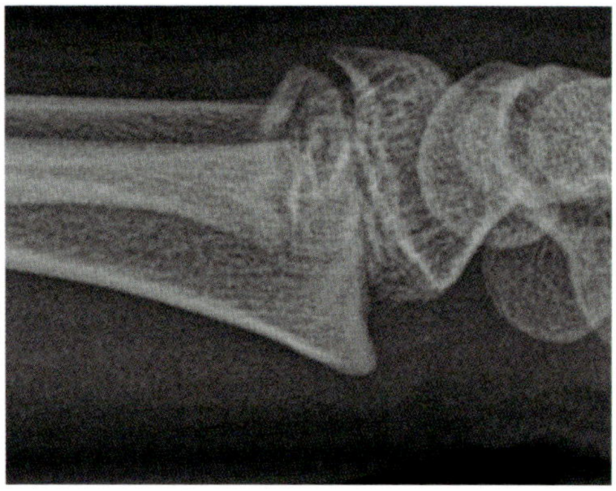

Abb. 7.2f

Fragestellung an die Bildgebung

- Konturunterbrechung der Kortikalis, Fraktur?
- Achsabweichung bei nachgewiesener Fraktur, Versatz und/oder Knickbildung
- Verlaufsbeurteilung/Kallusbildung und Kontrolle der unveränderten Stellung
- Verletzungen und Raumforderungen der Weichteile, Hämatome, Sehnen-, Gefäßschäden

Abb. 7.2a Untersuchungsgang bei Verdacht auf handgelenksnahe Fraktur. Beginn am posterioren Radius mit der anterioren Projektion und dann Umfahren des gesamten Handgelenkes, sodass beide Knochen in drei Projektionen dargestellt werden (Position 1–6).

Abb. 7.2b Distaler Radius, posteriorer Schnitt; metaphysäre Radiusfraktur mit leichtem Versatz nach posterior; gut sichtbares Hämatom am Frakturspalt; rechts im Bild die Epiphysenfuge mit Epiphysenkern; der kleine sichtbare Haken an der Epiphyse ist keine Fraktur, sondern ein häufig zu beobachtendes Phänomen nahe der Fuge. Die Knickbildung kann am Sonobild exakt vermessen werden.

Abb. 7.2c Distaler Radius, posteriorer Schnitt; Spaltfraktur mit deutlich sichtbarem und leicht klaffendem Frakturspalt, jedoch ohne wesentliche Achsabweichung des distalen Fragmentes; Abhebung des Periosts und leicht hyperdenses Hämatom im Frakturspalt.

Abb. 7.2d Distaler Radius, posteriorer Schnitt; metaphysäre Wulstfraktur mit Abhebung des Periosts, welches unversehrt ist; kein epiperiostales Hämatom.

Abb. 7.2e Distaler Radius, posteriore und palmare Schnitte zusammengesetzt: Dislozierte distale Radiusfraktur Typ Aitken I/Salter II. Deutlich zu sehen sind der dorsale Versatz mit Verkippung und der palmar klaffende Frakturspalt. Rechts im Bild die Epiphysenfuge mit dem distalen Epiphysenkern.

Abb. 7.2f Distaler Radius, Röntgen seitlich; korrespondierendes Röntgenbild zu **Abb. 7.2e**. Durch Überlagerung der Ulna etwas erschwerte Beurteilbarkeit. Der Befund stellt sich identisch zum Befund im Bild H1 dar. Zusätzliche therapierelevante Informationen werden durch die Röntgendiagnostik nicht gewonnen.

Fazit

- Anwendung bei Patienten bis zum 12. Lebensjahr
- Bei konservativer Behandlung röntgenfreie Diagnostik möglich
- Achsbestimmung wahrscheinlich genauer als im Röntgenbild
- Bei intraossären Prozessen (z. B. Osteitis) ist ein Röntgenbild erforderlich.

KAPITEL

8 Hand

8.1 Handgelenksganglien, Rheumaknoten

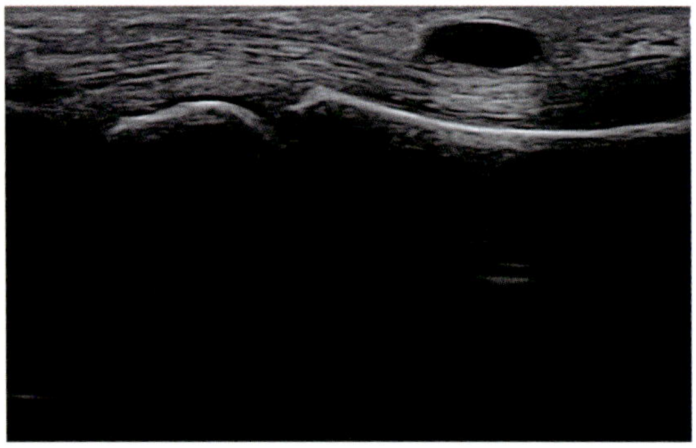

Abb. 8.1a

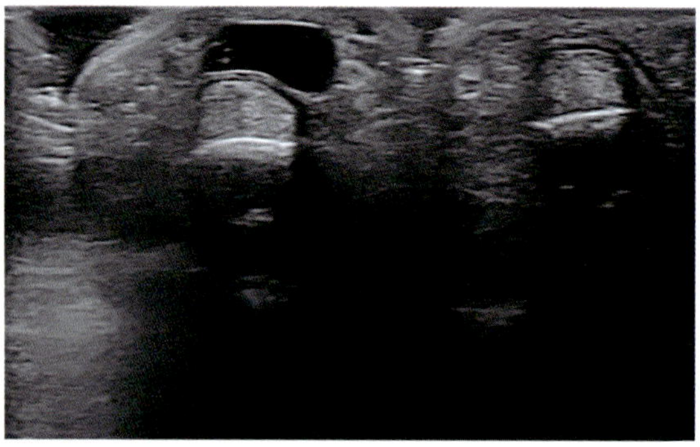

Abb. 8.1b

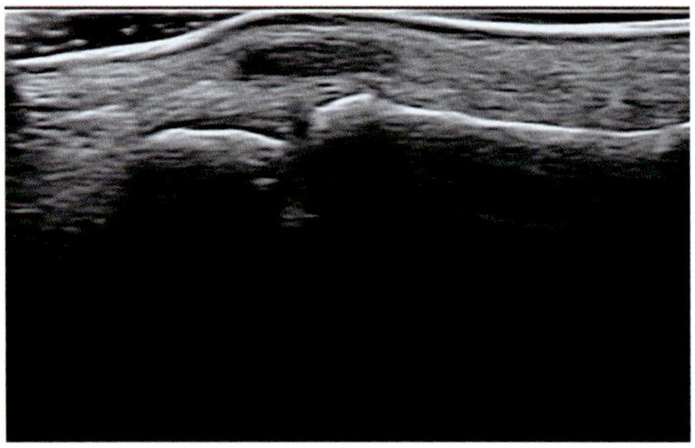

Abb. 8.1c

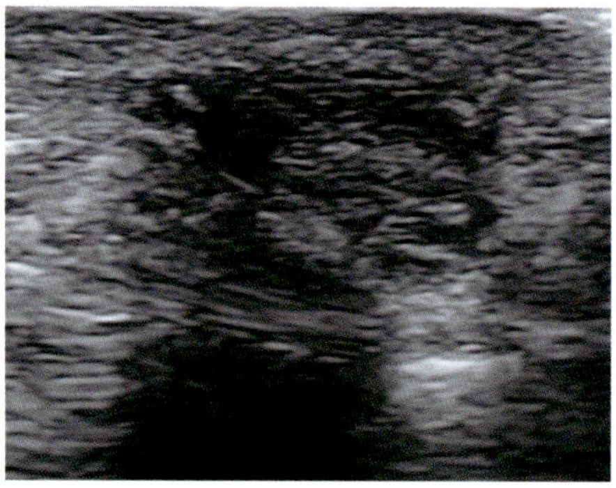

Abb. 8.1d

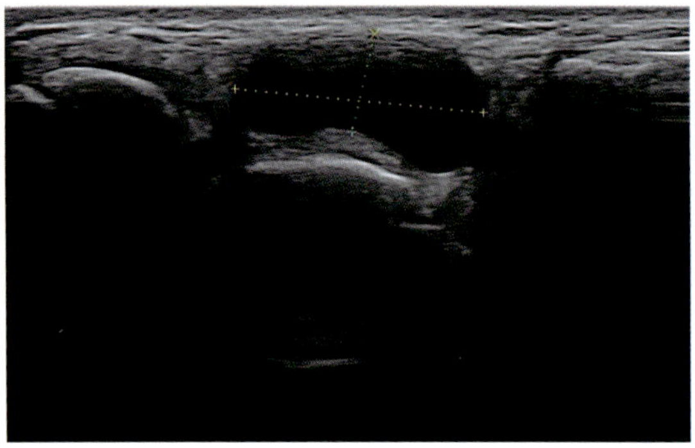

Abb. 8.1e

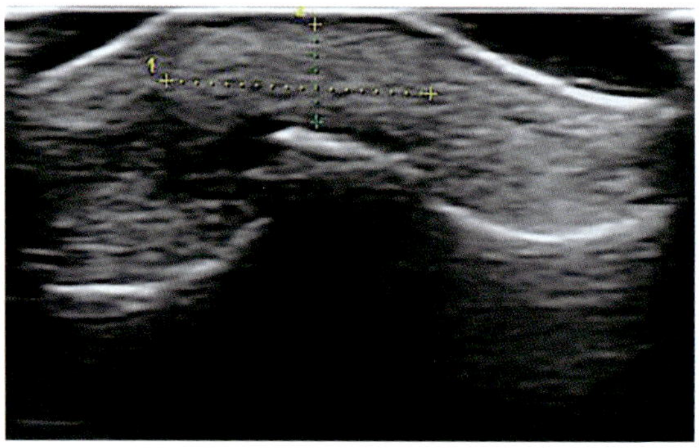

Abb. 8.1f

Fragestellung an die Bildgebung

- Größe, Lage, Verbindung mit Gelenk/Sehne
- Inhalt echofrei, echogen
- Inhalt punktionsfähig?
- Vaskularisierung

Abb. 8.1a und Abb. 8.1b Der palmare LS und TS über dem Grundglied des dritten Fingers zeigen eine ovaläre echofreie Raumforderung durch ein paratendinöses Ganglion. In der dynamischen Testung wird zusätzlich überprüft, ob die Gleitfähigkeit der Sehne beeinträchtigt ist.

Abb. 8.1c Koronarer radialer LS am PIP-Gelenk mit echoarmem, gut abgrenzbarem Rheumaknoten. Sonografische Kriterien für Rheumaknoten sind: überwiegende Homogenität, teils mit zentral scharf demarkiertem hypogenem Areal, oberflächliche Lage nahe der Kortikalis ohne Erosionen (DD Gichttophi).

Abb. 8.1d Ein Rheumaknoten, stark vergrößert dargestellt, unterstreicht die Varianz bezüglich der Echogenität im Vergleich zu Abb. 8.1c als wichtigstes Unterscheidungsmerkmal zum echofreien Ganglion und zum echogenen Gichttophus.

Abb. 8.1e Dorsaler LS über dem Handgelenk mit großem echofreien Ganglion. Links ist die Verbindung zur Gelenkkapsel dargestellt.

Abb. 8.1f Koronarer LS Über Daumen IP Gelenk: ganz oberflächlich gelegener Gichttophus, der durch Uratkristalle und umgebendes Gratulationsgewebe stark echogen ist. Bereits der klinische Aspekt der weißlich durchschimmernden Uratkristalle lenkt den Verdacht auf einen Gichttophus.

8

Fazit

- Sonografie zur Lokalisation ausreichend. Ganglien sind wegen ihrer Echofreiheit sicher zu erkennen. Die Differenzierung der echogenen Rheumaknoten versus Gichttophi ist dagegen schwierig (Anamnese, Labor, Röntgen hilfreich).
- Röntgen: typische knöcherne Veränderungen der Hand zur Differenzierung rheumatoide Arthritis, Gicht, Arthrose
- MRT: tiefer liegende Ganglien, Abgrenzung maligne Tumore, Verbindung zum Gelenk (DD synoviale Zyste)

8.2 Sehnenveränderungen

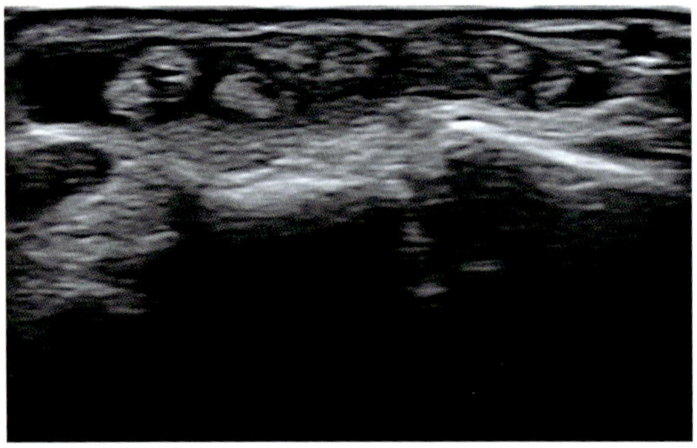

Abb. 8.2a

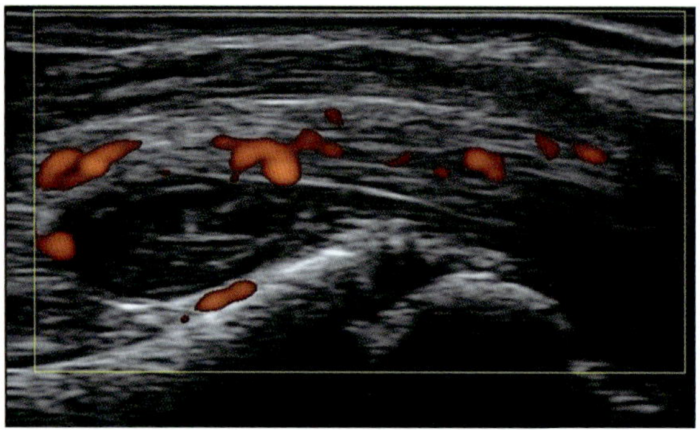

Abb. 8.2b

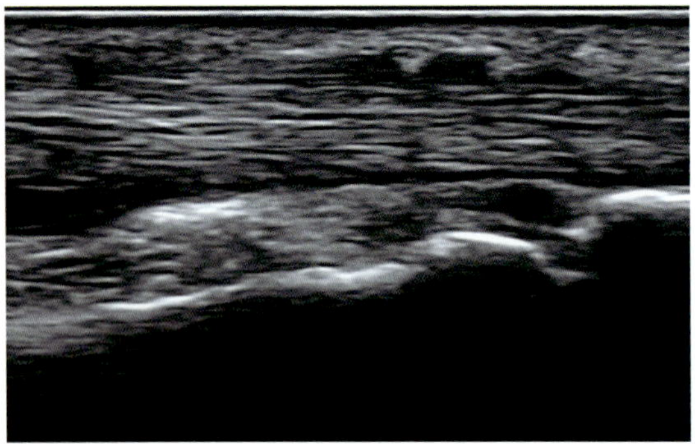

Abb. 8.2c

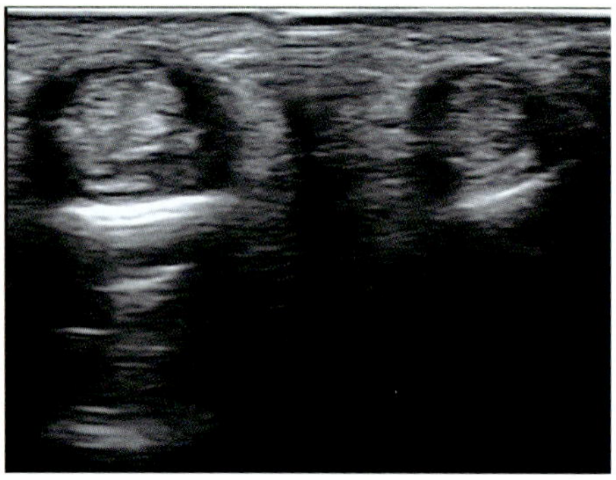

Abb. 8.2d

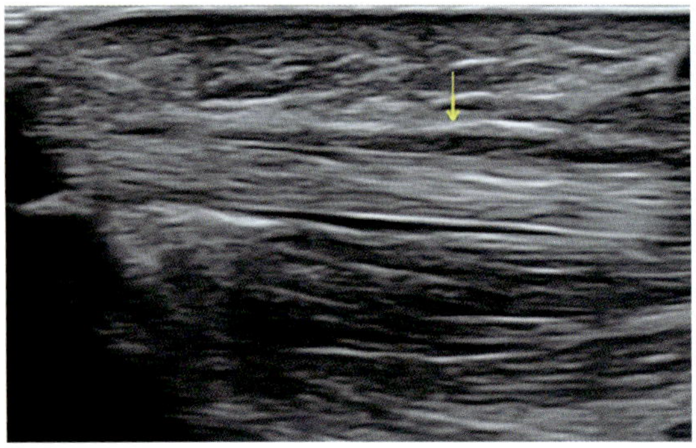

Abb. 8.2e

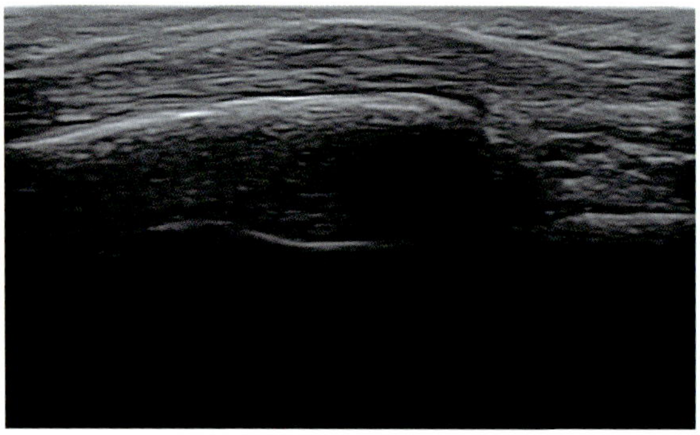

Abb. 8.2f

Fragestellung an die Bildgebung

- Sehne, Gleitgewebe oder Fixationsapparat betroffen, Bezug zum Gelenk
- Tendopathie: Verdickung der Sehne, der Sehnenscheide bzw. des Paratenons, Sehnengleiten eingeschränkt; Hypervaskularisierung intra-, peritendinös
- Tendovaginopathie (TV)/Tenosynovitis (TS): Peritendinöser Flüssigkeitssaum (= Halo), peritendinöse Verdickung, chronisch sekundäre Sehnenveränderungen, Sehnengleiten, gegebenenfalls im PD peritendinöse Hyperperfusion
- TV stenosans: über maximalem DS-Punkt der Beugesehne in dynamischer Untersuchung, gegebenenfalls im Wasserbad: Verdickung Ringband, mitunter auch der Sehne, Ganglion paratendinös

Abb. 8.2a Dorsaler TS über den Strecksehnenfächern auf Höhe des proximalen Gelenkspaltes (drei kortikale Reflexe: Triquetum, Lunatum, Scaphoid) mit Halo im 4. SSF bei Tenosynovitis. Um nicht weit nach distal reichende Muskelfasern, die im LS echoarm erscheinen, mit einer vermeintlichen Synovitis zu verwechseln, ist es wichtig, darauf zu achten, den TS nicht zu weit proximal anzusetzen.

Abb. 8.2b Palmarer radialer LS mit einer Tendinitis der Fingerbeugesehnen mit Hypervaskularisierung sowie synovialer Zyste, die sich von der carporadialen Gelenkkapsel ausgehend nach proximal ausbreitet. Klinisch bestand bei bekannter RA eine KTS- Symptomatik. Im Vordergrund der Therapie steht die Intensivierung der Immunsuppression und akuten intraartikulären GCS-Injektion vor einer operativen Retinakulumspaltung.

Abb. 8.2c LS über der Handinnenfläche bei Tendinitis und Tenosynovitis. Die die Flexorensehnen umgebende Sehnenscheide ist unregelmäßig verdickt und echoarm, einer proliferativen Synovitis bei entzündlich rheumatischer Tenosynovitis entsprechend. Die dynamische Untersuchung ggf. auch gegen Widerstand prüft die Sehnenstabilität und Gleitfähigkeit.

Abb. 8.2d TS der Beugesehnen auf palmarar Höhe. Der Vergleich mit der benachbarten nicht pathologisch veränderten Beugesehne (rechts im Bild) hilft bei Tendinitis und Halobildung bei der Beurteilung einer Querschnittflächenzunahme in der Abgrenzung normal-pathologisch, da bereits die Sehnenscheide im hochauflösenden Ultraschall einen echoarmen Saum um die Beugesehne bildet.

Abb. 8.2e Insbesondere in der Rheumatologie ist die Darstellung des 6. SSF mit ECU-Sehne wichtig, da bei RA früh eine Tenosynovitis auftritt und an der ECU-Sehne geradezu pathognomonisch ist. Das Auffinden der ECU-Sehne gelingt einfacher im TS, evtl. über den Seitvergleich zur Beurteilung des Halo. Im Bild besteht bereits eine deutliche Tenosynovitis (Pfeil), darunter liegt die Gelenkkapsel und das Os triquetrum.

Abb. 8.2f LS über dem 1. SSF, dieser Schnitt entspricht einem koronaren (und nicht dorsalen) radialen LS. Bei der Tendinitis de Quervain sind die Strecksehnen des M.extensor pollicis brevis und/oder des auch evtl. doppelläufig angelegten M. abductor pollicis longus im Verlauf relativ umschrieben und proximal des 1. Strecksehnenfaches verdickt. Ursache ist immer eine Überlastung, knöcherne Veränderungen am Radius finden sich nicht.

Fazit:

- Sonografie für akute und chronische Tendinitis, Tenosynovitis/Tendovaginopathie führend. Wesentlicher Vorteil ist die dynamische Untersuchung zur Beurteilung der Sehnengleitfähigkeit bei Sehnenverletzung oder klinisch sogenannter Tendinitis stenosans (histo-pathologisch richtig Tendovaginopathie).
- Röntgen bei knöchernem Ausriss, benachbartem Gelenkbefund (Arthrose/Arthritis)
- MRT mit KM-Gabe zur Beurteilung des Ausmaßes der Sehnenschädigung einschließlich des fibroossären Übergangs

8.3 Karpalarthritis, Arthritis der Fingergelenke

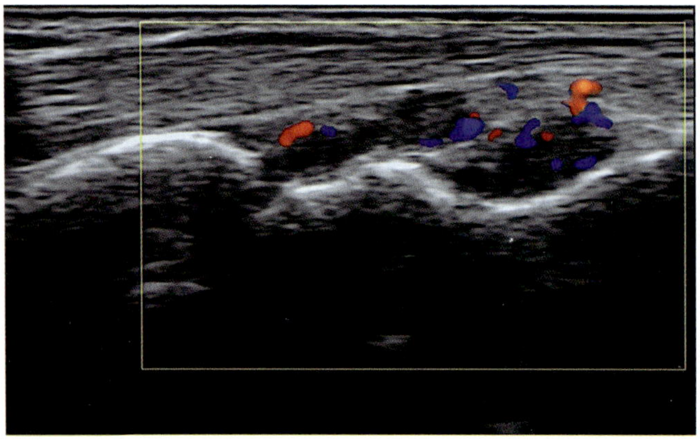

Abb. 8.3a

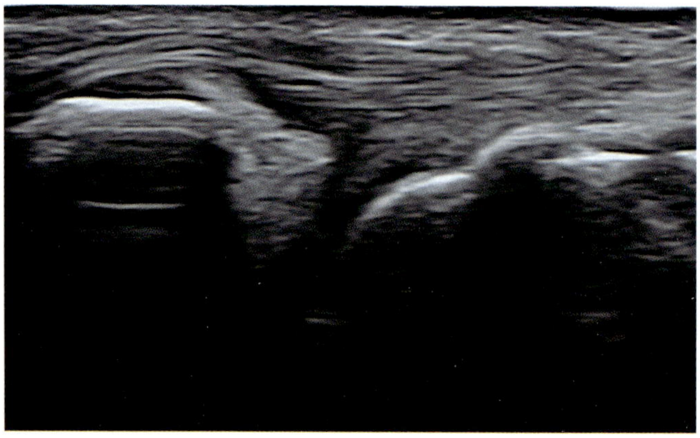

Abb. 8.3b

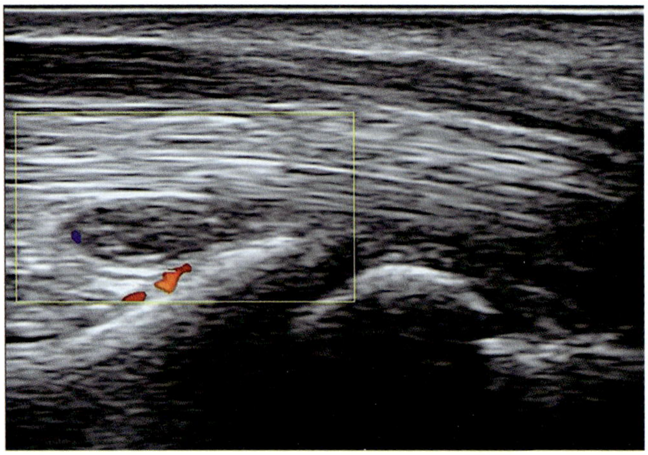

Abb. 8.3c

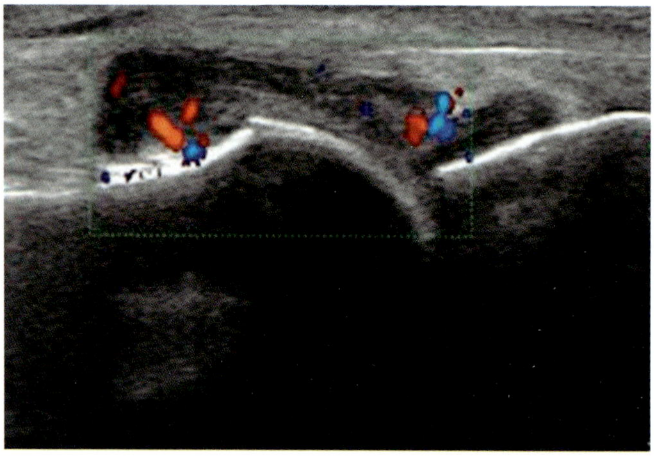

Abb. 8.3d

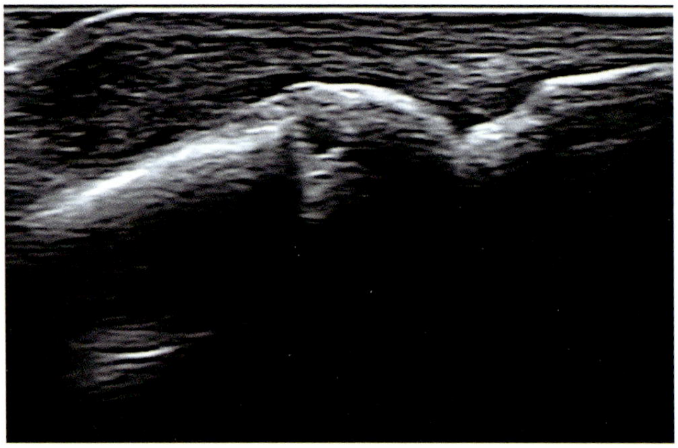

Abb. 8.3e

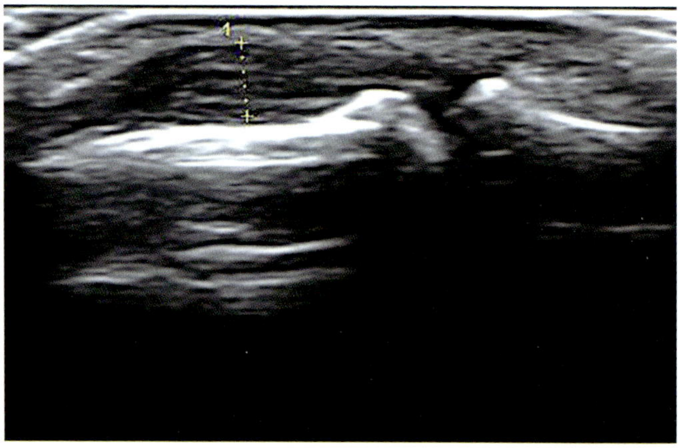

Abb. 8.3f

Fragestellung an die Bildgebung

- Kapseldistension, Gelenkerguss, Synovitis: Messung Volumen, Synovialisdicke, Pannus, Punktionsfähigkeit, Gelenkspaltverschmälerung
- Ossäre Veränderungen mit entzündlich bedingten Konturunterbrechungen, Destruktionen mit Usuren sowie sekundäre knöcherne Degenerationen
- Hypervaskularisierung mit Graduierung im Power-Doppler
- Verlaufskontrolle

Abb. 8.3a Dorsaler LS radiocarpal über dem Os scaphoideum. Ausgeprägte Kapseldistension im proximalen und distalen Gelenkanteil mit echoarmer Synovitis, im PD sind überwiegend in der kapselnahen Synovialmembran PD-Signale nachweisbar (Grad 2).

Abb. 8.3b Der koronare ulnare LS gibt Einblick in das ulnokarpale Gelenk mit TFCC. Die hier sehr ausgeprägte Verdichtung des Diskus triangularis zwischen Ulna und Os triquetum gibt den entscheidenden Hinweis zur Diagnose einer Chondrokalzinose.

Abb. 8.3c Intraartikuläre Synovitis mit synovialer Zyste. Bei Handgelenkschwellung insbesondere begleitet mit einer KTS-Symptomatik muss im palmaren radiokarpalen LS nicht nur der oberflächlich laufende N. medianus in seiner Dicke beurteilt werden, sondern insbesondere die darunter liegenden Flexorsehnen und die Gelenkkapsel.

Abb. 8.3d Dorsaler LS über Grundgelenk (MCP): Synovitis mit Hypervaskularisierung und deutlicher Kapseldistension. Entsprechend dem semiquantitativen Synovitis-Score (**Abb. 3.2a**) entspricht der Befund einem Grad 3, und einer Hypervaskularisierung Grad 2. An den MCP-Gelenken und allen Fingergelenken wird die Graduierung nur in den dorsalen und nicht an den palmaren Schnittebenen bestimmt.

Abb. 8.3e Dorsaler LS über dem MCP-Gelenk bei RA: Diskontinuität der Kortikalis des MCP-Köpfchens und tiefe Usur, nur im proximalen Kapselbereich Distension durch echogene Synovitis, die ganz oberflächlich ziehende Strecksehne intakt.
Generell ist auf die Stellung der beiden Gelenkanteile zu achten, Subluxationsstellung in den MCP-Gelenken führt zur Strecksehnenverlängerung und dadurch bedingter Strecksehneninsuffizienz.

Abb. 8.3f Dorsaler LS über einem PIP-Gelenk. Die Gelenkkapsel ist durch echogene Synovitis konvex abgehoben. Die Strecksehne ist schnittbedingt nur partiell dargestellt. Entsprechend dem Synovitis-Score sollte eine Beurteilung nur von posterior erfolgen.

Fazit

- Hochauflösende Sonografie (12–18 MHz): frühzeitiger Nachweis bereits geringfügiger Kapseldistension, Synovitis und Hypervaskulariesierung. Geeignete Methode zur Einschätzung der potenziellen Schwere der entzündlichen Erkrankung, insbesondere bei rheumatoider Arthritis. Sehr sensitiv für Destruktionen.
- Röntgen: zur Früherkennung nicht geeignet, nur indirekte Zeichen. Stellenwert im Langzeitverlauf und in der Differenzialdiagnostik, u. a. Psoriasisarthritis, Gicht, Chondrokalzinose, Arthrose.
- MRT: Mit KM sensitivste Bildgebung in Frühdiagnostik für entzündliche Veränderungen, Knochenmarködem und Destruktionen

8.4 Rhizarthrose, Fingerpolyarthrose

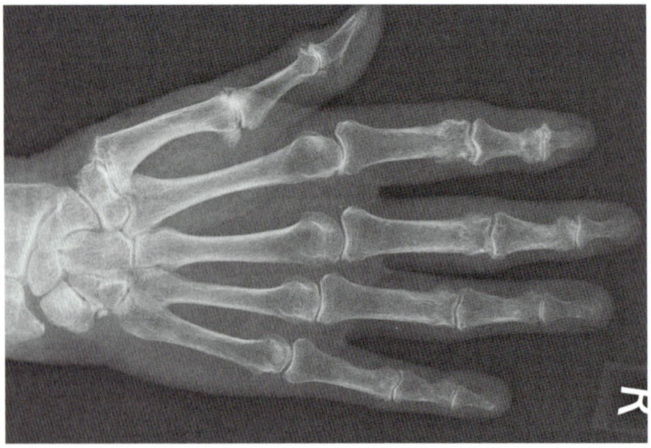

Abb. 8.4a

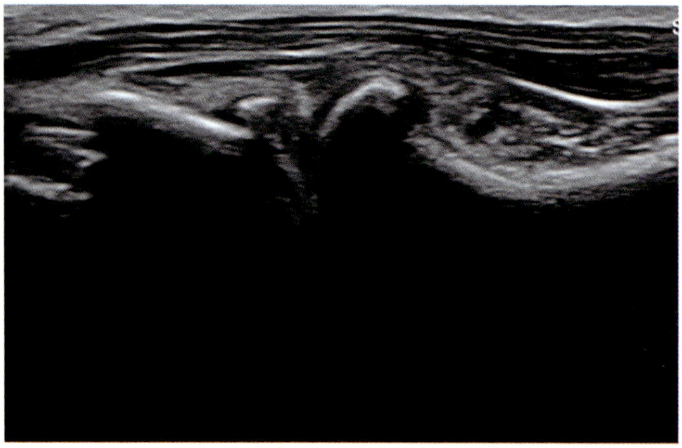

Abb. 8.4b

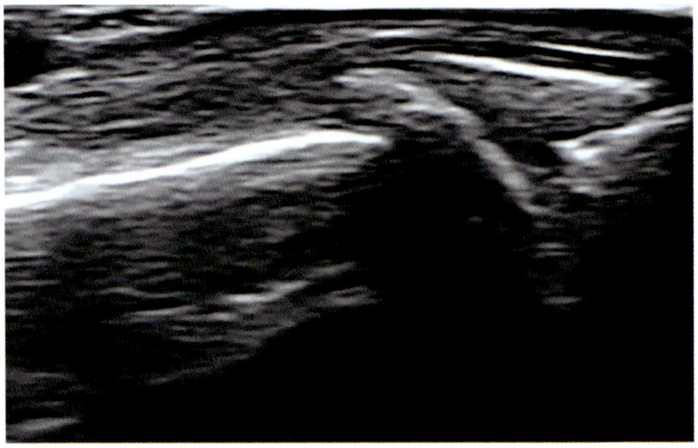

Abb. 8.4c

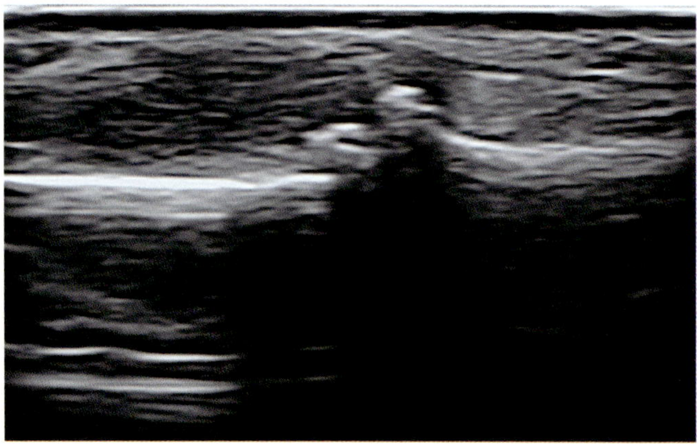

Abb. 8.4d

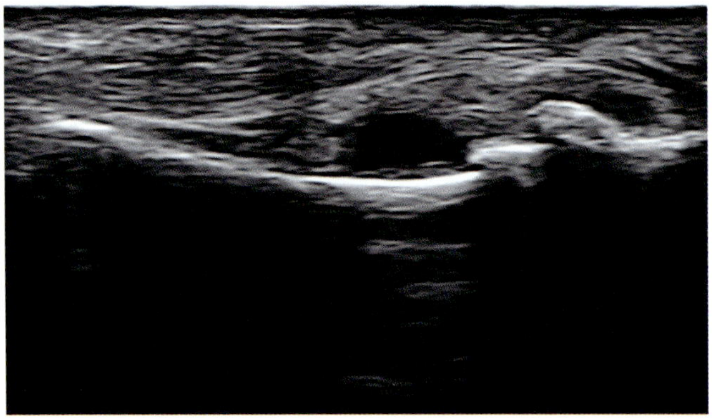

Abb. 8.4e

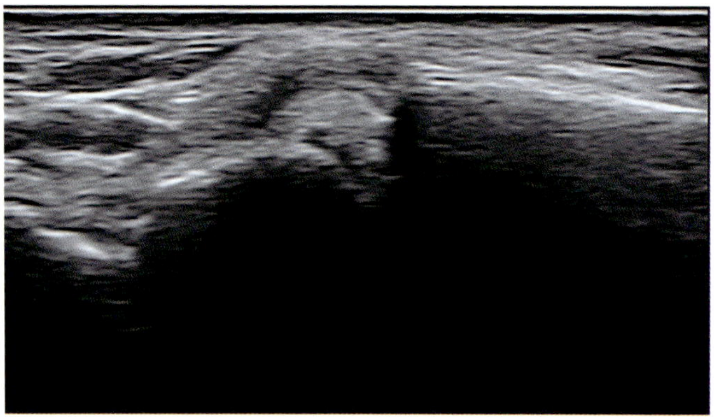

Abb. 8.4f

Fragestellung an die Bildgebung

- Ausmaß der Degenerationen ossär: Appositionen, Osteophyten, Stufenbildung (Plus-Defekte), Gelenkkopfentrundung, knöcherne Fehlstellung, Kapselansatzverkalkung
- Aktivierte Arthrose: Kapseldistension durch Erguss, synoviale Zysten, Hypervaskularisierung. Minus-Defekte bei entzündlicher Genese

Abb. 8.4a Heberden-Knoten an den DIP-Gelenken, das PIP-Gelenk des Zeigefingers mit subchondraler Sklerosierung als Frühzeichen der Arthrose.

Abb. 8.4b Dorsaler LS über dem Daumensattelgelenk bei Rhizarthrose mit kortikalem Plus-Defekt am Gelenkspalt. Echogene Osteophyten an den Gelenk begrenzenden Os trapezium und Os metacarpale I, die Gelenkkapsel abgehoben. Die Beurteilung einer Gelenkspaltverschmälerung ist Domäne des Röntgen.

Abb. 8.4c Dorsaler LS über dem MCP-II-Gelenk mit entrundetem Caput und Stufenbildung am Übergang zum Collum. Auch an den MCP-Gelenken kommt es primär oder sekundär zu Degenerationen mit Osteophyten und Stufenbildung des MC-Köpfchens. Differenzialdiagnostisch muss eine Hämochromatose (Ferritinbestimmung) ausgeschlossen werden.

Abb. 8.4d Dorsaler LS über PIP Gelenk, der Gelenkspalt nicht einsehbar durch ausgeprägte randständige Osteophyten an den gelenkbildenden Phalangen. Die Gelenkkapsel ist dadurch abgehoben. Klinisch imponieren die Exophyten als spindelförmige derb zu tastende Schwellungen = Bouchard-Knoten.

Abb. 8.4e Palmarer LS über PIP-Gelenk bei Psoriasisarthritis. Neben den knöchernen Plusdefekten mit Randosteophyten weisen die ausgeprägte Synovitis mit Erguss und die konvexe Kapseldistension im proximalen Recessus auf eine entzündliche Genese hin.

Abb. 8.4f Im koronaren radialen LS über dem Daumengrundgelenk fällt eine homogene echogene Verdichtung im Gelenkspalt auf, die einer Synovitis bei Chondrokalzinose entspricht. Die Gelenkkapsel ist verdickt. Dies ist eine seltene Gelenkmanifestation bei Chondrokalzinose. DD der echogenen Synovitis: Gicht, tenosynovialer Riesenzelltumor (VNPS).

8

Fazit

- Sonografie: zur Lokalisation/Befallsmuster und Differenzierung Synovitis/aktivierte Arthrose ausreichend. Hinweise für Ausmaß der knöchernen Veränderungen.
- Röntgen: Gelenkspaltverschmälerungen, knöcherne Deformierung, Proliferationen
- MRT: in der Regel nicht erforderlich, hilfreich bei Differenzierung Fingerpolyarthrose versus Psoriasis-Arthritis (insbesondere bei horizontalem Befallsmuster der DIP- und PIP-Gelenke) mit Frage Knochenmarködem, Kontrastmittelaufnahme

8.5 Verletzungen von Handgelenk und Handwurzel

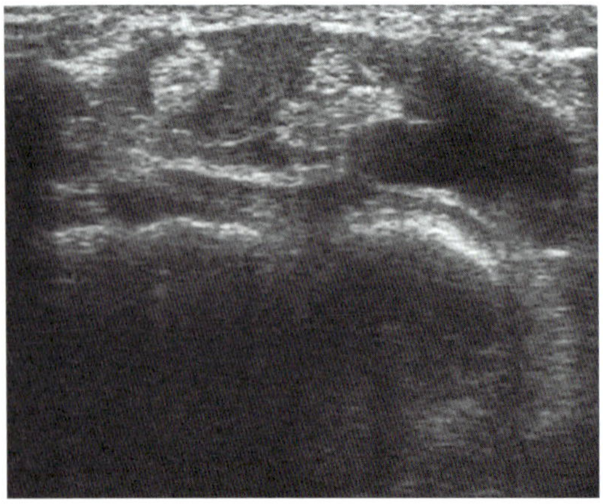

Abb. 8.5a

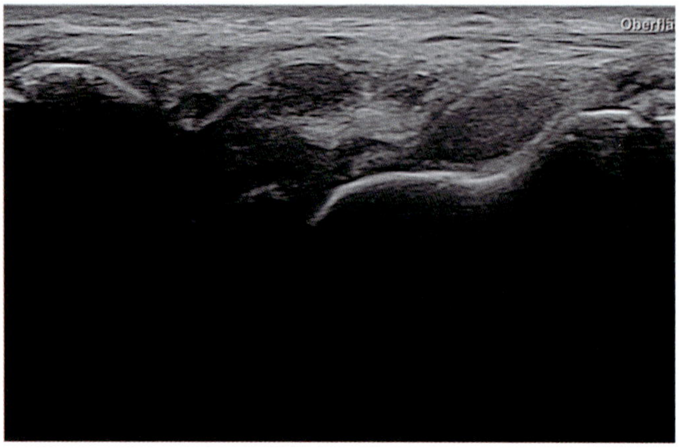

Abb. 8.5b

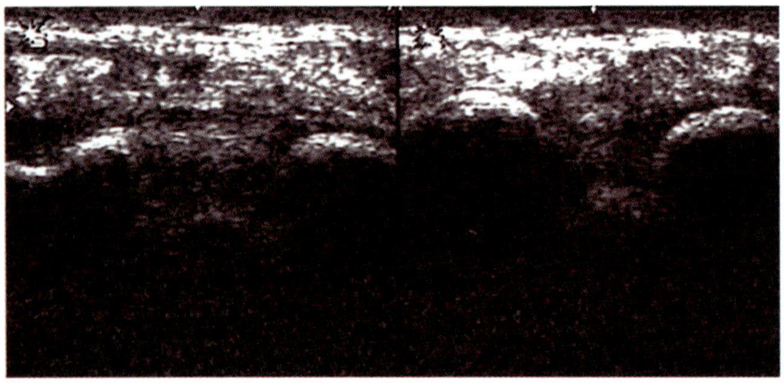

Abb. 8.5c

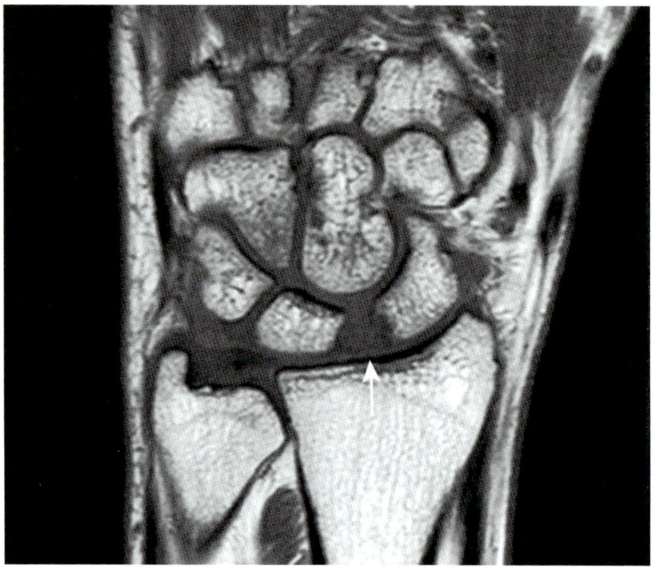

Abb. 8.5d

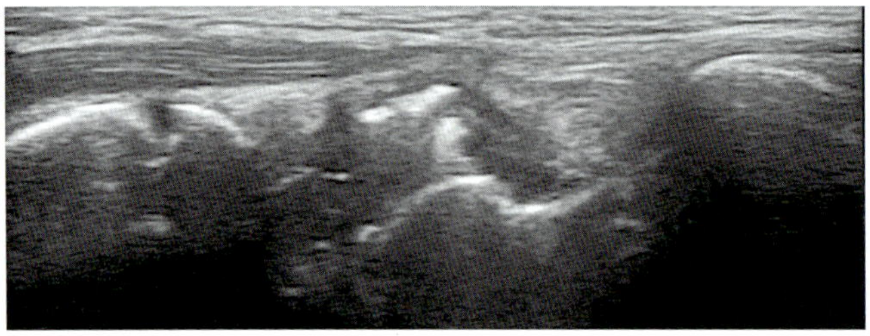

Abb. 8.5e

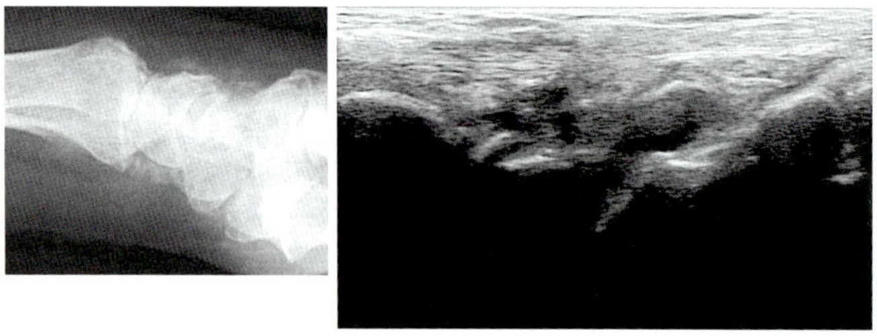

Abb. 8.5f

Fragestellung an die Bildgebung

- Hämatom bzw. Hämarthros
- Ausschluss knöcherner Läsion
- Lokalisation und Ausmaß Bandläsion

Abb. 8.5a Dorsaler TS am Handgelenk: Nach Schlag von streckseitig findet sich im 5. Strecksehnenfach (M. extensor digiti minimus) ein ausgedehntes echofreies Hämatom.

Abb. 8.5b Im radialen LS über dem Handgelenk zeigt sich ein ausgeprägtes echoarmes Hämarthros, was auf eine Traumatisierung des Handgelenks, zum Beispiel eine Scaphoidfraktur, hinweist.

Abb. 8.5c Im palmaren TS über dem proximalen Karpale zeigt sich bei scapholunärer Dissoziation eine deutliche Vergrößerung des scapholunären Abstands von Ulnarduktion (linke Abbildungsseite) zu Radialduktion (rechte Abbildungsseite).

Abb. 8.5d PDw fatsat transversal: In der koronaren Schicht zeigt sich eine scapholunäre Dissoziation (Pfeil) von bis zu 6 mm.

Abb. 8.5e Im dorsalen LS über der distalen Karpalreihe zeigt sich eine stark echogene knöcherne Abhebung der Oberfläche des Os triquetrum nach Schlagverletzung beim Boxen.

Abb. 8.5f Im dorsalen LS finden sich bei Karpalarthrose bizarre knöcherne Oberflächen im Röntgenbild (links) wie auch im Ultraschallbild (rechts), das zusätzlich als Ausdruck einer aktivierten Arthrose echoarme Synovitis zeigt.

Fazit

- Sono für Hämarthros und Hämatom, bei Sehnenverletzung und zur Stabilitätsuntersuchung
- Röntgen zur Aufklärung knöcherner Verletzungen
- MRT für okkulte Läsionen
- Knöcherne Handgelenkverletzungen sind im **Kap. 3.4** dargestellt.

8.6 Kapselbandläsionen Finger, Ringbandverletzungen

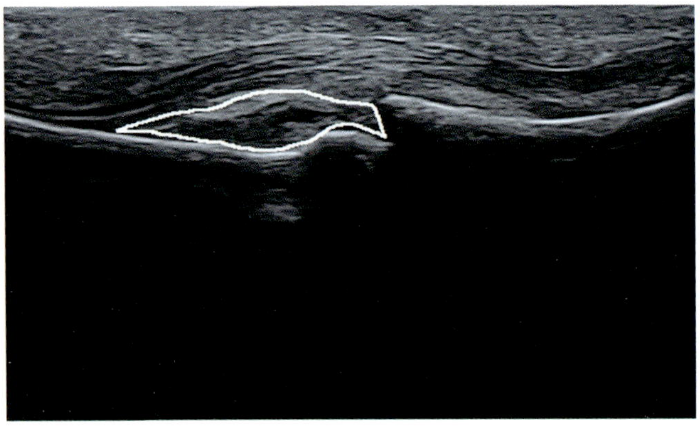

Abb. 8.6a

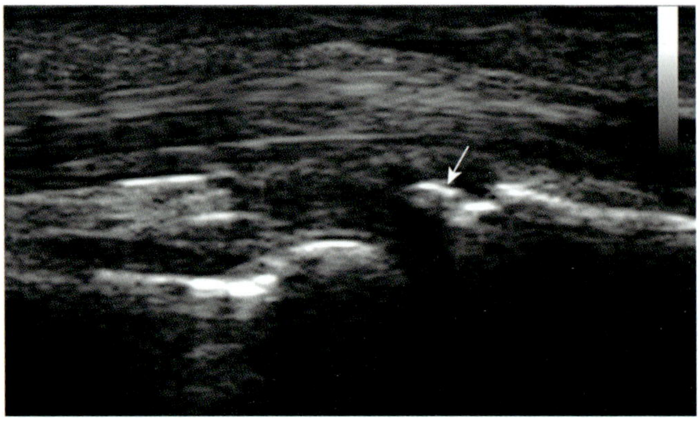

Abb. 8.6b

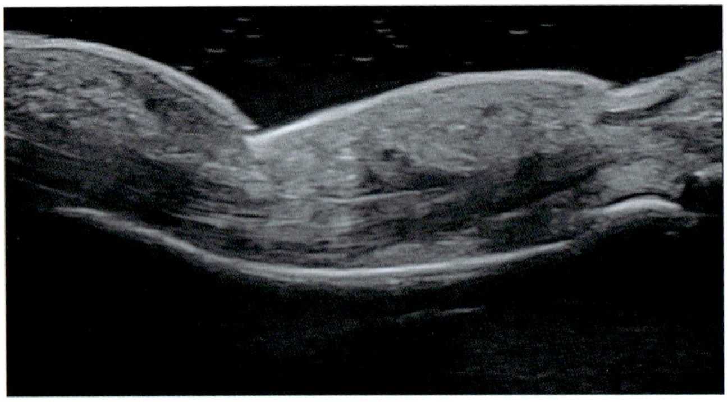

Abb. 8.6c

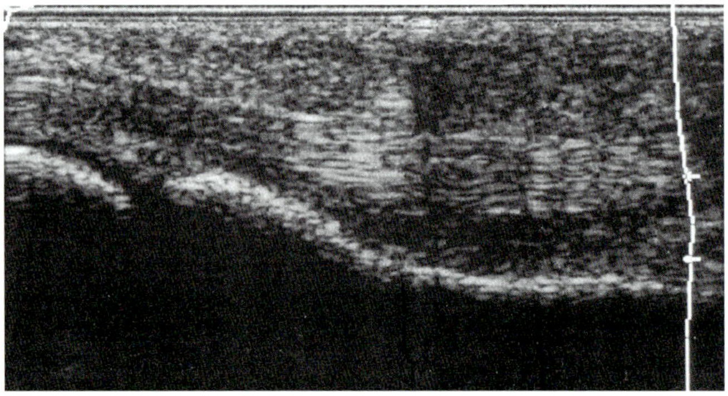

Abb. 8.6d

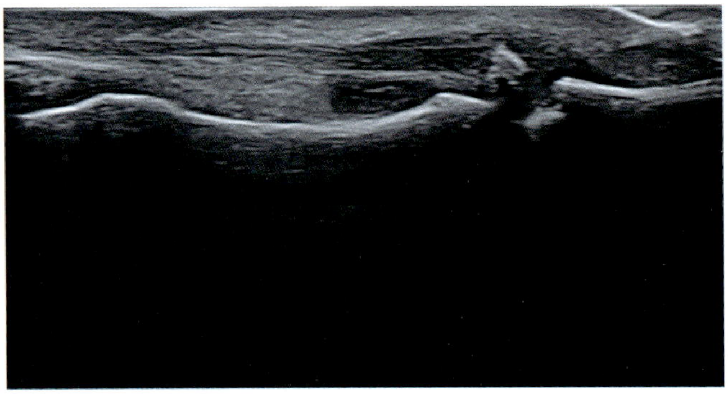

Abb. 8.6e

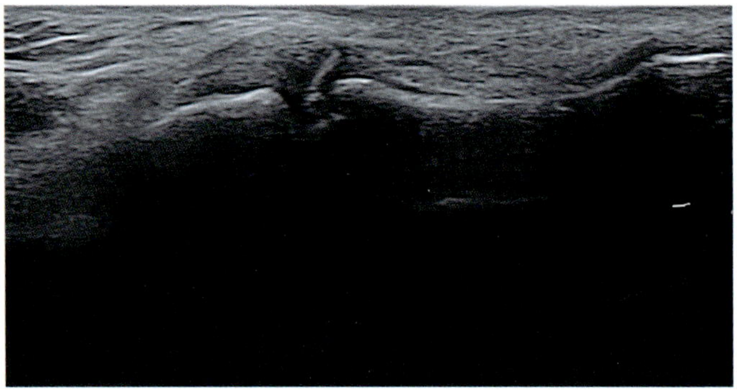

Abb. 8.6f

Fragestellung an die Bildgebung

- Hämarthros
- Ausriss Fibrocartilago palmaris
- Instabilität
- Ringbandverletzung

Abb. 8.6a Im palmaren LS über dem PIP-Gelenk 3 findet sich nach einer axialen Stauchung des Fingers beim Basketballspiel unterhalb der Beugesehnen Hämarthros im Bereich der Gelenkkapsel (markierte Zone).

Abb. 8.6b Palmarer LS am 3. Finger nach Distorsionserletzung zeigt echoreiches Hämarthros und Einriss der Fibrocartilago palmaris (Pfeil). Bei passiver Überstreckung des Gelenks kann sich eine Instabilität darstellen.

Abb. 8.6c Bei einer Klettererin findet sich im palmaren LS über dem Grundglied 4 im Wasserbad eine posttraumatische Flüssigkeitsumscheidung der Beugesehnen als Ausdruck einer A2-Ringbandschädigung.

Abb. 8.6d Im Vergleich zu Abb. 8.6c zeigt sich bei Beugung des Endglieds gegen den Widerstand des Untersuchers ein Abheben der Beugesehnen von der echogehenen Grundphalanx, hier bei A2-Ringbandläsion im Sinne einer sog. Bowing-Deformität.

Abb. 8.6e Dorsaler LS über dem DIP-Gelenk bei knöchernem Sehnensausriss aus dem Endglied echogene knöcherne Schuppe, die gegebenenfalls nach proximal disloziert zur Darstellung kommen kann.

Abb. 8.6f Im ulnaren LS am Daumen zeigt sich bei diesem Skidaumen eine knöcherne Avulsion des ulnaren Kollateralbands von der Basis des Grundglieds. Die Gelenkkapsel darüber ist deutlich geschwollen. Das knöcherne Fragment ist durch umgebendes Hämatom gut abgrenzbar.

Fazit

- Sonografie: Hämarthros und Instabilität
- Röntgen: knöcherne Verletzungen

8.7 Weitergehende Fragestellung an die Bildgebung

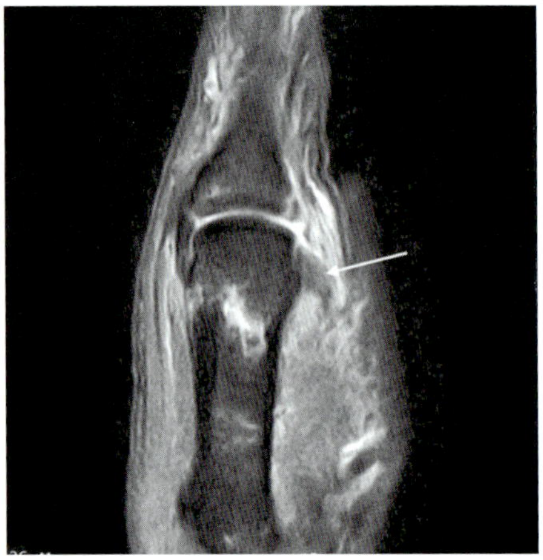

Abb. 8.7a

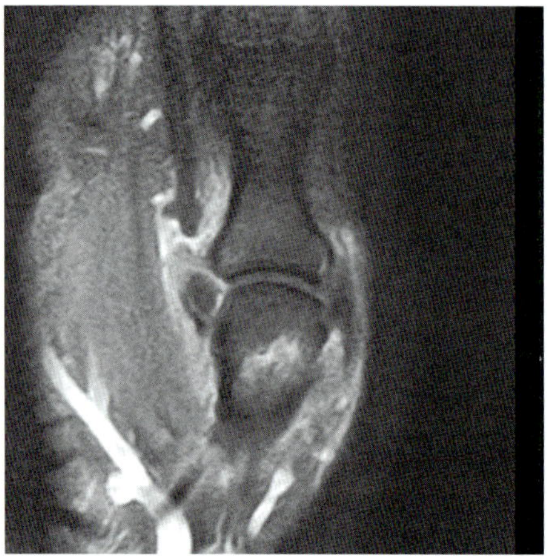

Abb. 8.7b

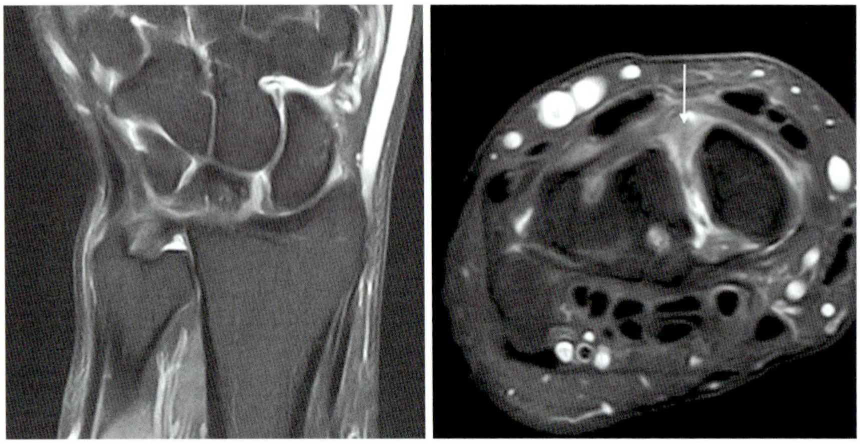

Abb. 8.7c

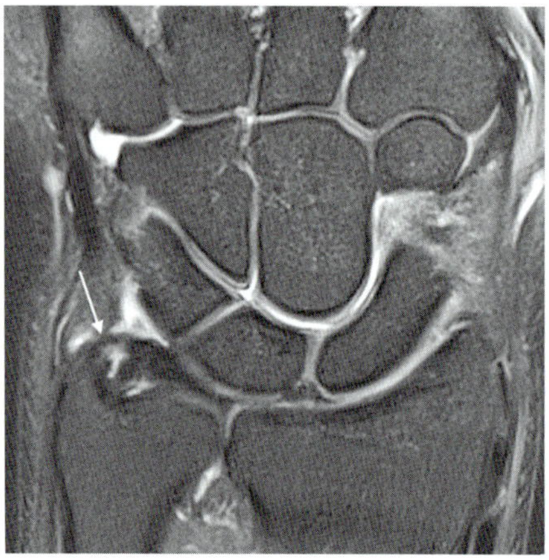

Abb. 8.7d

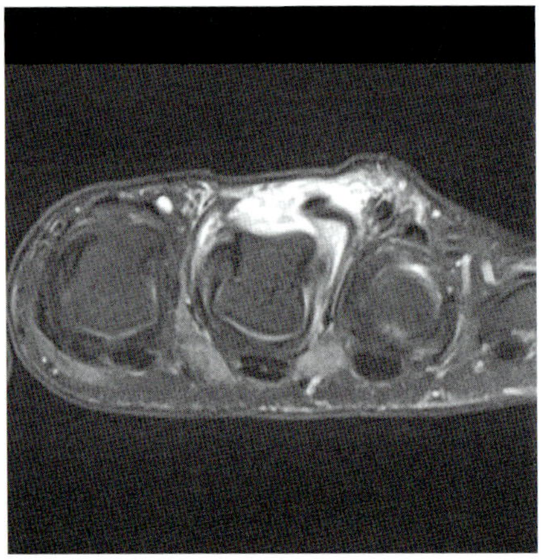

Abb. 8.7e

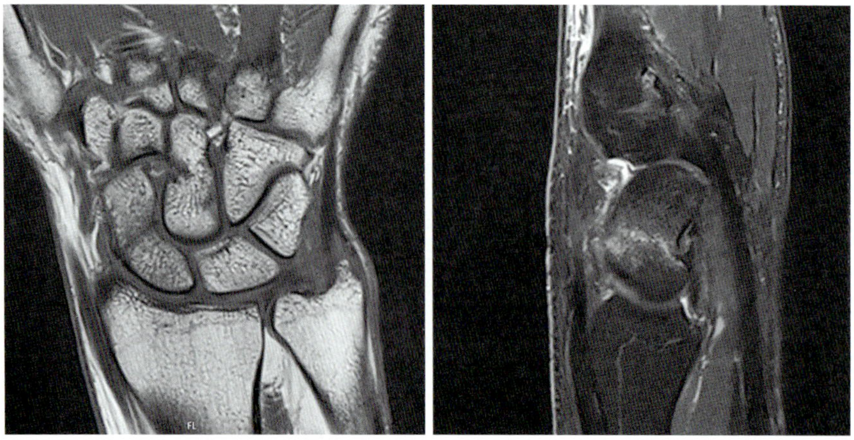

Abb. 8.7f

Abb. 8.7a Native MRT PD FS koronar. Stener-Läsion mit Ruptur des ulnaren Kollateralbandes des Daumengrundgelenks. Das Band ist nach proximal und ulnar umgeschlagen (Pfeil).

Abb. 8.7b Native MRT PD FS koronar. Ältere Stener-Läsion mit verplumptem, aufgerolltem ulnaren Kollateralband des Daumengrundgelenks.

Abb. 8.7c Native MRT PD FS koronar (links) und axial (rechts). Ruptur des skapholunären Bandes, das auf axialer Schichtung nur unscharf und signalverändert erkennbar ist (Pfeil, rechts). Beginnende skapholunäre Dissoziation bei erweitertem SL-Spalt. Nebenbefundlich Ulnaminus-Stellung mit Signalveränderung des TFCC (triangular fibrocartilage complex).

Abb. 8.7d Native MRT PD FS kornar. Z. n. Distorsion des Handgelenks mit anhaltenden Beschwerden. In der MRT partielle Ruptur des ulnoapikalen Zügels des TFCC (Pfeil).

Abb. 8.7e Native MRT PD FS transversal. Ruptur des radialseitigen Sagittalbandes des Strecksehnenhäubchens des Mittelfingers mit Dislokation der Strecksehne nach ulnarseitig.

Abb. 8.7f Native MRT T1 koronar (links) und PD FS sagittal (rechts). Röntgenologisch okkulte, nicht dislozierte Skaphoidfraktur. Die linienförmige Struktur im distalen Radius entspricht einem intraossären Ganglion.

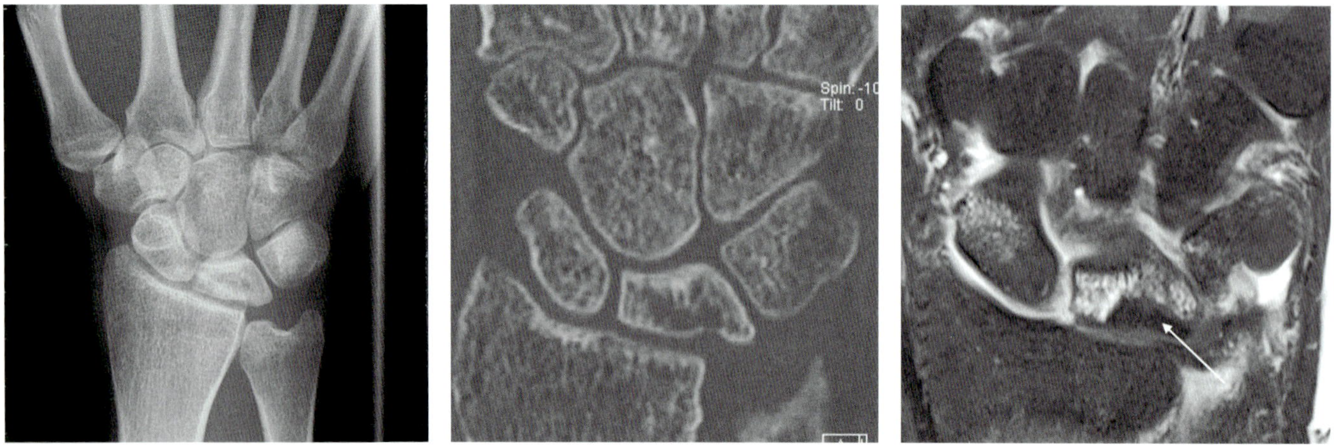

Abb. 8.7g

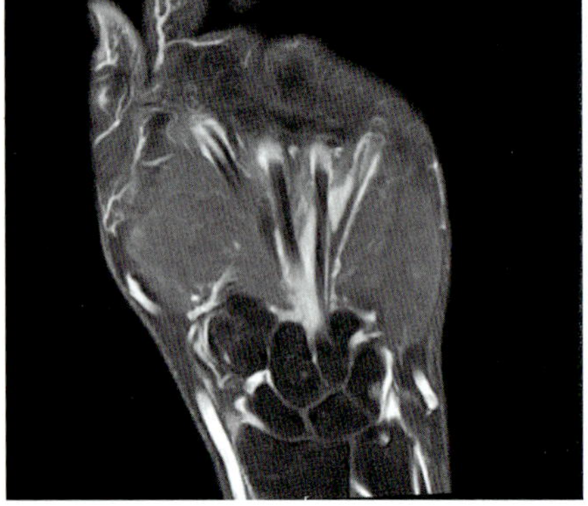

Abb. 8.7h

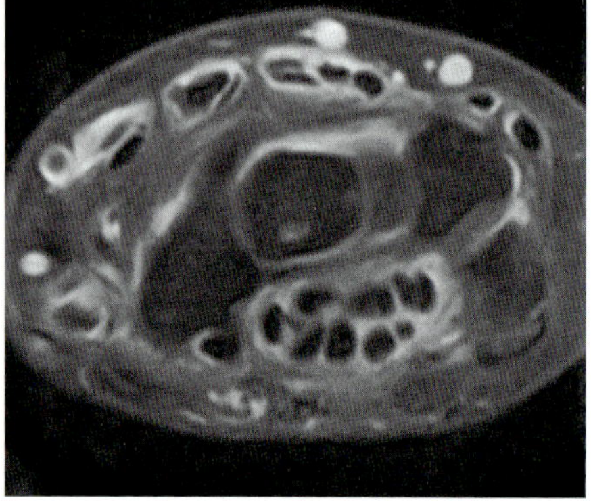

Abb. 8.7i

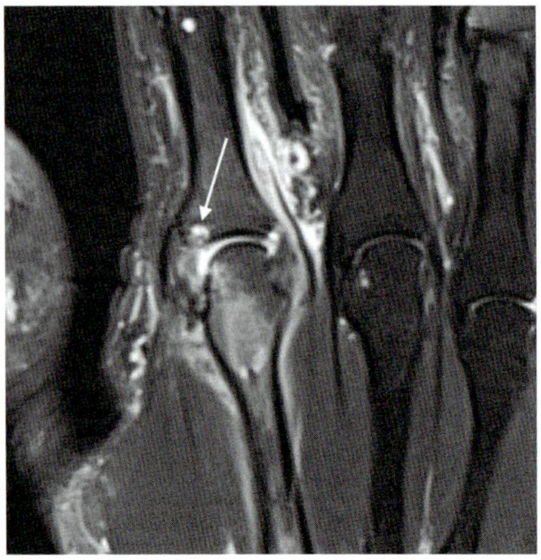

Abb. 8.7j

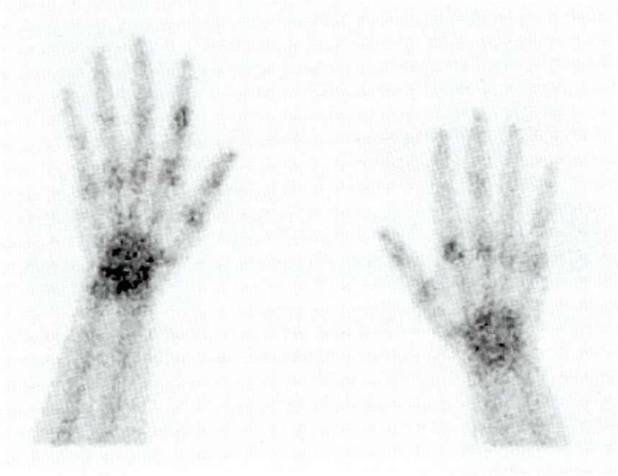

Abb. 8.7k

Fragestellung an die Bildgebung

- Rheumatoide Arthritis, Tenosynovitis, Tendovaginitis: initial, Muster?
- Skidaumen: Stener-Läsion
- Kapselbandläsionen Karpus: SL, TFCC, Skaphoidfrakturen

Abb. 8.7g Röntgen (links), CT in koronarer Rekonstruktion (Mitte) und kontrastmittelverstärkte MRT T1 FS koronar (rechts). Mitte: Lunatumnekrose mit eingebrochener proximaler Gelenkfläche in der CT. Rechts: in der MRT fehlende Perfusion in den proximalen Abschnitten (Pfeil), hingegen kräftige Perfusion der weiteren Abschnitte des Os lunatum.

Abb. 8.7h und Abb. 8.7i Kontrastmittelverstärkte MRT T1 FS koronar (links) und transversal (rechts). 34-jährige Patientin mit bekannter rheumatoider Arthritis. Deutliche Synovitis der karpalen Gelenke und Tenosynovitis der Sehnenscheiden.

Abb. 8.7j und Abb. 8.7k Native MRT PD FS kornar: 58-jährige Patientin mit Schmerzen im Zeigefingergrundgelenk. Arthritis des Zeigefingergrundgelenks mit deutlicher Kapsulitis mit verdickten kapsuligamentären Strukturen und Arosion an der radialen Basis der Grundphalanx (Pfeil) sowie deutlichem entzündlichen Umgebungsödem. Im Knochenszintigramm aktivierte rheumatoide Arthritis des Karpus vor allem links sowie der MCP D1–5 links und D1–3 rechts sowie der PIP vor allem D2 links und D3 rechts.

Fazit

- Röntgenbild: bei Traumen und degenerativen Veränderungen
- Sonografie: bei Verletzungen/Veränderungen der Sehnen und Kollateralbänder, bei rheumatologischen Fragestellungen Duplexsonografie und i. v.-Kontrastmittelgabe, Nerven
- MRT: bei TFCC-Läsionen, unklaren Beschwerden. Die i. v.-Kontrastmittelgabe verbessert Sensitivität und Spezifität.
- CT: präoperativ bei komplexen Frakturen
- Szintigrafie: Mehrphasen-Skelettszintigrafie zur Differenzierung zwischen Arthrosen und Arthritis, Befallsmuster

KAPITEL

9 Hüfte

9.1 Kinderhüfte: Coxitis fugax, rheumatische und septische Coxitis

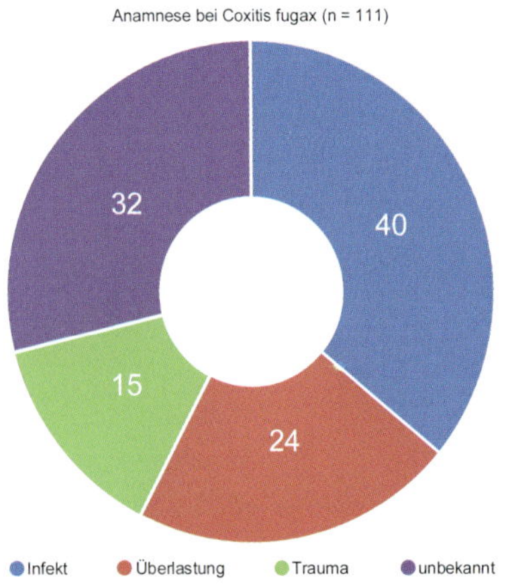

Abb. 9.1a

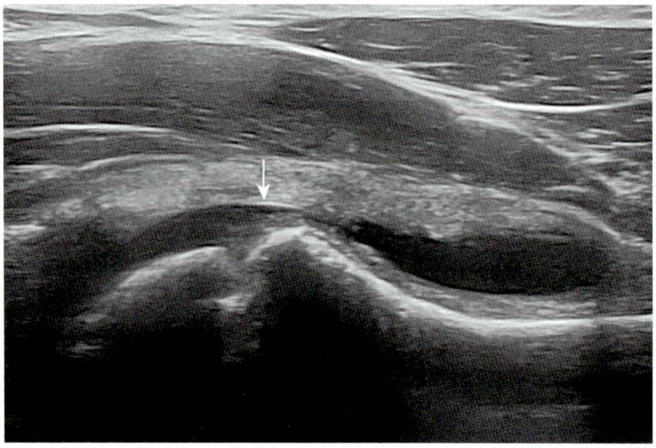

Abb. 9.1b

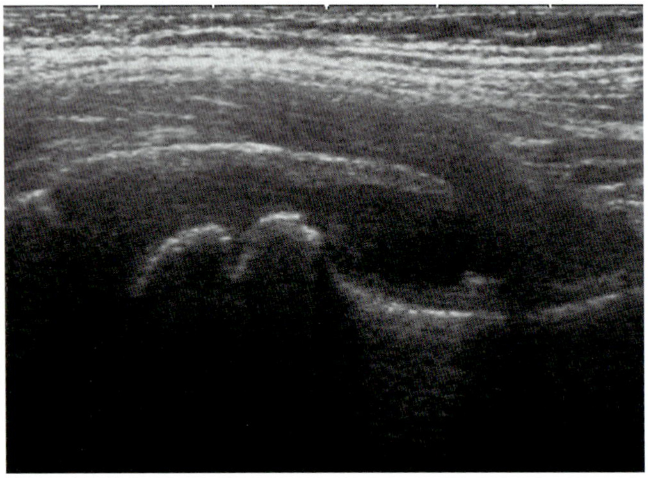

Abb. 9.1c

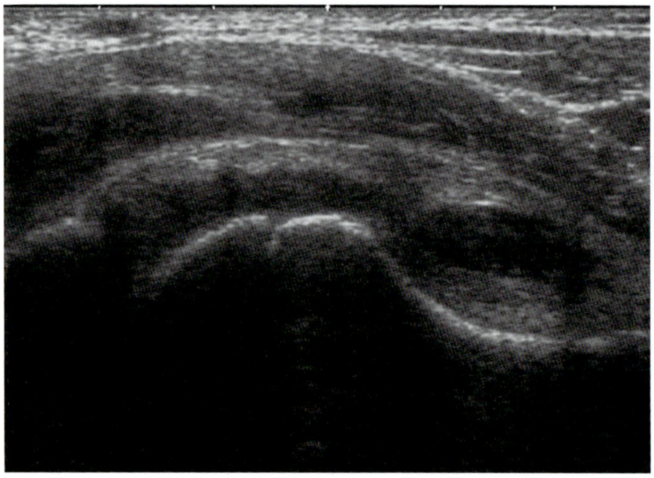

Abb. 9.1d

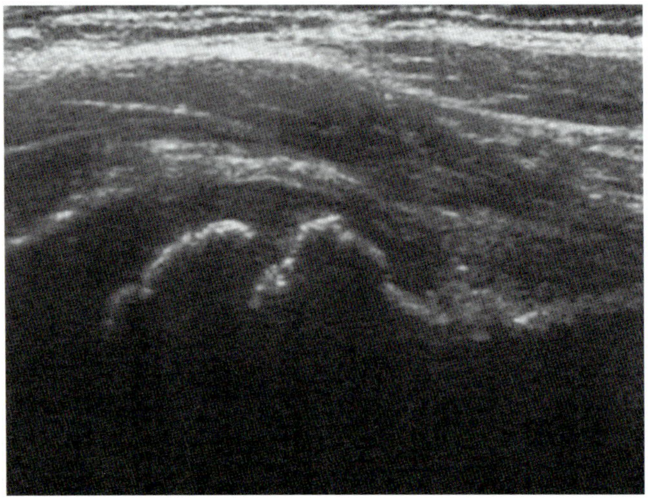

Abb. 9.1e

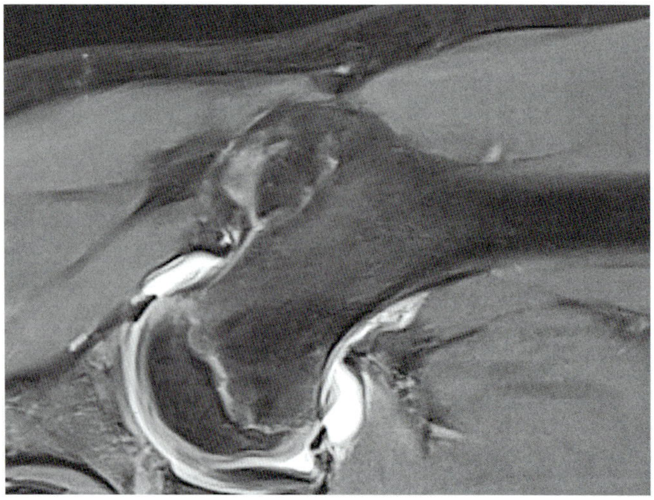

Abb. 9.1f

Fragestellung an die Bildgebung

- Erguss, Synovitis, Arrosion Gelenkknorpel/Knochen, Pannus, Kopfnekrosezeichen
- Knöcherne Defekte, DD Hämarthros

Abb. 9.1a 111 konsekutive Fälle mit Coxitis fugax (Ø 6,3 Jahre [1,8–12,9 J], 83 ♂, 28 ♀, 69 rechts, 45 links) hatten über Ø 6 Tage Beschwerden (1–28 d geklagt. Die Anamnese ergab 40-mal Infekte, 15 singuläre Traumen, 24-mal Überlastung, wie Trampolinspringen und Fußballspielen, aber auch 32 Fälle ohne erkennbare Ursache. Klinisch fand sich 56-mal schmerzhafte Innenrotation des betroffenen Hüftgelenks durch den Untersucher, 51-mal Schmerz bei maximaler passiver Flexion und 38-mal Hinken.
Sonografisch zeigten alle Patient*innen deutliche Ergussbildung und 22 synoviale Verbreiterung. Die im Wochenabstand kontrollierte Ergussdauer nach Erstvorstellung betrug Ø 13 Tage (3–31 d). Längere Ergussdauer muss an konkurrierende Erkrankungen wie einen Morbus Perthes oder eine rheumatologische Genese denken lassen. Bei hochakutem Verlauf mit Fieber, Allgemeinsymptomatik und ggf. stark erhöhtem CRP muss eine septische Genese in Erwägung gezogen werden.

Abb. 9.1b Im anterioren LS über dem Schenkelhals beim 5-jährigen Kind findet sich im anterioren Anteil des Hüftgelenks bei Coxitis fugax eine weitgehend echofreie Raumforderung mit konvexer Anhebung der echogenen Gelenkkapsel, die dadurch gut sichtbar wird. Über dem hyalinen Hüftkopf grenzt sich die knorpelige Oberfläche gegenüber dem Gelenkerguss ab (Pfeil).

Abb. 9.1c Im anterioren LS über dem Schenkelhals zeigt sich eine echoarme bis echoreiche Raumforderung im Bereich der Gelenkkapsel mit konvexer Vorwölbung. Es findet sich ein echogener Randsaum mit leichten Verdichtungen bei rheumatischer Synovitis, die nur schwer von einer Coxitis fugax zu unterscheiden ist, aber im Gegensatz zu dieser weitaus länger zu beobachten ist. Gegebenenfalls positives Power-Doppler-Signal der Synovialis.

Abb. 9.1d Der anteriore LS über dem Schenkelhals zeigt bei diesem 7-jährigen Patienten eine überwiegend echogene intraartikuläre Füllung. Klinisch bestand deutliche Schonhaltung mit massiv erhöhten Entzündungswerten. Die Entlastung erbrachte 11 ml Eiter. Allerdings lässt die sonografische Erscheinung grundsätzlich methodisch bedingt keinen Ausschluss eines eitrigen Prozesses wie hier einer Arthritis zu.

Abb. 9.1e Im anterioren LS über dem Schenkelhals ist eine echoreiche Auffüllung der Gelenkkapsel durch Hämarthros zu sehen. Die darunter liegende metaphysäre knöcherne Oberfläche zeigt einen Defekt bei einer kindlichen Schenkelhalsfraktur.

Abb. 9.1f PDw fatsat koronar: Nachweis eines deutlichen, signalangehobenen Hüftergusses rechts (Pfeil) ohne sonstige Pathologie, passend zu einer Coxitis fugax. In diesem Schnitt ist gleichzeitig Flüssigkeit in verschiedenen Gelenkabschnitten sichtbar.

Fazit:

- Coxitis fugax: Sonografie
- Rheumatische und septische Coxitis: Klinik, Sono und Labor
- Sonografie (und Doppler): Synovitis, Erosionen
- MRT kann Kapseldistension mehrerer Gelenkabschnitte gleichzeitig darstellen
- Eine septische Coxitis kann nur über Punktion und Synoviaanalyse sicher ausgeschlossen werden.

9.2 Morbus Legg-Calvé-Perthes

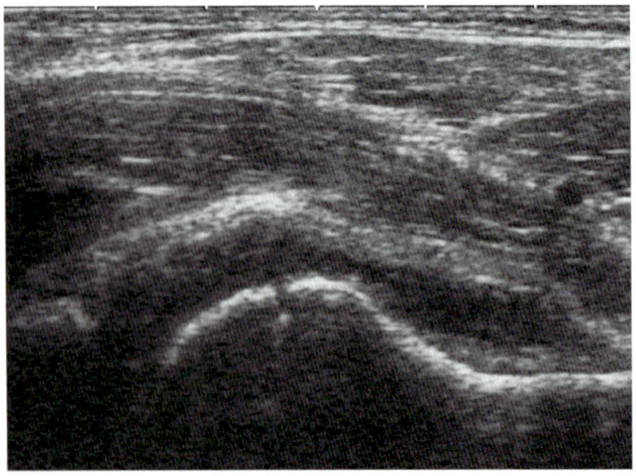

Abb. 9.2a

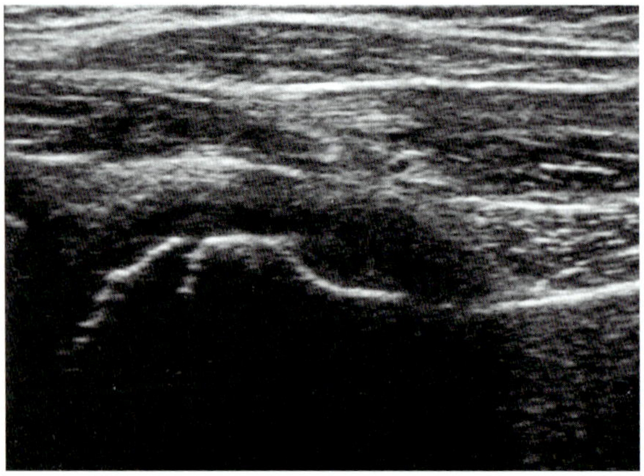

Abb. 9.2b

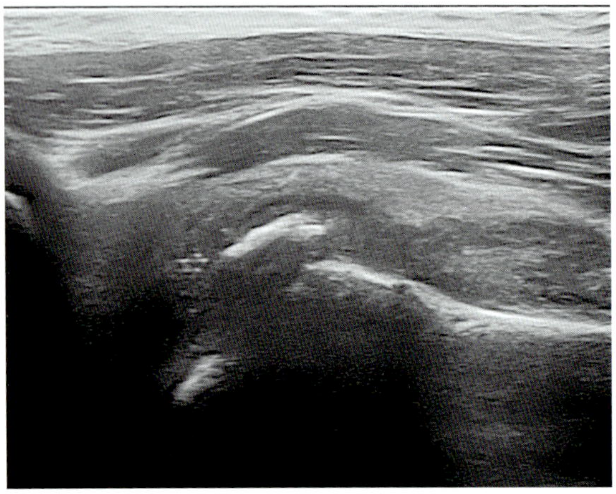

Abb. 9.2c

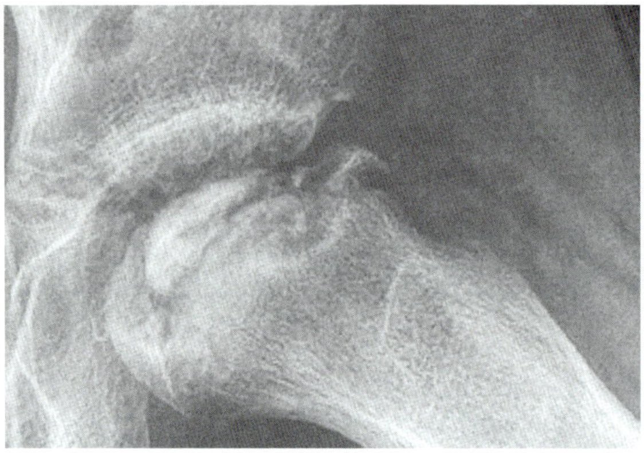

Abb. 9.2d

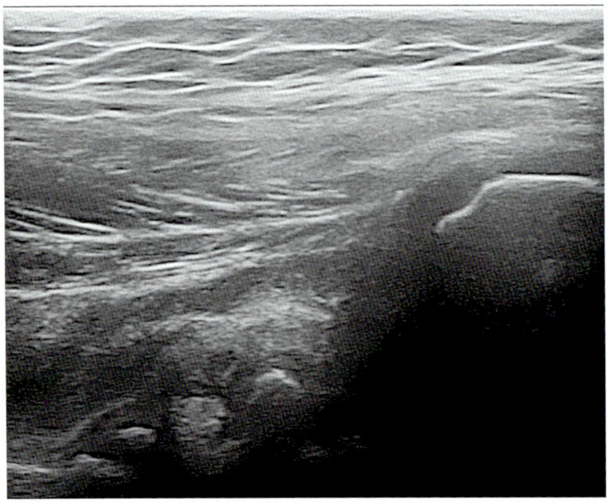

Abb. 9.2e

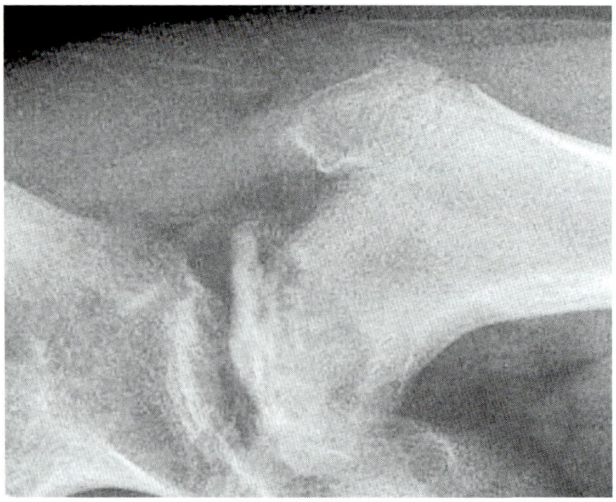

Abb. 9.2f

Fragestellung an die Bildgebung

- Stadieneinteilung: Erguss/Synovitis, beginnende knöcherne Veränderungen, Mitbeteiligung Schenkelhals, Containment: Lateralisation, Head-at-risk-Zeichen
- Verlaufskontrolle, Ausheilung, Statik (Coxa brevis, Trochanterhochstand), pathologische Kongruenz

Abb. 9.2a Im anterioren LS ist echoarmer Erguss über dem Schenkelhals zu erkennen, in frühem Stadium DD Coxitis fugax. Die echogene Gelenkkapsel ist ggf. bereits im Initialstadium wie hier aufgrund des im Vergleich zur Coxitis fugax längeren Verlaufs unregelmäßig gewellt. Die synoviale Kapsel ist echoarm verdickt. All dies führt zu einer Kapseldistension. Die knöcherne Oberfläche der Epiphyse ist noch unverändert.

Abb. 9.2b Der anteriore LS zeigt im Kondensationsstadium noch echoarme Kapseldistension, aber schon diskrete knöcherne Veränderungen, die bei einer Coxitis fugax nicht zu erwarten sind. Die echogene Epiphyse ist nicht rund, sondern unregelmäßig und wirkt verdrückt.

Abb. 9.2c und Abb. 9.2d Hier finden sich der anteriore LS (c) und die bezüglich der Darstellung bildlich korrelierende axiale Röntgenaufnahme (d) einander gegenübergestellt. In der Fragmentationsphase zeigt sich jeweils eine Abflachung der Epiphyse und ein zur pathologischen Beweglichkeit führendes anterolaterales Fragment. Es besteht noch echogen umgewandelter Gelenkerguss mit Kapseldistension. Der metaphysäre Defekt ist nur im Röntgenbild erkennbar.

Abb. 9.2e und Abb. 9.2f Hier finden sich im Vergleich zu **Abb. 9.2c und Abb. 9.2d** der laterale LS (e) und die bezüglich der Darstellung bildlich korrelierende a.p.-Röntgenaufnahme (f) einander gegenübergestellt. In der Fragmentationsphase zeigt sich jeweils eine Abflachung der Epiphyse und bereits eine leichte Lateralisation des Hüftkopfs. Der metaphysäre Defekt und die beginnende Sklerosierung der Gelenkpfanne sind nur im Röntgenbild erkennbar.

Fazit

- Sonografisch können Initial-, Kondensations- und Fragmentationsstadium differenziert werden. Pathologische Abduktion, Lateralisation und laterale Epiphysenverkalkung sind im Seitenvergleich erkennbar.
- Röntgenbild: Stadieneinteilung, Ausdehnung – mitunter zeitlich erst nach Sonobild verändert –, Verlaufskontrolle, Head-at-risk-Zeichen
- MRT: Früherkennung (Konsequenz?), Knochenödem (Mitbeteiligung Schenkelhals), Nekroseentwicklung (KM)

9.3 Knöcherne Sehnenausrisse/Apophysenläsionen

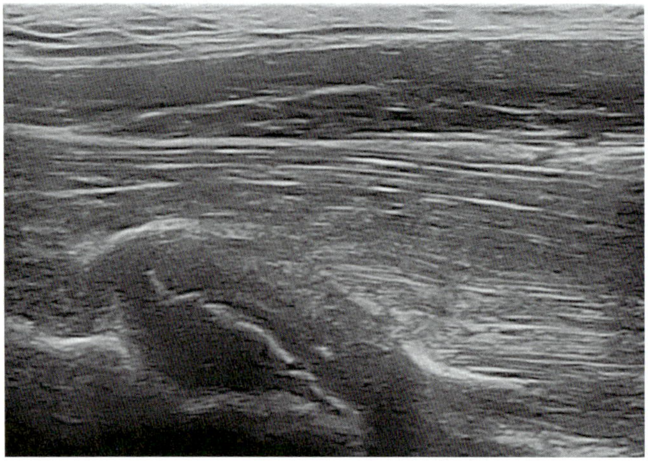

Abb. 9.3a

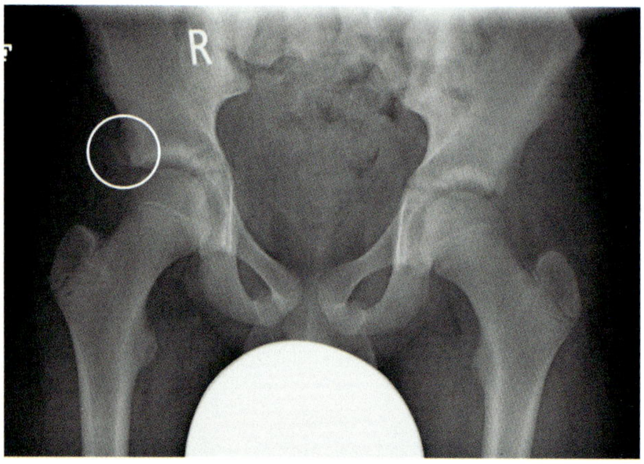

Abb. 9.3b

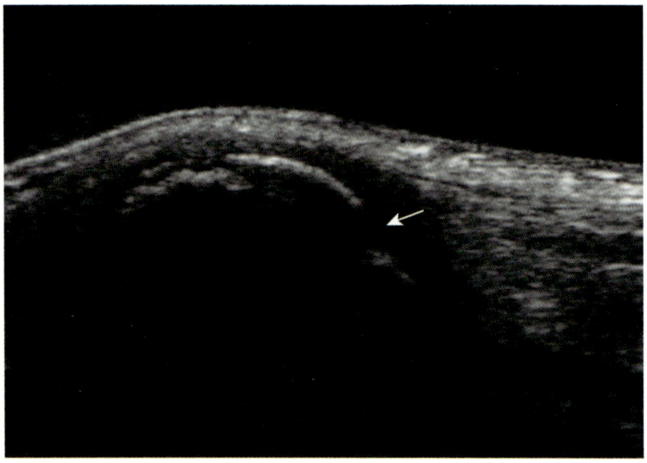

Abb. 9.3c

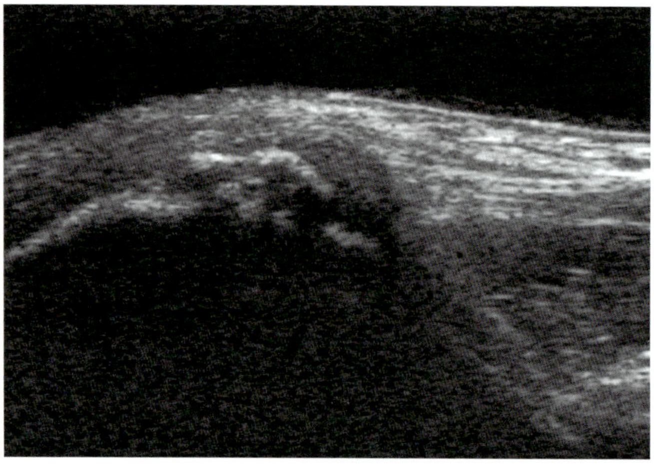

Abb. 9.3d

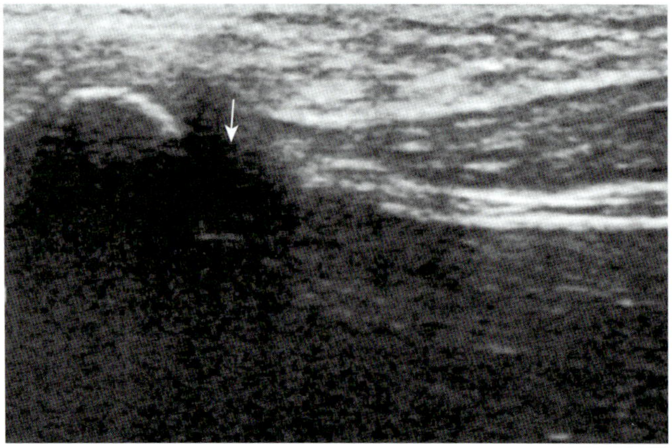

Abb. 9.3e

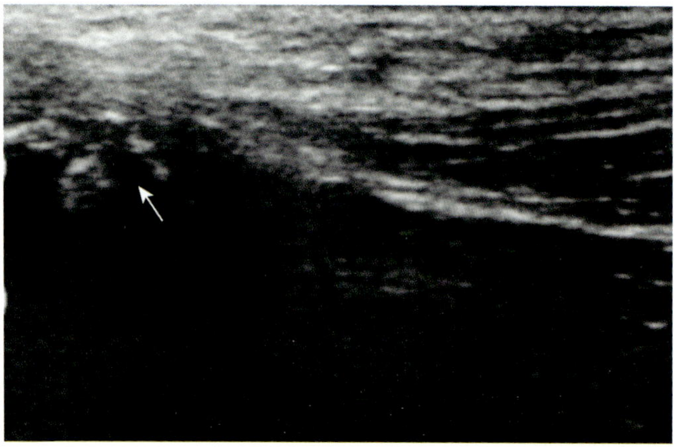

Abb. 9.3f

Fragestellung an die Bildgebung

- Lokalisation
- Hämatom
- Muskuläre oder knöcherne Verletzung
- Ausdehnung, Retraktion, Verkalkung

Abb. 9.3a Anteriorer LS Hüftgelenk über Ursprung der Rectus-Sehne an der Spina iliaca anterior inferior der beim Schuss beim Fußball verletzten Gegenseite zeigt unregelmäßige echogene Strukturen der ausgerissenen knöchernen Insertion – mit Schallschatten und leichter Distalisierung sowie echoreichem umgebenden Hämatom. Distale muskulotendinöse Verletzungen vgl. **Kap. 10.2.**

Abb. 9.3b Röntgenbild zu **Abb. 9.3a** mit deutlich sichtbarer knöcherne Schuppe nach Ausriss der Insertion des M. rectus femoris aus der rechten Hüfte (Kreis).

Abb. 9.3c LS über Beckenkamm im Bereich der Spina iliaca anterior superior der nicht verletzten Seite zeigt die offene Wachstumsfuge mit leichter Unterbrechung der echogenen knöchernen Kontur. Die Ursprungssehne des M. tensor fasciae latae inseriert beim 14-jährigen Patienten über eine echoarme Faserknorpelzone am Knochen (Pfeil).

Abb. 9.3d LS über Beckenkamm im Bereich der Spina iliaca anterior superior der beim Sprint (Ursprung des M. tensor fasciae latae) verletzten Gegenseite zeigt eine Abhebung der echoreichen knöchernen Insertion.

Abb. 9.3e Posteriorer LS über Tuber ischiadicum der nicht verletzten Seite zeigt reguläre Insertion über echoarmen Faserknorpel (Pfeil).

Abb. 9.3f Posteriorer LS über Tuber ischiadicum der beim Sprint verletzten Gegenseite zeigt unregelmäßige echoreiche aus dem Tuber (links im Bild) ausgerissene Strukturen (Pfeile) mit Schallschatten.

Fazit

- Knöcherne Ausrissverletzungen sind typisch für Adoleszente
- Sonografie (DD muskuläre/knöcherne Verletzung) und Röntgen (zur Bestätigung und für Verlaufskontrollen, z. B. Entwicklung pseudotumoröser wolkiger Ossifikation) ausreichend
- MRT zur DD bei okkulten Läsionen

9.4 Leistenschmerz

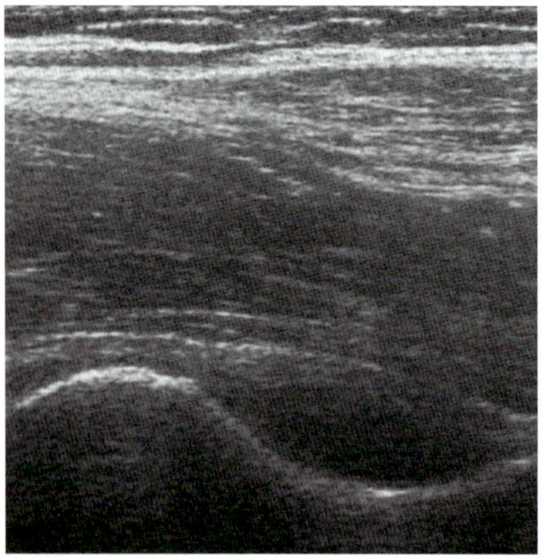

Abb. 9.4a

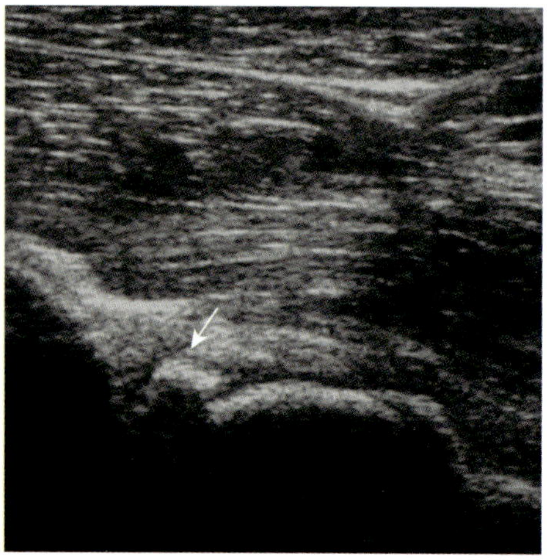

Abb. 9.4b

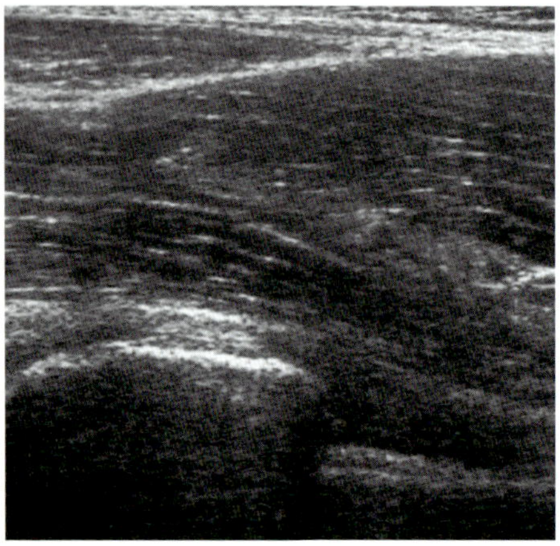

Abb. 9.4c

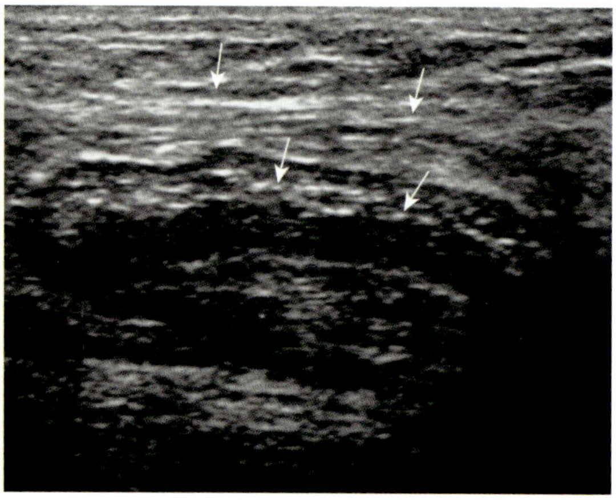

Abb. 9.4d

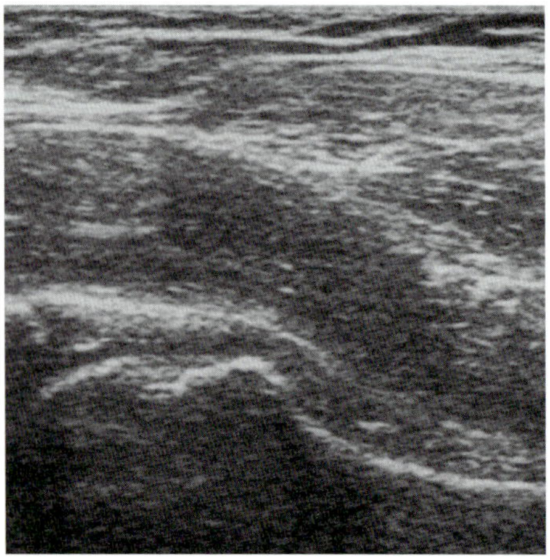

Abb. 9.4e

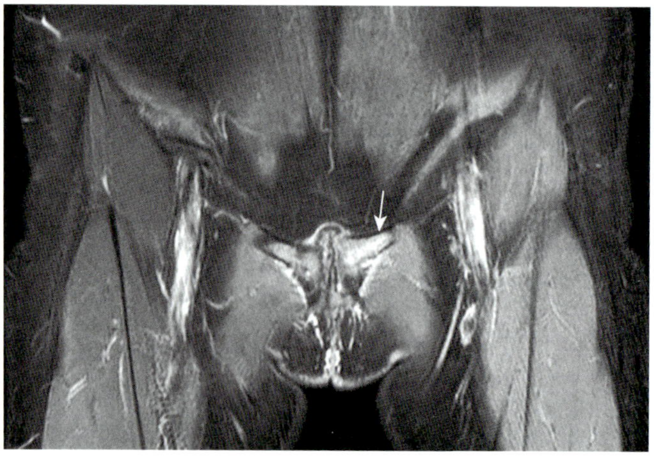

Abb. 9.4f

Fragestellung an die Bildgebung

- Hüftgelenkaffektionen: Gelenkerguss, Coxitis, Labrumveränderungen, Hüftdysplasie, Coxarthrose, femoroazetabuläres Impingement
- Insertionstendopathien: Adduktoren, M. rectus abdominis, nicht erkannte Rectus-femoris-Ausrisse
- Knöcherne Veränderungen: transitorische Osteoporose, Stressläsion Schambein, Symphysenveränderungen (Schwangere, Sportler)
- Leistenhernien
- Gefäßveränderungen: Aneurysma spurium nach Gefäßeingriffen fortgeleitet: Appendizitis, Ovarialerkrankungen, Hodenerkrankungen

Abb. 9.4a Im anterioren LS über dem Schenkelhals ist eine echoarme intraartikuläre Raumforderung durch Gelenkergussbildung zu sehen. Die Synovialis ist im anterioren Abschnitt verdickt abgebildet. Zottenbildung ist jedoch nicht zu sehen. Gegebenenfalls ist im Power-Doppler eine vermehrte Gefäßinjektion der Synovialis als Ausdruck der exsudativen Synovitis zu erkennen.

Abb. 9.4b Dieser anteriorer proximale LS über dem Hüftkopf lässt eine stark echogene Linie am Oberrand des Hüftkopfes (Pfeil) bei knöcherner Labrumdegeneration erkennen, die zu Schmerz bei Beugung und Innenrotation führte.

Abb. 9.4c Im anterioren LS über dem Hüftgelenk zeigt sich ein nach unten ausgezogener ovalär verformter Hüftkopf bei Cam-Impingement, was zu Beschwerden bei forcierter Beugung und Innenrotation führte.

Abb. 9.4d Inguinale Leistenhernien können sonografisch im Leistenschnitt erkannt werden, wenn sie groß genug sind und bei Bauchpresse eine Veränderung des Hernieninhalts (Pfeil) erfolgt. Das Leistenband grenzt sich echogen ab (Pfeilspitzen).

Abb. 9.4e Im anterior LS über dem Hüftgelenk war bei diesem Adoleszenten mit atraumatischem Hinken bei Lentaform einer Epiphysenlösung eine veränderte Position der Epiphyse im Vergleich zum Schenkelhals zu sehen. Nur bei akutem Prozess ist mit einem Hüftgelenks-Erguss zu rechnen, der dann zur Druckentlastung sonografisch unterstützt punktiert werden könnte.

Abb. 9.4f PDw fatsat koronar: kräftiges, signalangehobenes Knochenmarködem des symphysenständigen Os pubis. Linksbetont (Pfeil) ohne Frakturnachweis, bei stattgehabter Überlastung der Adduktoren, mit angedeutet ebenfalls abgrenzbarer angrenzender Ansatztendopathie, passend zu einer Stressläsion.

Fazit

- Sonografie zur primären DD mit Aussagen zu Ergussbildung, Synovialis, knöcherner Oberfläche
- MRT bei okkulten Läsionen wie Stressläsionen oder Labrumläsionen

9.5 Veränderungen am Trochanter major

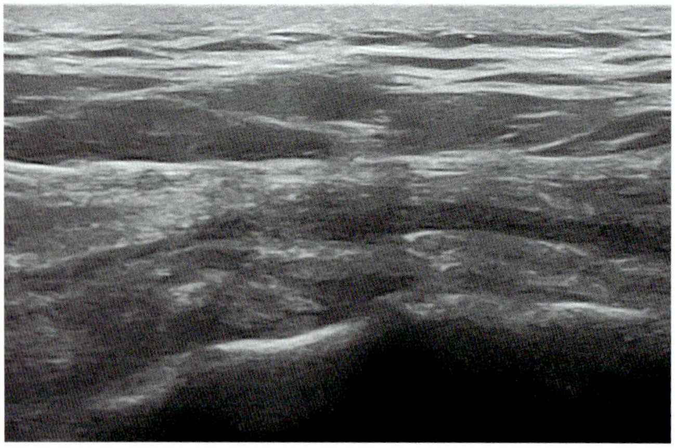

Abb. 9.5a

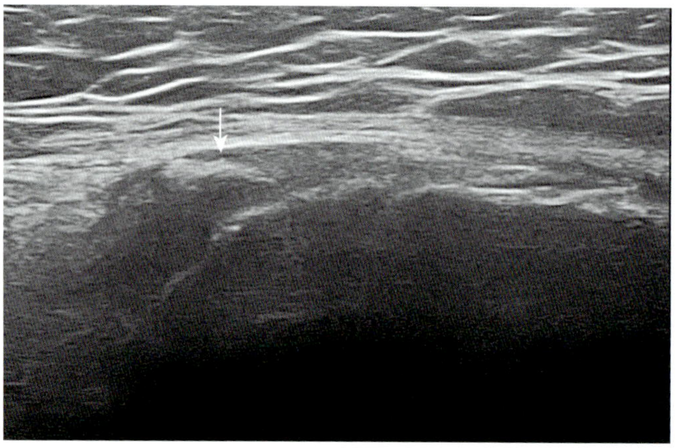

Abb. 9.5b

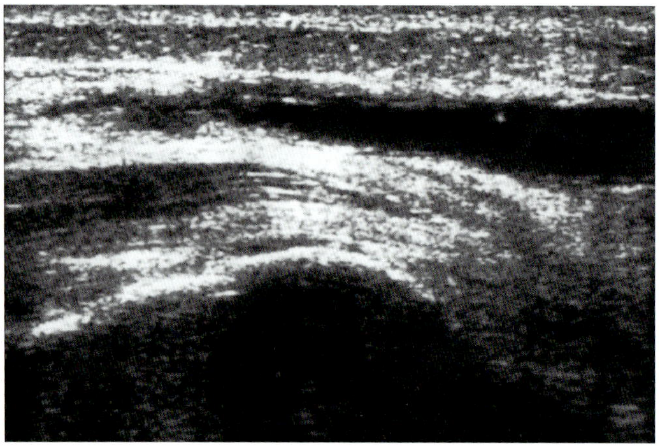

Abb. 9.5c

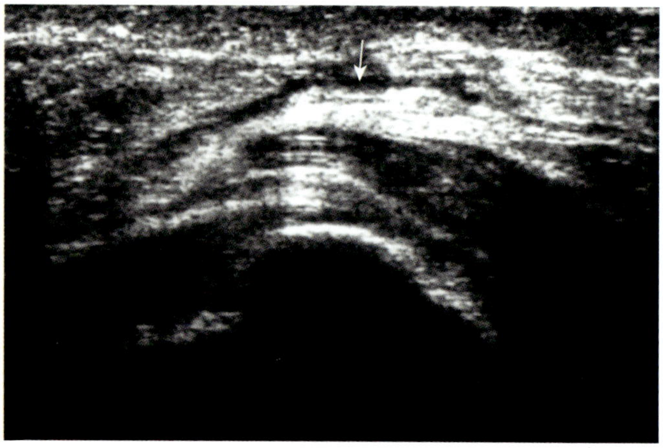

Abb. 9.5d

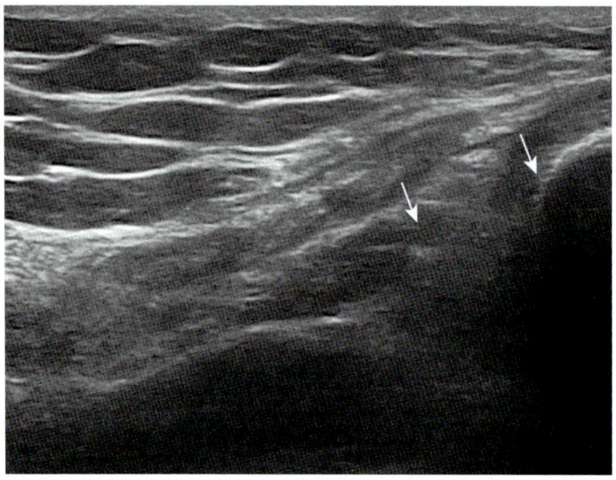

Abb. 9.5e

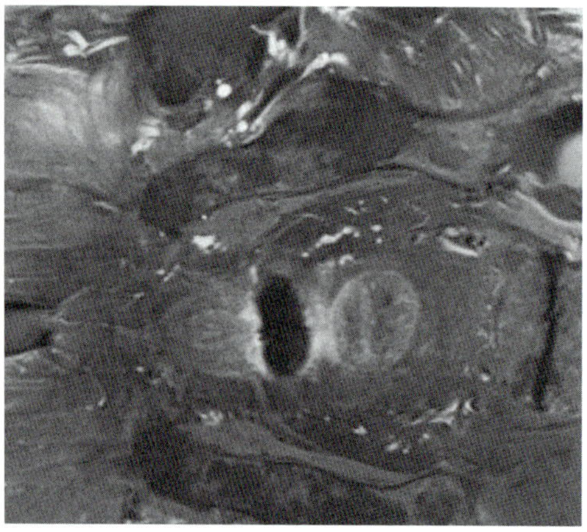

Abb. 9.5f

Fragestellung an die Bildgebung

- Flüssigkeitsfüllung
- Verdickung oder Verkalkung der Bursa
- Hämatobursa
- Septische Bursitis
- Insertionstendopathie

Abb. 9.5a Im lateralen LS über dem Trochanter major findet sich eine echoarme Zone unter dem Tractus iliotibialis als Ausdruck einer Bursopathie. In den meisten Fällen einer klinisch vermuteten „Bursitis" ist jedoch kein sonografisches Korrelat zu finden.

Abb. 9.5b Der laterale LS über dem Trochanter major zeigt eine echoreiche Formation unterhalb des Trochanter major bei der seltenen Form einer kalzifizierenden Bursopathie (Pfeil).

Abb. 9.5c Nach Kontusionsverletzung findet sich im lateralen LS über dem Trochanter major ein oberhalb des Tractus iliotibialis gelegenes ausgedehntes annähernd echofreies Hämatom.

Abb. 9.5d Im TS zeigt sich das Hämatom durch zu viel Auflagedruck exprimiert (Pfeil).

Abb. 9.5e Der laterale LS oberhalb des Trochanter major zeigt einen knöchernen Ausriss der kleinen Glutäen aus dem Trochanter major (Pfeile).

Abb. 9.5f Pd fatsat koronar: Ausriss des Gluteus medius und zumindest partielle Ruptur des Gluteus minimus sowie Partialruptur des Tractus iliotibialis mit Hämatom bei Z. n. Trauma und Vorschädigung durch prolongierte Kortisongabe.

Fazit

Sonografie ausreichend

9.6 Glutealabszess, Glutealhämatom

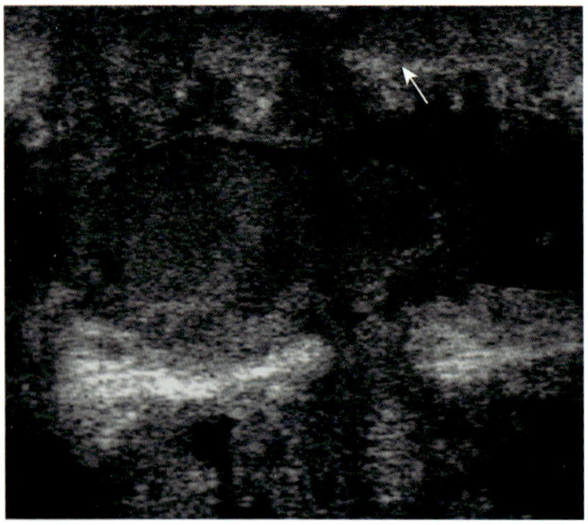

Abb. 9.6a

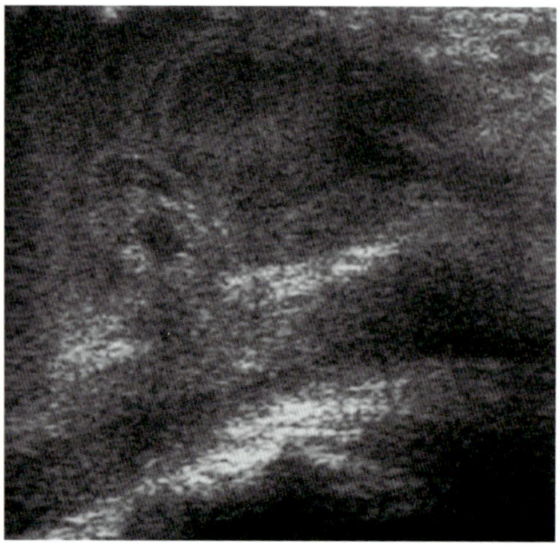

Abb. 9.6b

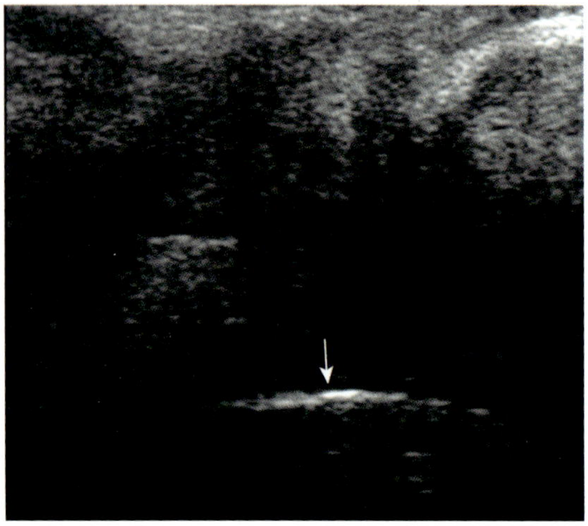

Abb. 9.6c

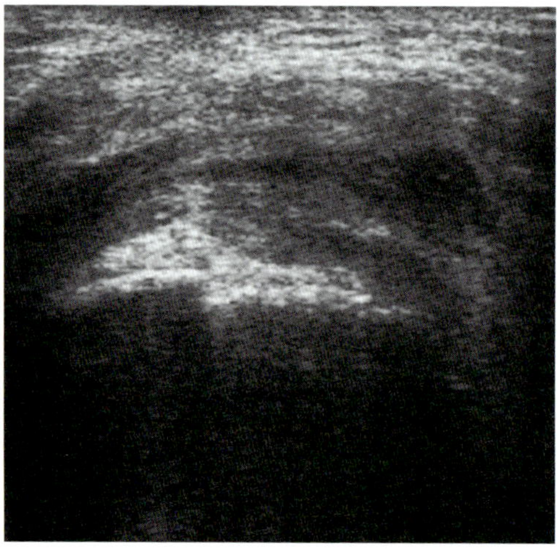

Abb. 9.6d

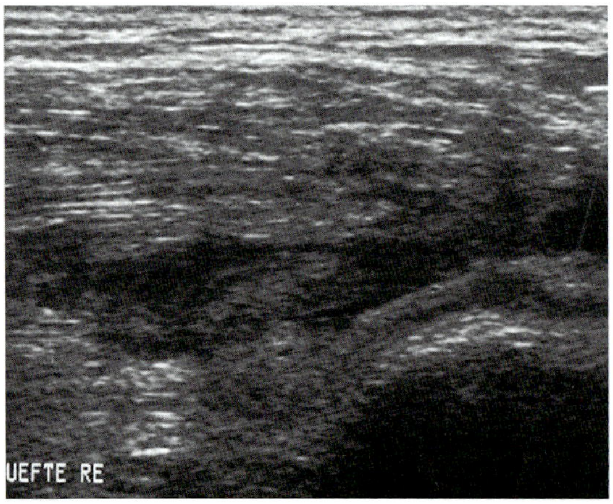

Abb. 9.6e

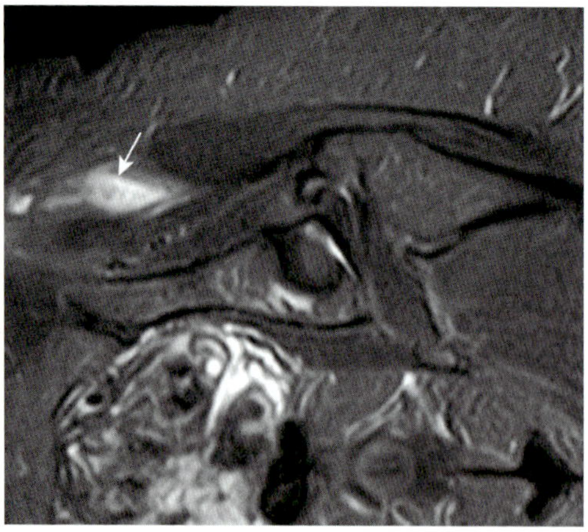

Abb. 9.6f

Fragestellung an die Bildgebung

- Abgrenzbare Läsion, flüssig, weichteilig oder solide
- Punktionsfähigkeit
- Verlaufskontrolle

Abb. 9.6a Im glutealen LS findet sich eine ausgedehnte echoreiche Raumforderung unterhalb der nach operativen Eingriffen atrophen kleinen Glutäen (Pfeil) mit Defekt in der echoreichen Muskelfaszie oberhalb der Außenrotatoren. In der dynamischen Untersuchung durch Kompression/Dekompression zeigte sich eine Durchlässigkeit dieser Grenzschicht und eine transmurale Wanderung der Flüssigkeit, die sich nach sonografisch gestützter Punktion als Eiter erwies.

Abb. 9.6b Glutealer TS zu **Abb. 9.6a**, der das große Volumen des eitrigen Abszesses zeigt.

Abb. 9.6c Monate nach von posterior eingebrachter Hüftendoprothese (TEP) stellt sich die Gesäßmuskulatur im glutealen LS noch unregelmäßig dar. Oberhalb des als stark echogen sichtbaren Prothesenkopfes (Pfeil) zeigt sich das postoperative Hämatom noch inhomogen. Eine Neokapsel ist noch nicht abgrenzbar.

Abb. 9.6d Der TS zu **Abb. 9.6c** zeigt die Querausdehnung des Prozesses.

Abb. 9.6e Im glutealen LS zeigt sich nach tiefer intramuskulärer Injektion ein etwas inhomogenes teils echofreies, teils echoarmes, mäßig gut abgrenzbares Hämatom unterhalb der kleinen Glutäen.

Abb. 9.6f PDw fatsat koronar: Die PDw-Schicht zeigt eine Flüssigkeitseinlagergung (Pfeil) im linken M. gluteus medius. Abszess des Muskels nach intramuskulärer Injektion.

Fazit

- Sonografie ausreichend
- Da die Kernspintomografie methodisch bedingt mit erheblichen Artefakten einhergeht, kommt bei postoperativer Schwellung und Rötung der Sonografie eine besondere Rolle zu.

9.7 Coxarthrose, Coxarthritis

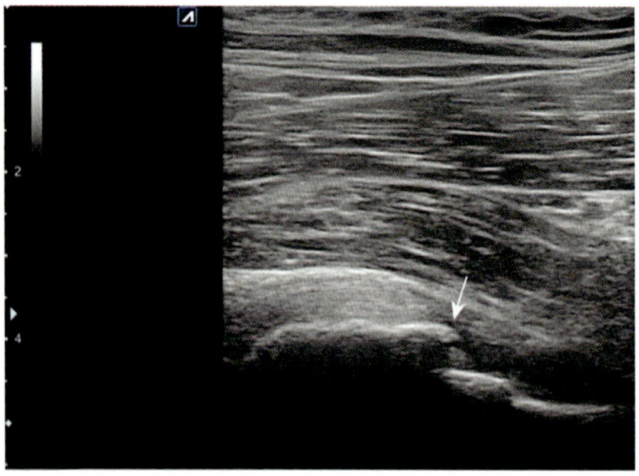

Abb. 9.7a

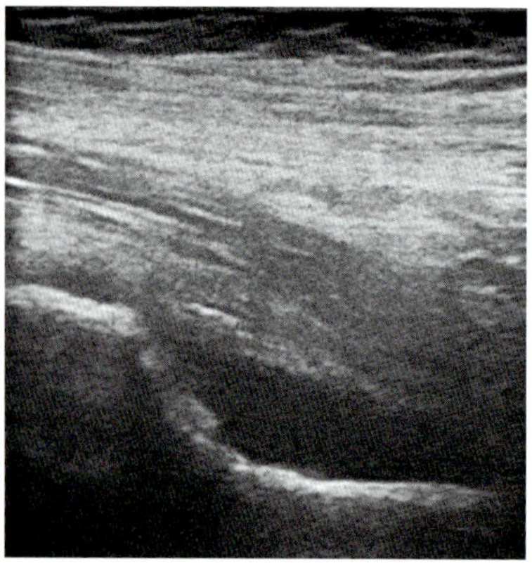

Abb. 9.7b

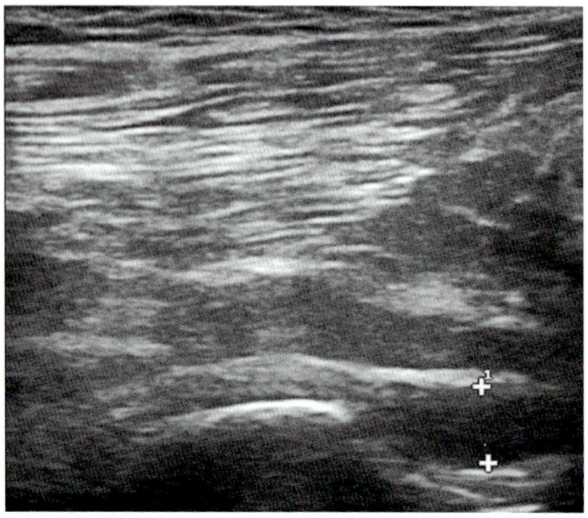

Abb. 9.7c

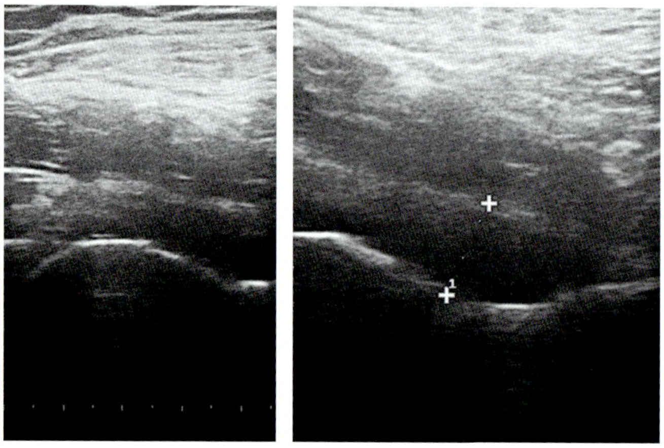

Abb. 9.7d

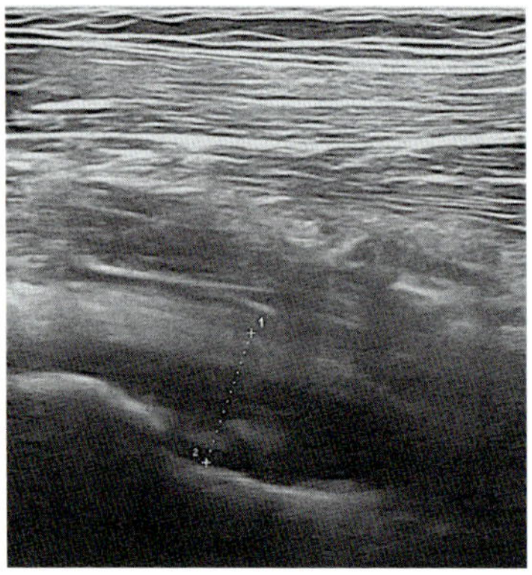

Abb. 9.7e

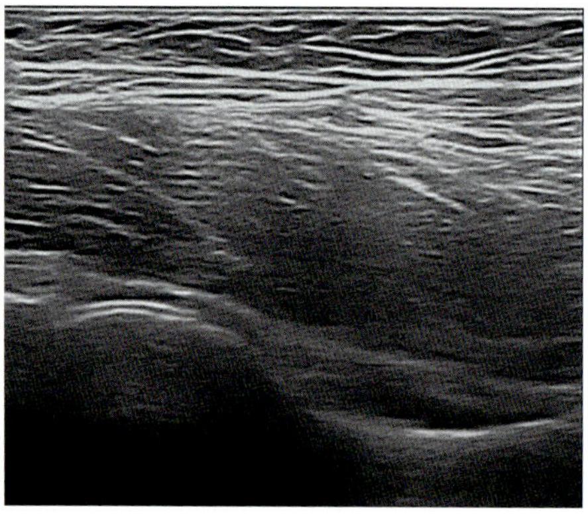

Abb. 9.7f

Fragestellung an die Bildgebung

- Coxarthrose: ossäre Veränderungen (Appositionen, Stufenbildung, Hüftkopfentrundung). Bei aktivierter Arthrose: Kapseldistension durch Erguss, synoviale Zysten
- Coxitis
  - Unspezifisches Zeichen: konvexe Abhebung der Gekenkkapsel vom Schenkelhals (anterior/posterior). Pathologisch > 8 mm mit Seitendifferenz
  - Spezifisch: perikapitale Synovitis mit synovialer Proliferation, Erguss, Pannus, synoviale Zysten. Untersuchung statisch und dynamisch (Rotation, Flexion, Extension)
  - Ossäre Zeichen: Kortikalisunterbrechung, Usuren/Erosionen. Im PD: Hypervaskularisierung, wegen großer Eindringtiefe schwierig darzustellen.

Abb. 9.7a Im anterioren LS ist bei aktivierter Coxarthrose die Gelenkkapsel über der echogen sichtbaren knöchernen Oberfläche durch echoarmen Erguss abgehoben. Darunter findet sich echoarm die Synovialis verbreitert. Distal des Hüftkopfs lässt sich eine osteophytäre Ausziehung erkennen (Pfeil). Der Fokus am linken Bildrand zeigt an, dass die relevanten Strukturen sehr tief liegen.

Abb. 9.7b Anteriorer LS: Kapseldistension insbesondere im distalen Kapselabschnitt, keine perikapitale Kapselabhebung bei aktivierter Coxarthrose. Die Kapsel ist verbreitert und echogen infolge der chronischen Belastung. Der Recessus ist mit echofreiem Erguss ausgefüllt ohne Synovitis. Hüftkopf kaudal leichtgradig entrundet mit angedeuteter Stufenbildung.

Abb. 9.7c Posteriorer LS: Unspezifische Zeichen bei Coxitis sind Exsudationen – echoarme, echofreie Ausfüllung des Recessus. Die liquide Füllung führt zur Schallverstärkung mit starken Reflexen am Knochen, anterior und posterior. Hierbei ist eine subtile dynamische Untersuchung unerlässlich, um kleine, beginnende Ergüsse zu erfassen.

Abb. 9.7d Spezifische Zeichen bei Coxitis:

1. Perikapitale Synovitis
2. Erweiterter abgerundeter Recessus inferior mit max. Breite über 8 mm
3. Echoarme Synovitis im Recessus
4. Echoarme Füllung des Gelenkspalts (Synovitis), dadurch erhöhter Kontrast und leichtere Abgrenzung des Spaltes
5. Vereinzelte oder multiple Erosionen (nicht abgebildet)
6. Hyperperfusion der Neovaskularisation in der Synovitis

Abb. 9.7e Anteriorer LS mit konvexer Kapselabhebung und abgerundetem Kapselansatz distal am Schenkelhals. Intraartikulär ist die Synovitis inhomogen, der Hüftkopf abgeflacht mit osteophytärer Stufenbildung. Der Kapsel-Kortikalis-Abstand wird am Übergang zum Schenkelhals gemessen. Es sollte immer ein Seitenvergleich gemacht werden.

Abb. 9.7f Anteriorer LS bei 46-jährigem Patient mit Chondrocalzionose. Die Gelenkkapsel ist nur im distal leicht abgehoben bedingt durch einen geringradigen, echoarmen Erguss. Die auffallend echogene Linie parallel zum kortikalen Reflex entspricht intrahyalinen CPPD Kristallablagerung. Der Knorpel ist deutlich verschmälert.

Fazit

- Sonografie: ausreichend zur Beantwortung Erguss, Synovitis, kortikale Deformierungen
- Röntgen: Arthrosezeichen (**Kap. 3.3**), Hüftdysplasie, Coxa vara epiphysaria, Fehlstellung nach Trauma (Fraktur)
- MRT bei Knochenödem, transienter Osteoporose, Knorpelschaden, Ausmaß Destruktion, Geröllzysten, synovialen Zysten

9.8 Weitergehende Fragestellung an die Bildgebung: Kinderhüfte

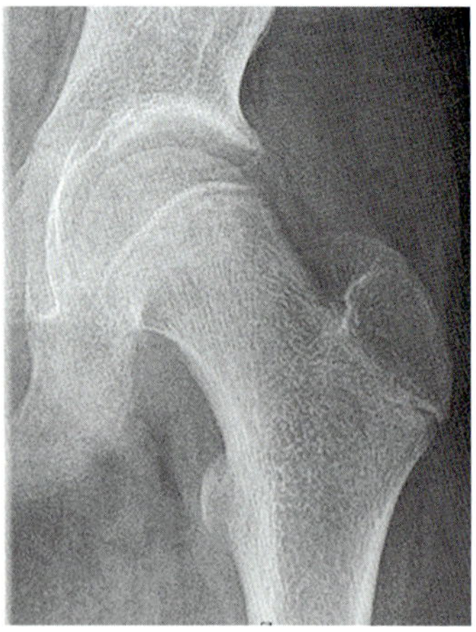

Abb. 9.8a

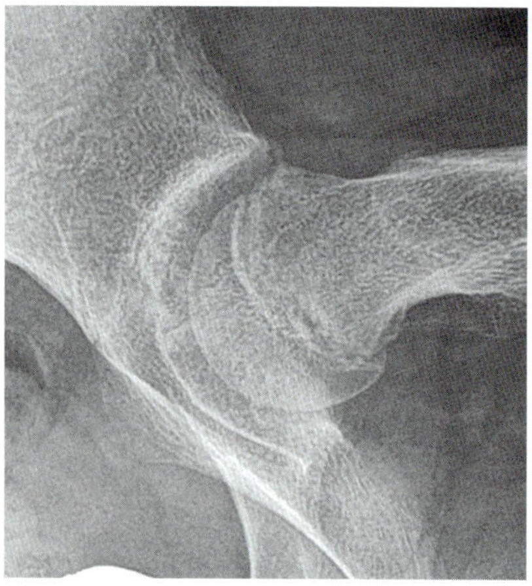

Abb. 9.8b

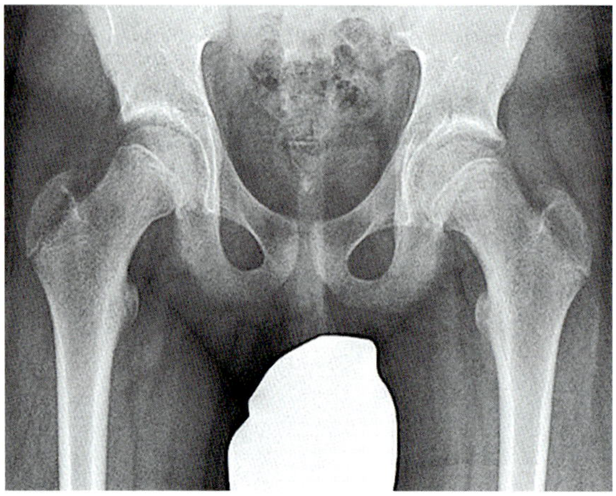

Abb. 9.8c

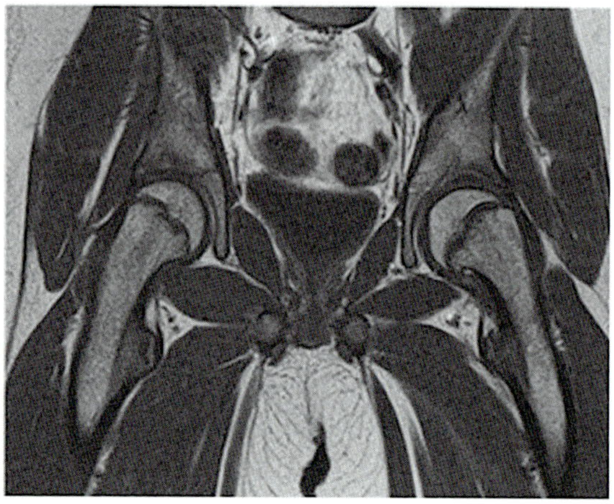

Abb. 9.8d

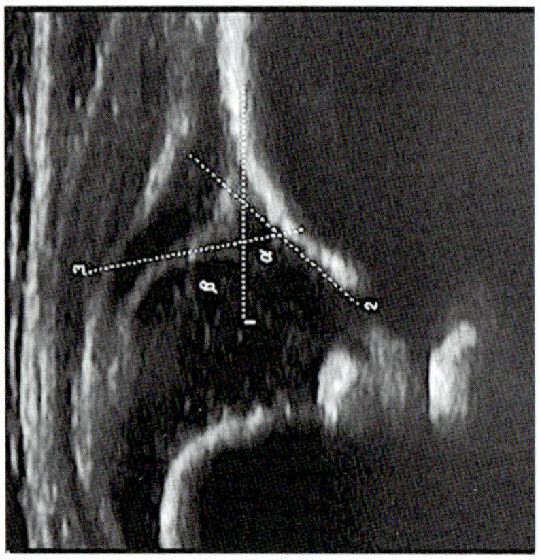

Abb. 9.8e

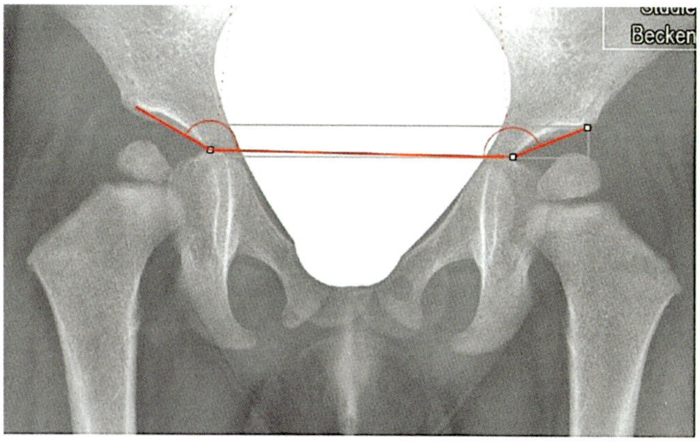

Abb. 9.8f

Abb. 9.8a Röntgenbild linke Hüfte AP: In dieser Ebene ist die Diagnose der abgerutschten Hüftkopfepiphyse nicht sicher zu stellen, sodass zwingend eine zweite, axiale Ebene notwendig ist. Je nach Dauer der Beschwerden wird zwischen akuter, chronischer und akut-auf-chronischer Epiphysiolysis capitis femoris (ECF) unterschieden.

Abb. 9.8b Röntgenbild linke Hüfte Lauenstein: In der axialen Aufnahme nach Lauenstein wird die Hüfte 45° abduziert und flektiert. Es zeigt sich die Epiphysiolysis am Hüftkopf. Zudem wird der Abrutschwinkel nach Southwick berechnet, um den Schweregrad der ECF einteilen zu können (mild bis 30°, moderat 30–50°, schwer über 50°). Dies ist wichtig für die Prognose, da das Risiko einer Durchblutungsstörung durch Verletzung der Gefäßversorgung am Hüftkopf mit zunehmendem Abrutschwinkel steigt.

Abb. 9.8c Röntgen Beckenübersicht: Hier zeigt sich die Wachstumsfuge am linken proximalen Femur, diskret verbreitert im Vergleich zur rechten Seite. Da die ECF im Verhältnis 4:1 beidseitig vorkommt, ist eine Beckenübersicht indiziert.

Abb. 9.8d MRT Becken, T1 FSE koronar: Um die Durchblutung des Hüftkopfes zu überprüfen, ist eine MRT beider Hüften zu empfehlen. Diese ist präoperativ durchzuführen, da es auch im Rahmen der Operation mittels geschlossener Reposition und Verschraubung zu einer Gefäßverletzung kommen kann. Medial zeigt sich eine deutlich verbreiterte Wachstumsfuge. Bei dem Patienten handelte es sich um eine chronische ECF. Daher ist kein relevanter Gelenkerguss zu sehen.

Abb. 9.8e Säuglingssonografie nach Graf rechte Hüfte: Es zeigt sich ein Typ D nach Graf mit $\alpha = 49°$ und $\beta = 79°$ bei einem 5 Wochen alten Säugling. Die knöcherne Formgebung ist mangelhaft und das Knorpeldach verbreitert. Es erfolgte die Anlage einer Repositionsbandage (Pavlik) bis zum Erreichen eines Hüfttyps I nach Graf mit der Empfehlung eines Röntgenbilds im Laufalter.

Abb. 9.8f Jede behandelte Hüftdysplasie muss nach Laufbeginn zum Ausschluss einer Restdysplasie radiologisch kontrolliert werden. Das im Alter von 2,5 Jahren durchgeführte Kontrollröntgenbild zeigt rechts trotz sonografischer Ausheilung noch eine leichte knöcherne Restdysplasie mit einem AC-Winkel von 30° sowie eine diskrete Hüftkopfaufbaustörung.

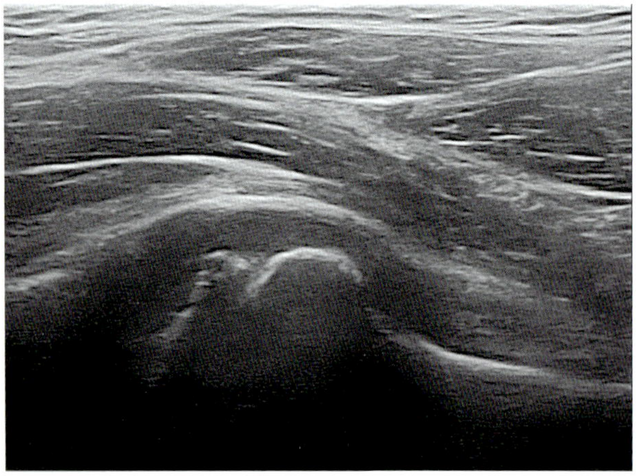

Abb. 9.8g

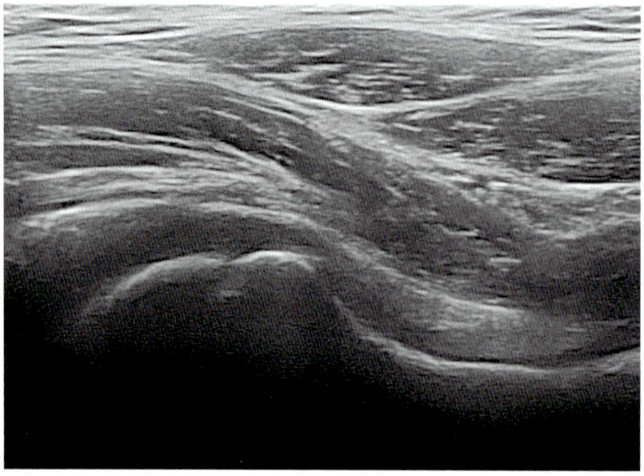

Abb. 9.8h

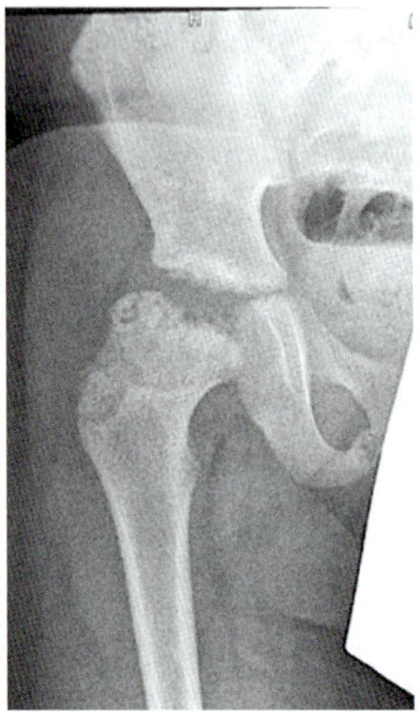

Abb. 9.8i

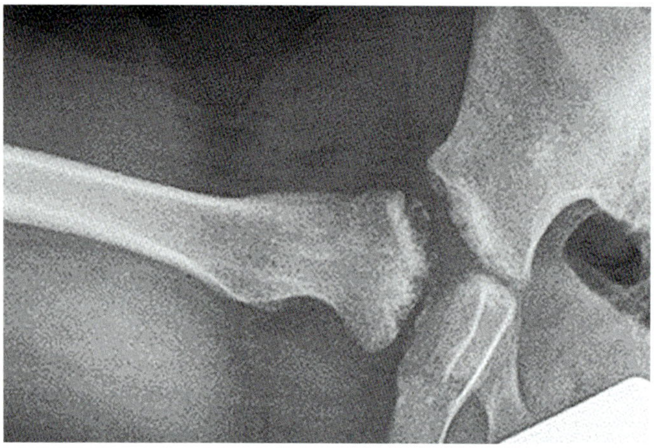

Abb. 9.8j

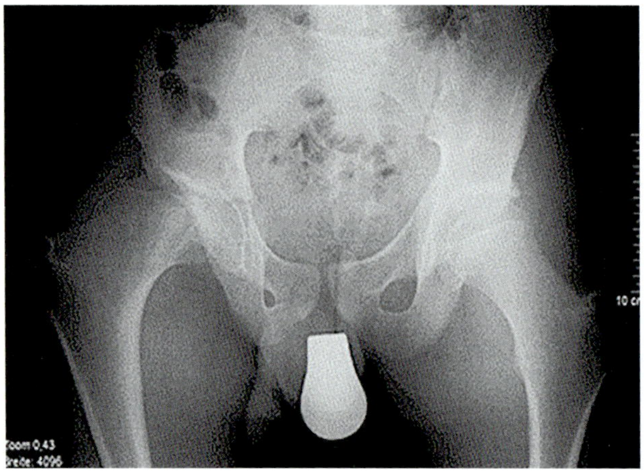

Abb. 9.8k

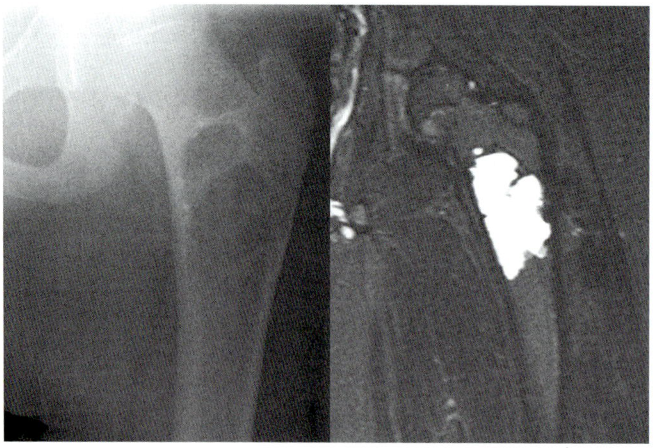

Abb. 9.8l

Fragestellung an die Bildgebung

- Hüftdysplasie nach dem ersten Lebensjahr: Beckenübersicht: Restdysplasiezeichen?
- Bei klinischem Verdacht Röntgen, MRT bei V. a. Osteonekrose und Chondrolyse
- Morbus Perthes: DD zur Coxitis fugax: knöcherne Veränderungen?
- V. a. Neubildung: Röntgen und MRT zur Abklärung und ggf. Therapieplanung

Abb. 9.8g Sonografie rechte Hüfte: Morbus Perthes im Fragmentationsstadium mit dem typischen scholligen Zerfall der Epiphyse. Im Vergleich zu **Abb. 9.8h** zeigt sich der Hüftkopf entrundet und die Epiphyse fragmentiert, diskreter Gelenkerguss als Reaktion auf die Umbauprozesse. Die Gelenkkapsel ist nicht relevant verdickt. Die Sonografie wird als erstes Diagnostikum, primär als Abgrenzung zu Differenzialdiagnosen wie der Coxitis fugax angewandt. Initial findet sich Kapseldistension mit Erguss, im weiteren Verlauf knöcherne Defekte und ggf. im lateralen LS pathologische Abduzierbarkeit.

Abb. 9.8h Sonografie linke Hüfte: Hier zeigt sich sonografisch ein normwertiges Hüftgelenk mit rundem Kopf ohne Gelenkerguss. Die Sonografie wird als erstes Diagnostikum, primär als Abgrenzung zu Differenzialdiagnosen wie der Coxitis fugax angewandt. Initial findet sich eine Kapseldistension mit Erguss, im weiteren Verlauf knöcherne Defekte und ggf. im lateralen LS pathologische Abduzierbarkeit.

Abb. 9.8i Röntgen a. p. rechte Hüfte: Übergang von Fragmentations- zu Reparationsstadium mit einer Coxa magna. Die Epiphyse ist noch fragmentiert, man erkennt jedoch schon eine beginnende Rundung des Kopfes. Es gibt zahlreiche Klassifikationen zur Einteilung des Schweregrades des Morbus Perthes. Herring teilt den Kopf in eine mediale, zentrale und laterale Säule ein. Hier sind > 50 % der lateralen Säule beteiligt (Typ C). Der Kopf scheint in dieser Ebene nach lateral subluxiert.

Abb. 9.8j Im axialen Röntgen zu **Abb. 9.8i** zeigt sich der Hüftkopf vollständig zentriert mit gutem Containment. Dies zeigt, dass eine Therapieentscheidung, vor allem aber Operationsindikationen, immer anhand von mindestens zwei Ebenen gestellt werden müssen. Hier zeigen sich als prognostisch ungünstige Head-at-risk-Zeichen: laterale Kalzifikation, metaphysäre Beteiligung und Horizontalisierung der Epiphysenfuge.

Abb. 9.8k Röntgen BÜ: Nach varisierender Umstellungsosteomie bei Früh-Perthes zeigt sich ein entrundeter, deutlich verformter Hüftkopf mit verkürztem Schenkelhals und Trochanterhochstand. Durch den lateralen „Bump“ sowie die Lateralisation des Kopfes kann es frühzeitig zur schmerzhaften „Hinge Abduction“ mit Bewegungseinschränkung kommen. Dieser Patient war nahezu beschwerdefrei, sodass vorerst keine Korrektur der Fehlstellung im Sinne einer Valgisation und SH-Verlängerung empfohlen wurde.

Abb. 9.8l Röntgen linke Hüfte a. p. (links) und MRT PD FS koronar (rechts): 8-jähriger Junge mit juveniler Knochenzyste. Diese häufige, nicht neoplastische Läsion tritt oft am proximalen Femur auf und heilt mit dem Wachstumsabschluss meist alleine aus. Durch Aufbrauch des Femurknochens kann es jedoch zu Frakturen kommen. Sonografisch kann dann ein Hämarthros sichtbar werden. Röntgendiagnostik ist zur Abklärung obligat.

Fazit

- Röntgen Beckenübersicht nach dem ersten Lebensjahr in Rückenlage mit gestreckten und ca. 15–20° nach innen rotierten Beinen
- Die akute ECF ist ein kinderorthopädischer Notfall, vergleichbar mit einer Schenkelhalsfraktur beim Erwachsenen. Diagnose und ggf. OP-Planung durch Röntgenbild als Goldstandard. Gegenseite immer ebenfalls röntgen (Beckenübersicht und beide Hüftgelenke axial).
- Morbus Perthes: Detektion knöcherner Veränderungen sonografisch möglich, Röntgen bei zunehmender Bewegungsminderung und Schmerz und zur Bestimmung des Schweregrads
- Unklare Neubildungen: Röntgen und Schnittbildgebung

9.9 Weitergehende Fragestellung an die Bildgebung: Erwachsenenhüfte

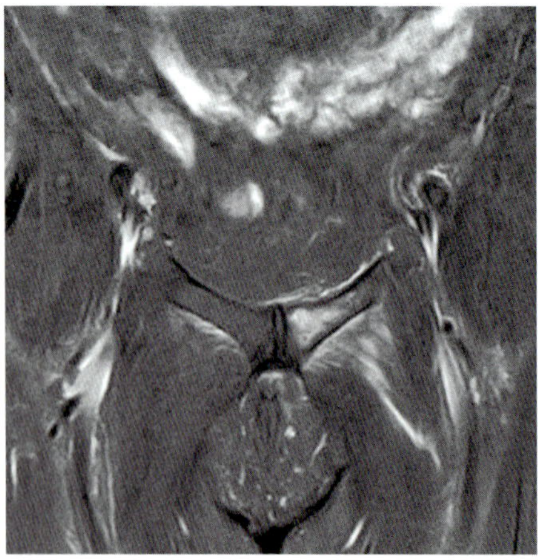

Abb. 9.9a

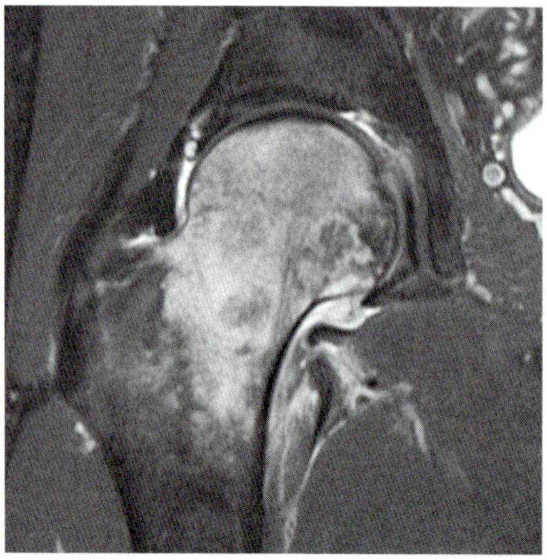

Abb. 9.9b

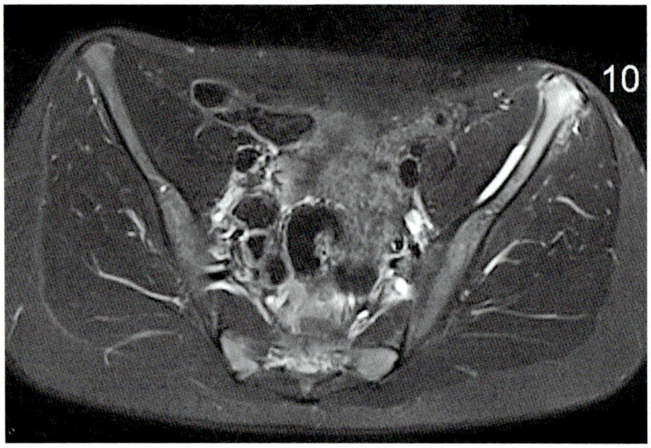

Abb. 9.9c

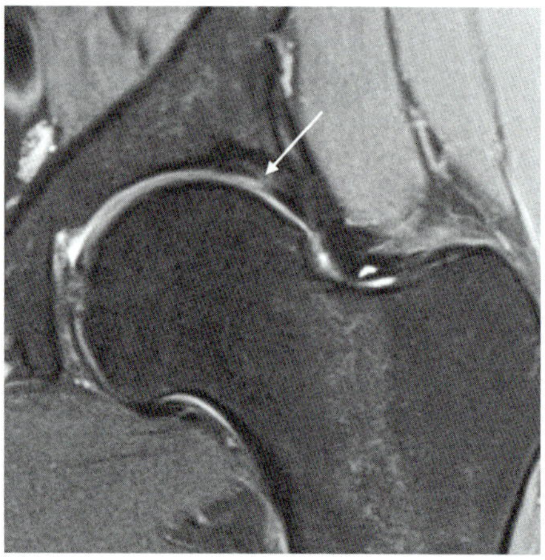

Abb. 9.9d

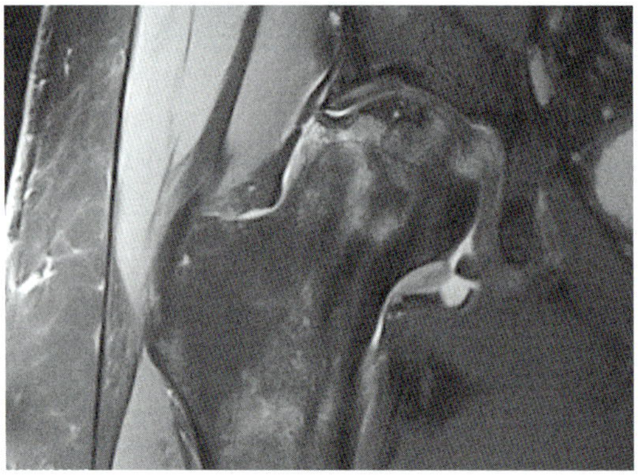

Abb. 9.9e

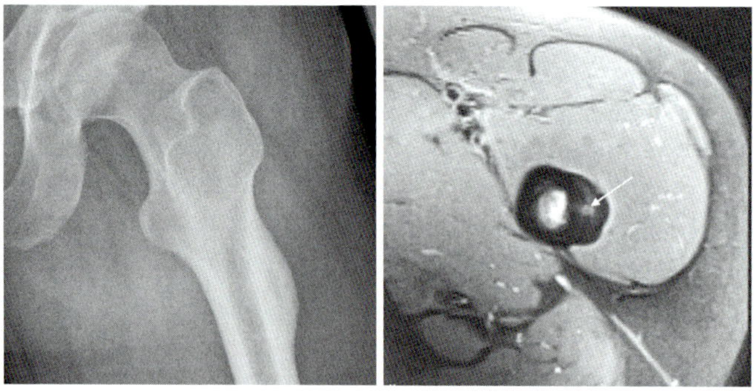

Abb. 9.9f

Fragestellung an die Bildgebung

- Apophysenläsionen, inzipiente Epiphysenlösung
- Femoroacetabuläres Impingement/Labrumläsionen
- Knochenödeme, Symphysitis., Hüftkopfnekrose
- Tiefe Hämatome und Bursitiden, Glutealabszess
- Tumore, Iliosakralarthritis

Abb. 9.9a Native MRT PD FS koronar: 22-jähriger Fußballspieler mit Stressfraktur des linken Os pubis, angrenzend an die Symphyse mit begleitendem Knochen- und angrenzendem Weichteilödem.

Abb. 9.9b Native MRT PD FS koronar: 57-jähriger Patient mit spontan aufgetretener Coxalgie rechts. Transiente Osteopenie mit homogenem Ödem des Femurkopfes und Schenkelhalses bis in die Intertrochantärregion. Kein Nachweis einer assoziierten (subchondralen) Insuffizienzfraktur. Typischer begleitender Gelenkerguss.

Abb. 9.9c MRT axiale STIR: 13-jährige Turnerin nach einem harten Wettkampf. Signalerhöhung bei Apophysitis am linken Beckenkamm.

Abb. 9.9d Native MRT PD FS koronar: Patient mit Impingement-Symptomatik. Einriss am chondrolabralen Übergang mit angrenzend tiefliegender Knorpeldelamination (Pfeil) und Wulstbildung am Übergang der Femurkopfkalotte zum Schenkelhals als ursächliches Korrelat eines Cam-Impingements.

Abb. 9.9e Native MRT PD FS koronar: Bei einem Patienten mit Churg-Strauss-Syndrom und Kortisontherapie zeigen sich in der der rechten Hüfte eine ausgedehnte Hüftkopfnekrose mit Einbruch der Gelenkfläche, deutlichem Knochenödem. Weder Ödem noch Gelenkerguss sind beweisend für eine frische Nekrose.

Abb. 9.9f Dieses Osteoidosteom zeigt im a.p.-Röntgenbild (links) am proximalen lateralen Femur eine wulstförmig verdickte Kompakta, ebenso in der nativen MRT PD FS transversal (rechts) mit zudem Nachweis des zentralen Nidus (Pfeil) wodurch sich das Osteoidosteom beweisen lässt.

Fazit

- Becken-Hüft-Region komplex, tiefe Gewebeschichten
- Röntgen als Erstdiagnostik bei knöchernen Verletzungen und Coxarthrose
- CT bei komplexen Traumen, ggf. 3D-Rekonstruktion
- MRT für spezifische Knorpeldiagnostik wie Apophysen- und Epiphysenveränderungen und Labrum, Detektion kleinster bzw. tiefer Muskel- und Sehnenverletzungen und tiefer Bursitiden, räumliche Abgrenzung größerer in der Sonografie nicht mehr erfassbarer Läsionen und Knochenbinnenveränderungen wie Stressläsionen, Ödeme, Tumore und bei Iliosakralarthritis.
- Ergänzende i. v.-Kontrastmittelgabe bei Entzündungen und Tumoren. MR-Arthrografie zur verbesserten Sensitivität bei Labrumläsionen und Knorpelläsionen.

KAPITEL

10 Oberschenkel

10.1 Verletzungen der Adduktorenmuskulatur

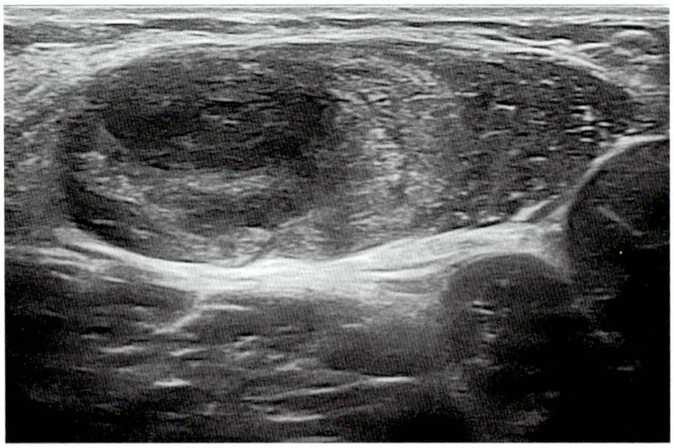

Abb. 10.1a

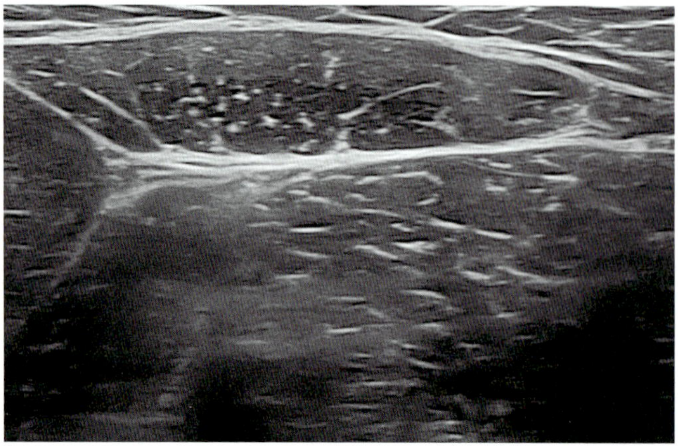

Abb. 10.1b

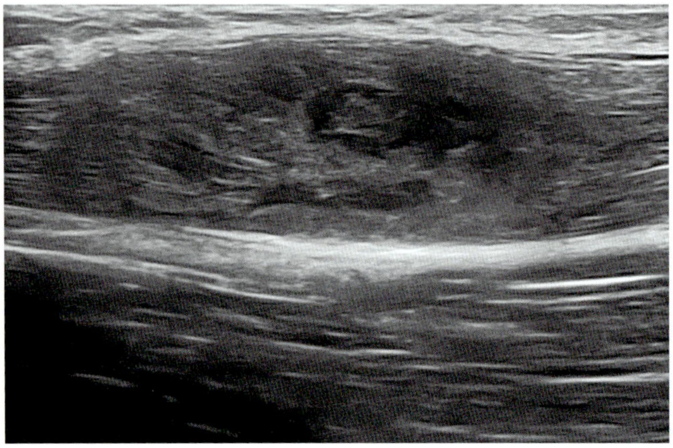

Abb. 10.1c

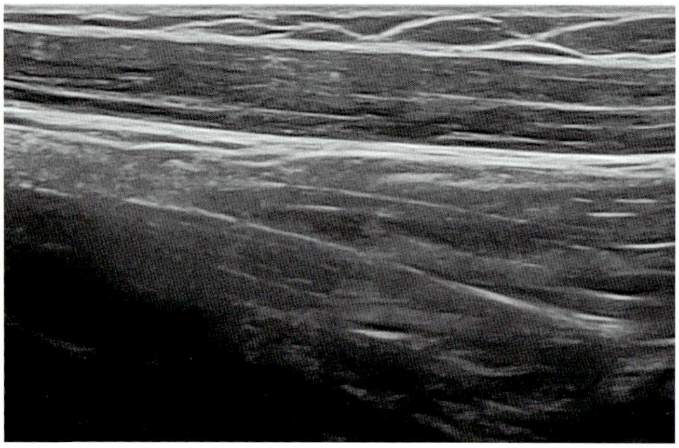

Abb. 10.1d

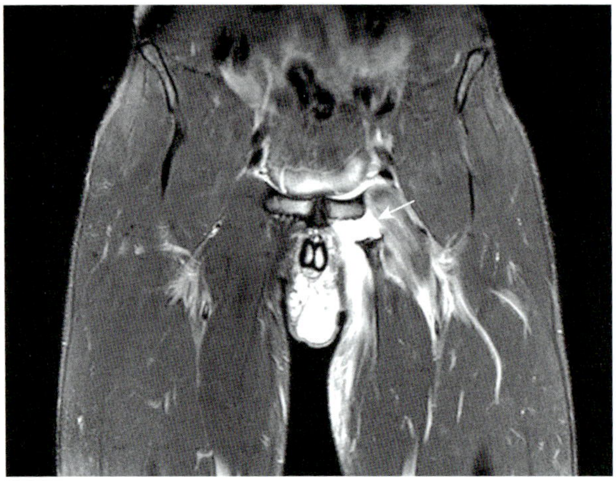

Abb. 10.1e

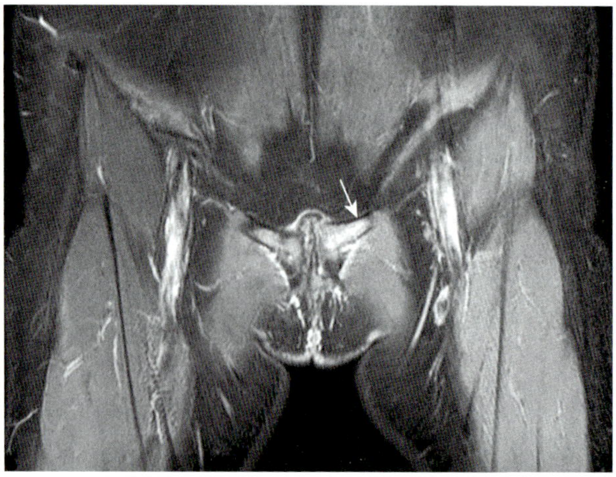

Abb. 10.1f

10

Fragestellung an die Bildgebung

- Teil-/Komplettläsion
- Lokalisation und Ausmaß Hämatom (Punktierbarkeit?)

Abb. 10.1a Der TS über dem anteromedialen Oberschenkel zeigt eine konzentrische zentral echoarme und peripher echoreiche Raumforderung im dadurch vorgewölbten M. gracilis infolge eines ausgeprägten Muskelteileinrisses. Darunter liegt der M. adductor magnus.

Abb. 10.1b TS über der unverletzten Gegenseite.

Abb. 10.1c LS zu **Abb. 10.1a**. Es zeigt sich eine Unterbrechung der fibroadipösen Septen und eine Vorwölbung durch überwiegend echofreies bis echoarmes intramuskuläres Hämatom.

Abb. 10.1d LS über der unverletzten Gegenseite.

Abb. 10.1e PDw fatsat koronar: Es zeigt sich ein Ausriss der Adductor-Longus-Sehne (Pfeil) aus dem oberen Schambeinast mit Retraktion des Sehnenstumpfes und begleitendem Hämatom sowie eine Einblutung in den angrenzenden M. pectineus mit Faserbündelrissen.

Abb. 10.1f PDw fatsat koronar: Chronische Verletzungsfolgen sind eine Domäne der MRT. Kräftiges, signalangehobenes Knochenmarködem des symphysenständigen Os pubis. Linksbetont (Pfeil) mit angedeutet ebenfalls abgrenzbarer angrenzender Ansatztendinopathie.

Fazit

- Sonografie meist ausreichend
- MRT bei Insertionsverletzungen und chronischen Adduktoren-Tendopathien und zur differenzierten Darstellung tieferer Muskelpartien, insbesondere bei muskelkräftigen Patienten

10.2 Verletzungen des Musculus quadriceps

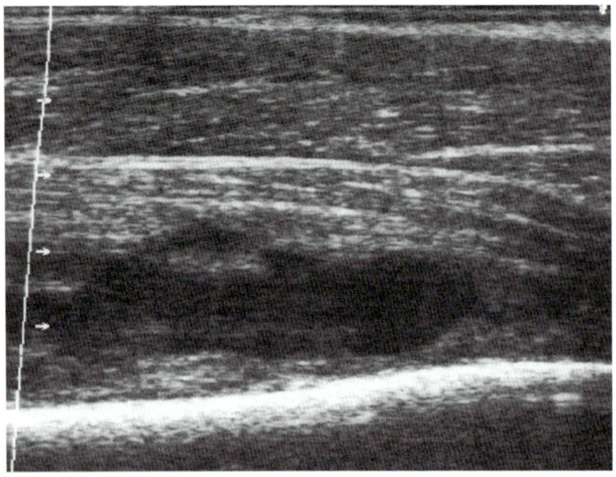

Abb. 10.2a

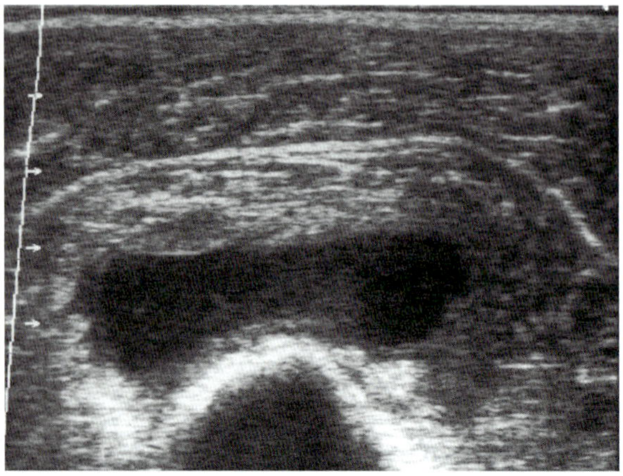

Abb. 10.2b

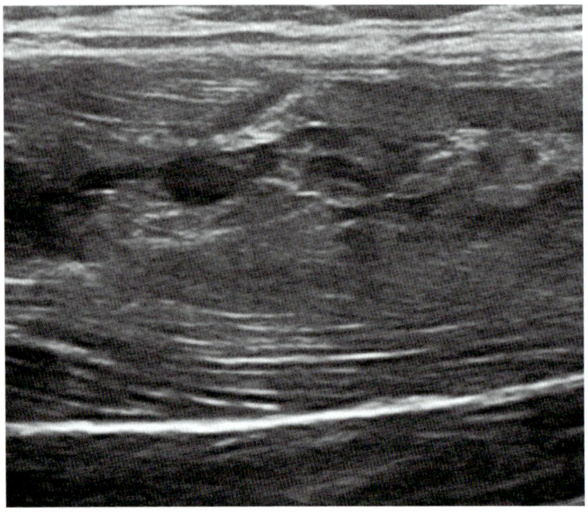

Abb. 10.2c

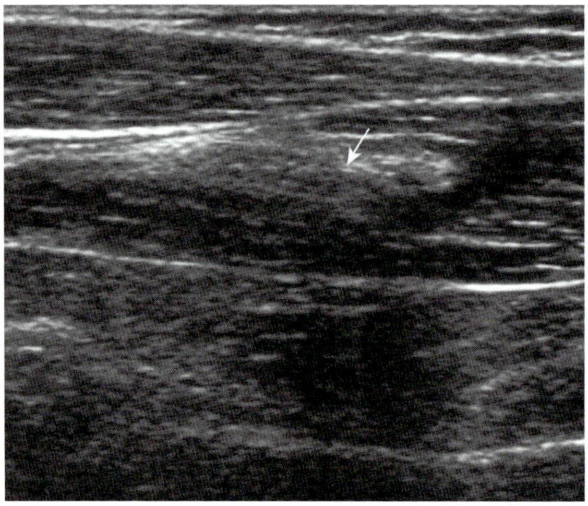

Abb. 10.2d

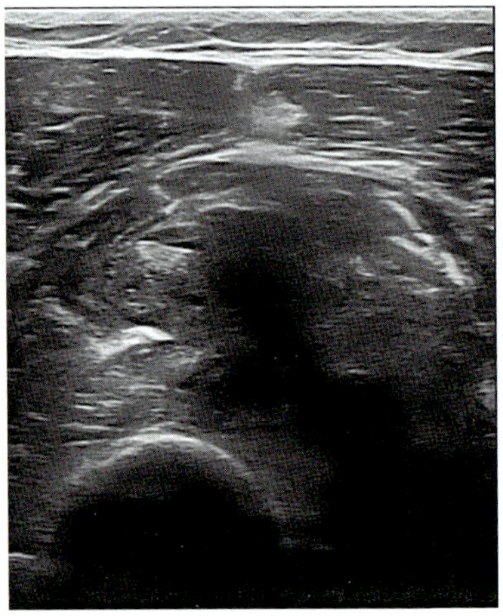

Abb. 10.2e

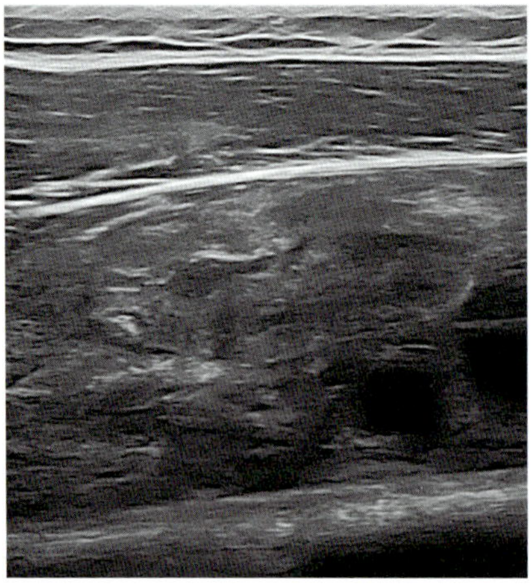

Abb. 10.2f

Fragestellung an die Bildgebung

- Teil-/Komplettläsion
- Lokalisation und Ausmaß Hämatom (Punktierbarkeit?)

Abb. 10.2a LS anterior über dem M. quadriceps nach Kontusion zeigt etwas inhomogene überwiegend mäßig echoreiche unregelmäßig konturierte intramuskuläre Raumforderung durch Hämatome. Der unverletzte Anteil des M. vastus intermedius erscheint durch den intramuskulären Druck vermehrt echogen.

Abb. 10.2b TS zu **Abb. 10.2a**, um das Volumen des intramuskulären Hämatoms komplett erfassen zu können und um sonografiegestützt eine Punktion des Hämatoms zu ermöglichen.

Abb. 10.2c Anteriorer LS nach Verletzung beim Schussversuch beim Fußball zeigt intramuskuläres Hämatom mit polyzyklischer Ausbreitung und echoarmen sowie echoreichen Zonen bei ausgedehntem Muskelbündelriss des M. rectus femoris. Aufgrund dessen Ausdehnung muss der Schnitt nach proximal und distal ausgedehnt werden und es müssen in verschiedener Höhe TS gelegt werden. Proximale knöcherne Ausrisse vgl. **Kap. 9.2**.

Abb. 10.2d Anteriorer LS über dem Oberschenkel zeigt echoreiche intramuskuläre Vernarbung im M. rectus femoris (Pfeil). Unter Kontrolle am Monitor kann bei passiver Bewegung und aktiver Anspannung überprüft werden, ob trotz dieser Narbe der Muskelbauch frei gleiten und sich kontrahieren kann.

Abb. 10.2e Nach einer stumpfen Prellung über dem distalen Drittel des Oberschenkels zeigt sich im posterioren TS eine massive Volumenerhöhung im M. vastus intermedius bedingt durch eine weitgehend echofreie, teils echogene Raumforderung durch eine intramuskuläre Einblutung. Die einzelnen Muskelstrukturen sind dadurch nicht klar abgrenzbar. Aufgrund der starken klinischen Schmerzhaftigkeit handelt es sich hier um ein intramuskuläres Kompartmentsyndrom.

Abb. 10.2f LS zu **Abb. 10.2e** .

Fazit

Sonografie ausreichend

10.3 Verletzungen der ischiokruralen Muskulatur

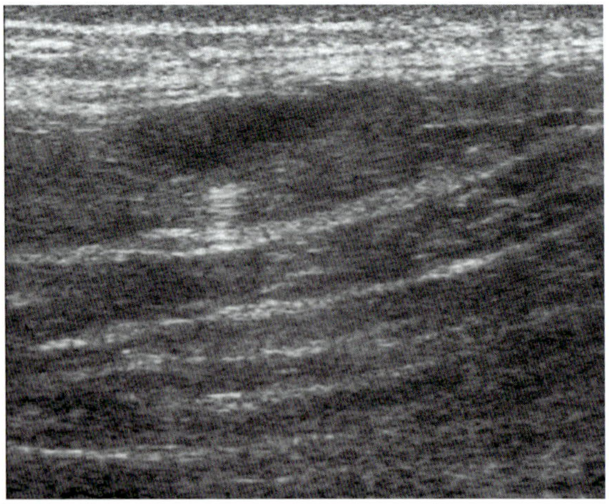

Abb. 10.3a

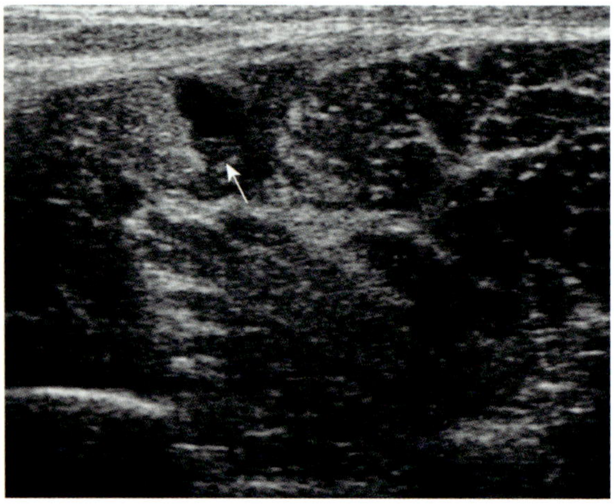

Abb. 10.3b

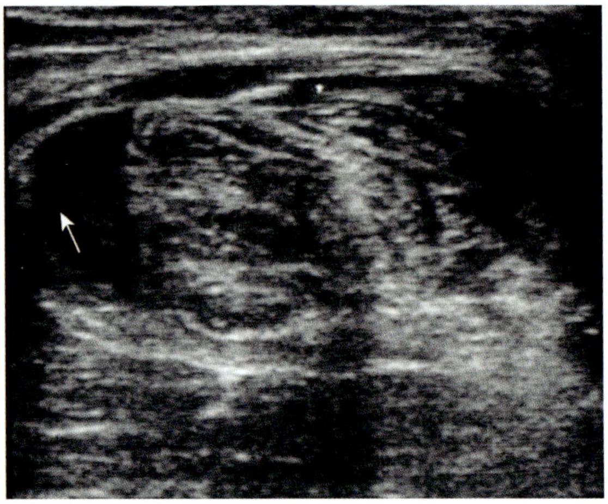

Abb. 10.3c

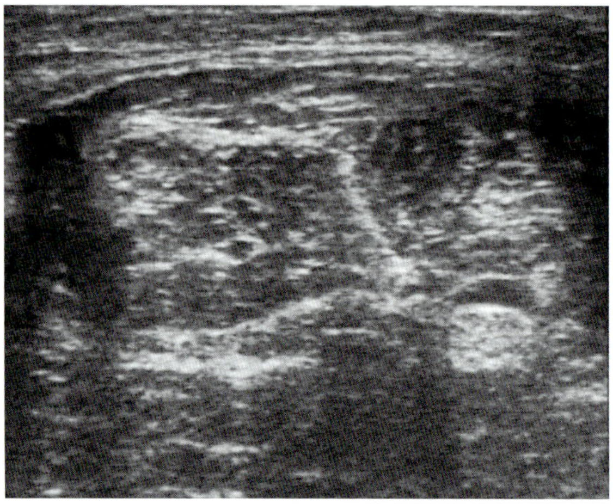

Abb. 10.3d

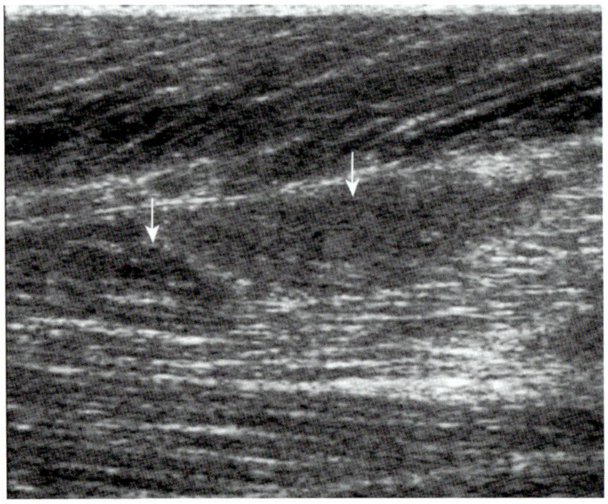

Abb. 10.3e

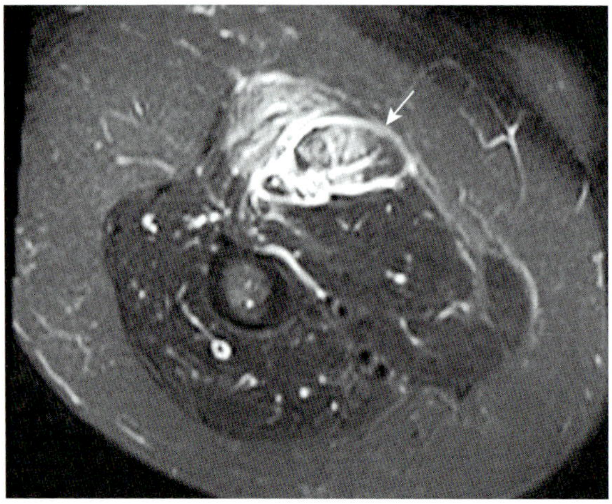

Abb. 10.3f

Fragestellung an die Bildgebung

- Teil-/Komplettläsion
- Lokalisation und Ausmaß Hämatom (Punktierbarkeit?)

Abb. 10.3a Im posterioren posterioren LS über dem M. biceps femoris findet sich nach einer Verletzung beim Sprint eine intramuskuläre überwiegend echofreie Raumforderung, die einem Hämatom im Muskeldefekt bei Muskelfaserbündelriss entspricht.

Abb. 10.3b TS zu **Abb. 10.3a** grenzt die gut zu erkennende und somit bereits mittelschwere Muskelverletzung (Pfeil) gut ab.

Abb. 10.3c TS medial posterior über dem M. semimembranosus, der im medialen Anteil eine deutliche echofreie Einblutung aufweist (Pfeil). Transversalschnitte sind für die Beurteilung des Ausmaßes von Muskelteilrupturen maßgeblich. Auf der Rückseite des Oberschenkels können sie eindeutig zwischen Verletzungen der medial laufenden Ischiokruralmuskulatur und der lateralen laufenden Bizepsmuskulatur unterscheiden.

Abb. 10.3d TS medial distal von **Abb. 10. 3c**. Bei ausgedehnten Muskelbündelverletzungen sind teilweise mehrere Transversalschnitte nötig, um das Ausmaß der Verletzung optimal einschätzen zu können.

Abb. 10.3e LS medial posterior über dem M. semimembranosus nach Verletzung beim Sprint, der eine deutliche echoarme intramuskuläre Zone mit Verlust der normalen Muskelfiederung aufweist und einen Muskelbündelriss erkennen lässt (Pfeile) Proximale knöcherne Ausrisse vgl. **Kap. 9.2**.

Abb. 10.3f PDw fatsat transversal: signalangehobenes intramuskuläres und epifasziales, den Muskelbauch umfassendes Hämatom des langen Kopfs des M. biceps femoris (Pfeil).

Fazit

- Sonografie ausreichend
- MRT zur differenzierten Darstellung tieferer Muskelpartien, insbesondere bei muskelkräftigen Patienten

10.4 Weitergehende Fragestellung an die Bildgebung

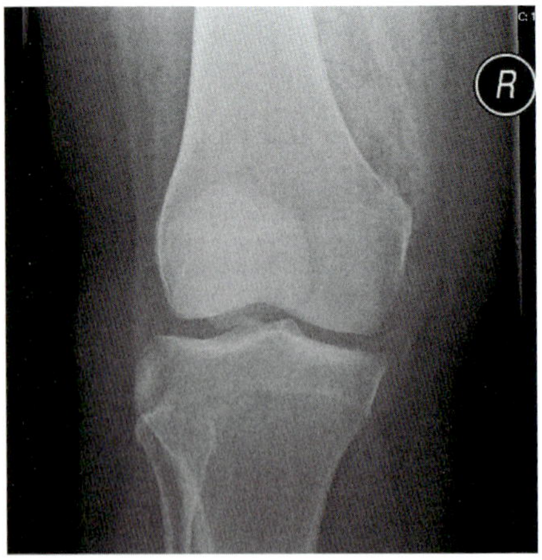

Abb. 10.4a

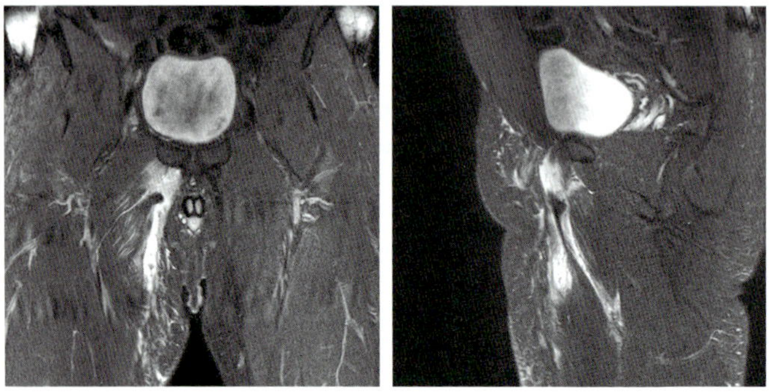

Abb. 10.4b

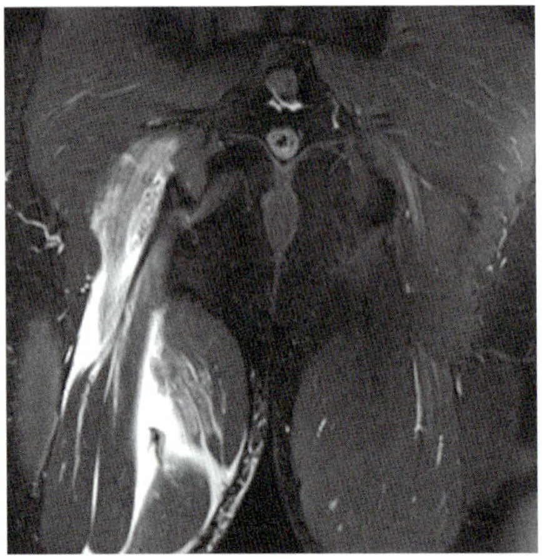

Abb. 10.4c

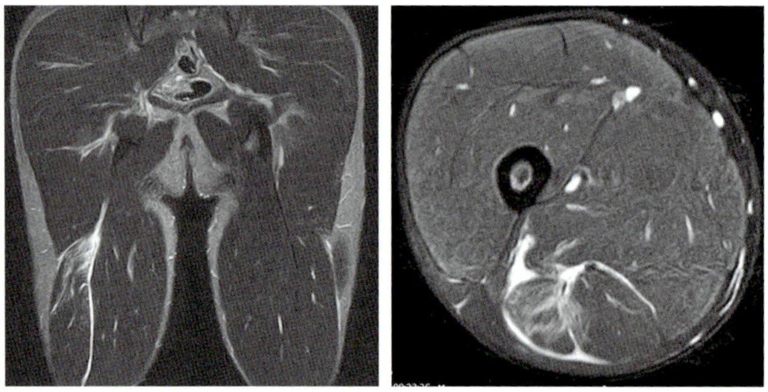

Abb. 10.4d

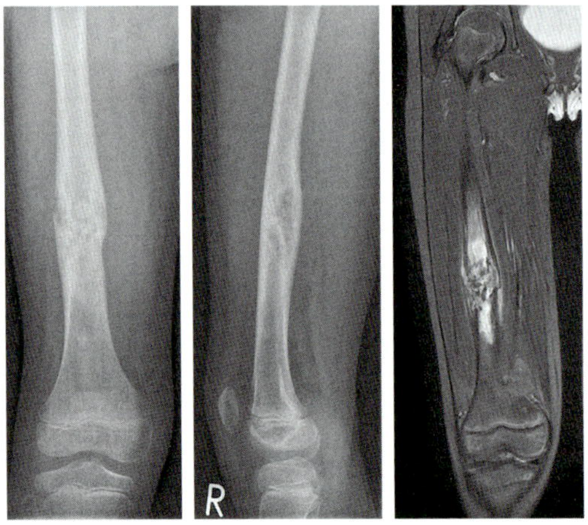

Abb. 10.4e

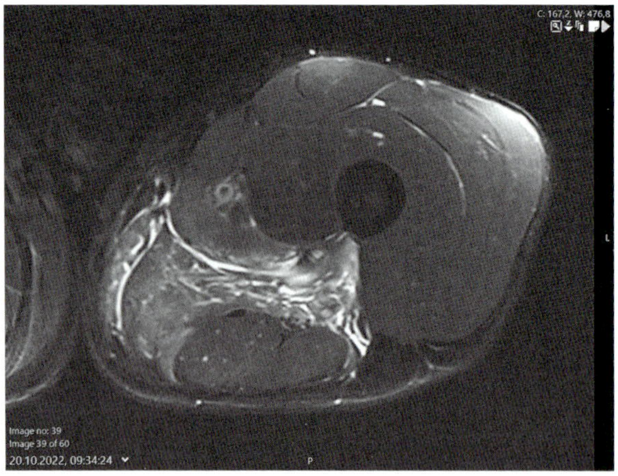

Abb. 10.4f

Fragestellung an die Bildgebung

- DD unklarer Schmerzzustände Oberschenkel/Hüfte/Knie, DD Gefäße und Nerven
- Okkulte Muskelsehnenläsionen, Tumore

Abb. 10.4a 20-jährige Patientin mit Schmerzen, 6 Monate nach im Rahmen eines Polytraumas erlittener Quetschverletzung des Oberschenkels. Bei unklarem Sonografiebefund zeigt das a.p.-Röntgenbild diffuse Weichteilverkalkung der medialen Oberschenkelmuskulatur sowie auch des medialen Kollateralbandes und des Innenmeniskus im Sinne einer posttraumatischen Myositis ossificans.

Abb. 10.4b Native MRT STIR koronar (links) und sagittal (rechts): 27-jähriger Fußballspieler mit Leistenschmerzen nach Pressschlag. Kompletter Abriss des M. adductor longus am Os pubis mit Retraktion von 2,5 cm.

Abb. 10.4c Native MRT STIR koronar: 43-jähriger Patient mit Schmerzen nach Ausfallschritt. Sonografisch zeigte sich ein peritendinöses Ödem. In der MRT stellte sich ein kompletter Abriss der Insertion des M. semimembranosus mit weit nach distal erfolgter Retraktion und umgebendem Weichteilhämatom dar. Die gemeinsame Insertion der Mm. semitendinosis und biceps femoris am Tuber ischiadicum blieb intakt.

Abb. 10.4d Native MRT STIR koronar (links) und PD FS transversal (rechts): Ein 20-jähriger Tennisspieler klagt nach intensivem Spiel über diffuse Schmerzen auf der Oberschenkelrückseite. Die Aufnahmen zeigen einen kurzstreckigen Einriss der Aponeurose des M. biceps femoris mit angrenzender diffuser Einblutung in den Muskel.

Abb. 10.4e 10-jährige Patientin mit wenige Wochen langen uncharakteristischen Hüft- und Oberschenkelbeschwerden. Röntgenbild (links, Mitte): Hinweise auf osteogenen Tumor. Native MRT koronar STIR (rechts): primärer maligner Knochentumor der distalen Femurdiaphyse mit einer Gesamtausdehnung von ca. 7 cm und langstreckiger Kortikalisdestruktion mit einem morphologischen Mischbild aus osteogener und chondrogener Matrix mit distaler Skip Lesion. Die histologische Untersuchung ergab ein osteogenes Sarkom.

Abb. 10.4f Native MRT T2 FS: 65-jähriger Patient 3 Monate nach osteosynthetischer Versorgung einer Beckenringfraktur mit postoperativ aufgetretenen Parästhesien auf der Oberschenkelinnenseite. Es stellen sich ein Denervierungsödem und eine Atrophie des M. gracilis und der Adduktoren als Hinweis auf eine Affektion des N. obturatorius dar. Die Signalveränderung des M. rectus femoris ist als artifiziell bei insuffizienter Fettsättigung.

Fazit

- Sonografie für die meisten Weichteilstrukturen am Oberschenkel ausreichend
- Röntgen primär bei Frakturverdacht, V. a. knöcherne Tumore (am häufigsten cartilaginäre Exostosen), Kalzifikationen
- MRT zur Beurteilung tiefliegender Weichteilstrukturen (z. B. Hamstring-Ansatz), bei komplexen Weichteilverletzungen, bei V. a. Knochenmarkveränderungen, MRT und i. v.-Kontrastmittel bei Weichteiltumoren zur Zuordnung der Kompartimentzugehörigkeit
- CT ergänzend bei knöchernen Veränderungen und komplexen Frakturen

KAPITEL

11 Kniegelenk

11.1 Bursopathien

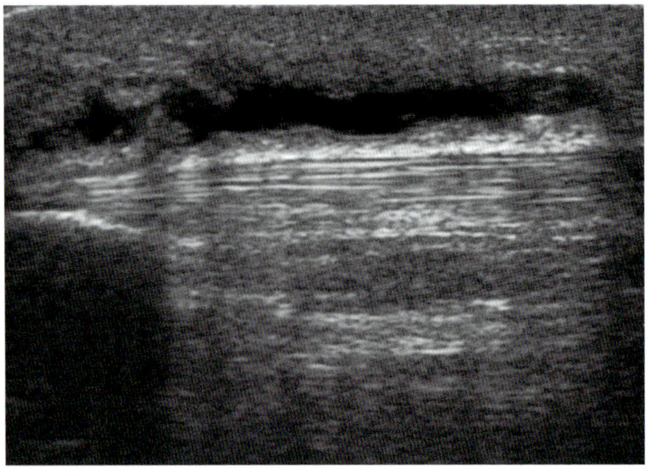

Abb. 11.1a

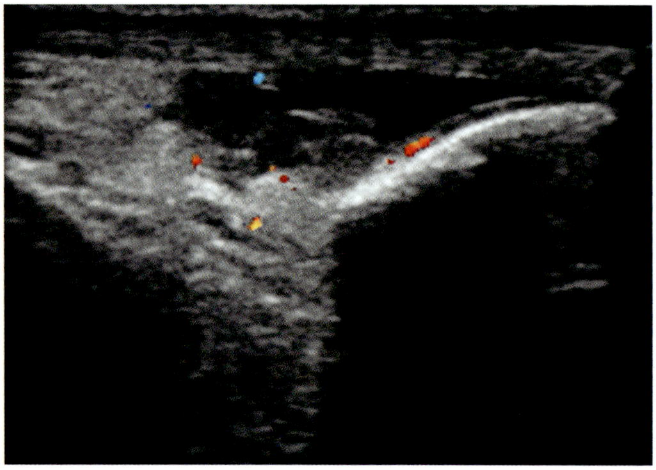

Abb. 11.1b

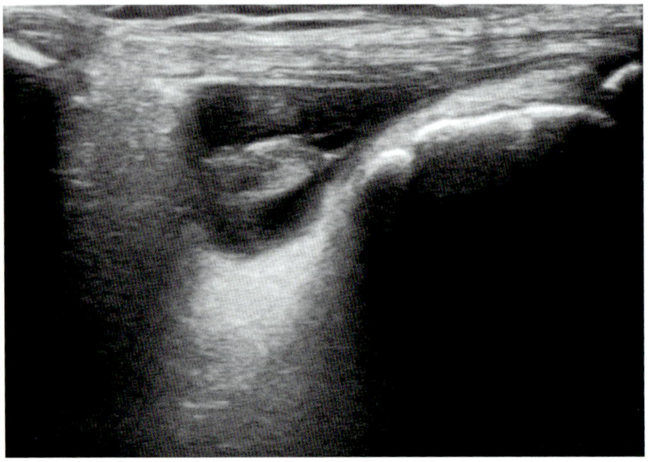

Abb. 11.1c

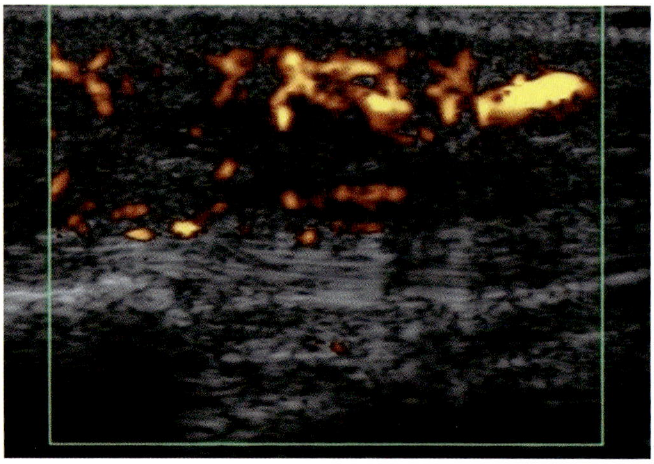

Abb. 11.1d

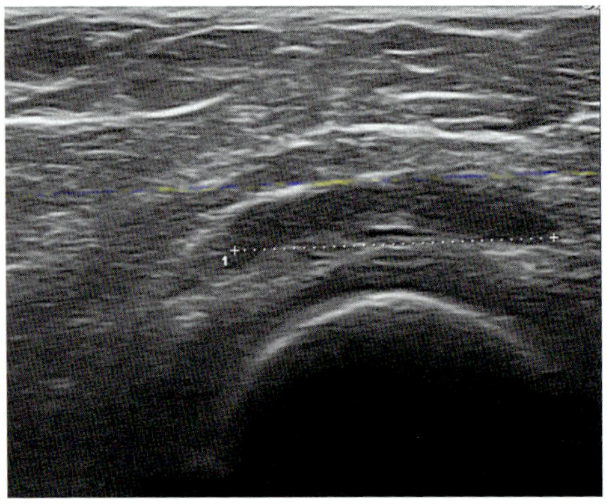

Abb. 11.1e

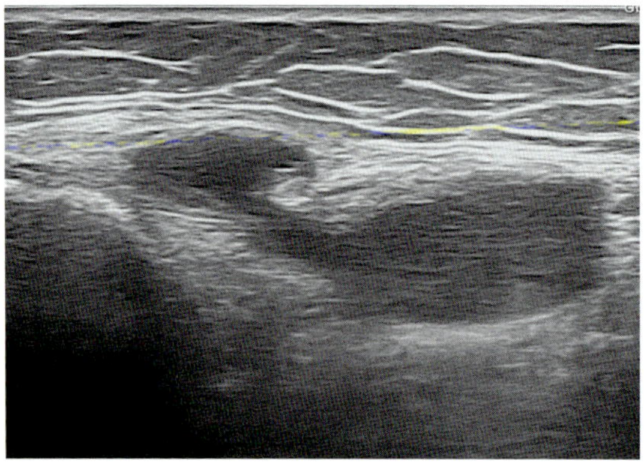

Abb. 11.1f

Fragestellung an die Bildgebung

- Flüssigkeitsfüllung, Ausdehnung, Punktionsfähigkeit, Bursitis mit Synovitis/Pannus
- Genese: mechanische Überbelastung, Verletzung, Infektion, metabolisch (Gicht, Chondrokalzinose), rheumatisch
- Abgrenzung zu Synovialitiden und synovialen Zysten des Kniegelenks und Insertionstendopathien, Patellasehnenläsion, Phlebitis, Beinvenenthrombose

Abb. 11.1a Anteriorer LS infrapatellar mit subkutan direkt auf dem Lig. patellae gelegener echofreier Bursopathie mit echogen verdickter Berandung. Bildaufnahme bei Dekompression, dadurch entstehen mitunter Ankopplungsartefakte an den Bildrändern.

Abb. 11.1b Anteriorer LS infrapatellar über dem Tibiakopf. Unterhalb dem distalen Ansatz der reizlosen Patellasehne ist die Bursa infrapatellaris profunda mit echogener Synovitis und echoarmem Erguss erweitert sichtbar. Die geringgradige Hypervaskularisierung spricht für eine entzündliche Genese, hier bei Patient mit rheumatoider Arthritis.

Abb. 11.1c Anteriorer LS infrapatellar mit verbreiterter inhomogener Subkutis bei chronischer Druckbelastung (Fliesenleger). Der bursale Gleitraum ist hier nicht sicher abgrenzbar.

Abb. 11.1d Anteriorer LS infrapatellar. Die Subkutis ist verbreitert und stark vaslularisiert (PD-Grad 2–3), der bursale Gleitraum ist nicht sicher abgrenzbar. Bei klinisch gerötetem, überwärmtem Knie ist dieser Befund vereinbar mit einer infektiöser Genese. Insbesondere an Knie und Ellenbogen können auf dem Boden einer mechanischen Belastung infektöse Bursitiden auftreten.

Abb. 11.1e Posteriorer LS über dem medialen Kondylus. Zwischen der Sehne des M. semimembranosus und der Gelenkkapsel ist die Bursa semimembranosa auf 2,4 cm erweitert. Direkt medial davon liegt die Bursa subtendinea m. gastrocnemii medialis. Zur sicheren Differenzierung sollte die darüber ziehende Sehne nach proximal und distal verfolgt werden.

Abb. 11.1f Koronarer medialer LS über dem Pes anserinus superficialis. Links im Bild Anteile des medialen Tibiakondylus. Die erweiterte Bursa anserina liegt unmittelbar zwischen Tibia und den echogen längs ziehenden Sehnen des M. sartorius (im Bild mittig), die mit den Sehnen des M. gracilis und M. semitendinosis (anteriorer Teil) den „oberflächlichen Gänsefuß" bilden.

11

Fazit

- Sonografie als Bildgebung zielführend, exakte Größendarstellung und Lagebestimmung auch im Verlauf
- Röntgen des Kniegelenks gibt Hinweis auf Genese, mitunter Kalkdepots/Weichteilschatten bei chronischer Bursopathie
- MRT bei tiefliegender Bursopathie posterior, falls sonografisch nicht ausreichend beurteilbar, sonst keine zusätzlichen Informationen

11.2 Erguss, Hämarthros, Arthritis

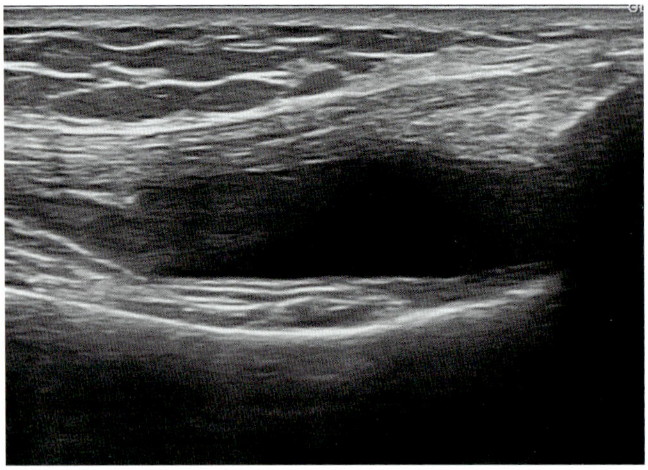

Abb. 11.2a

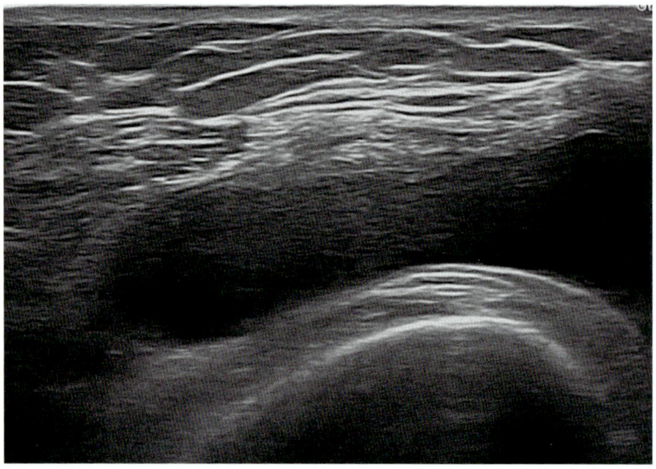

Abb. 11.2b

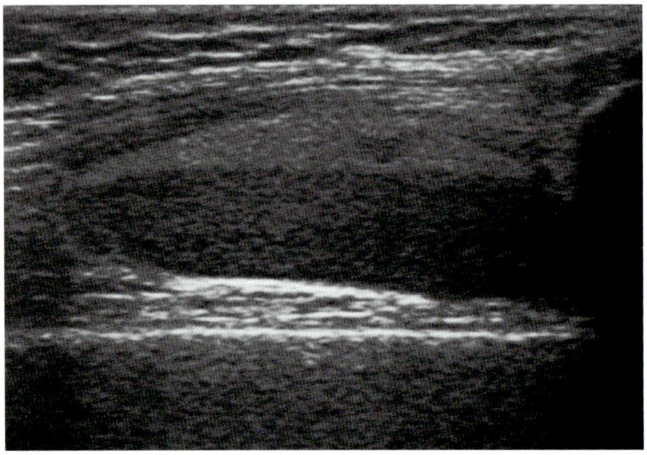

Abb. 11.2c

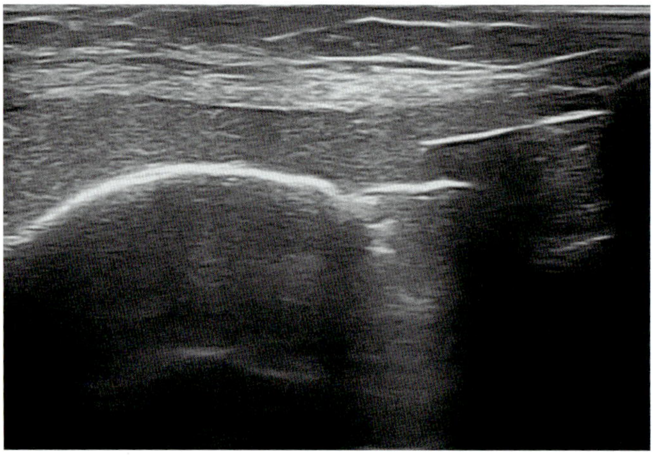

Abb. 11.2d

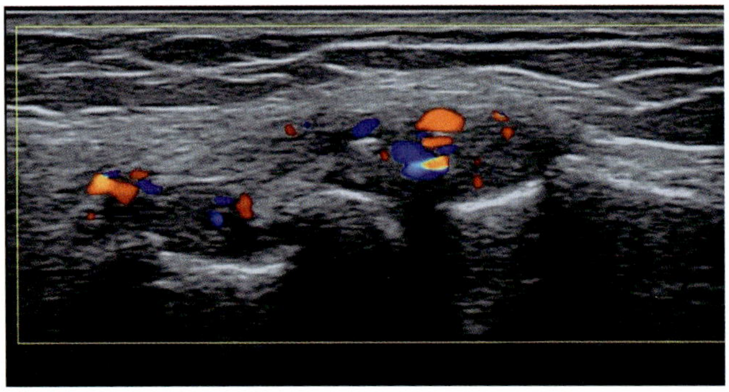

Abb. 11.2e

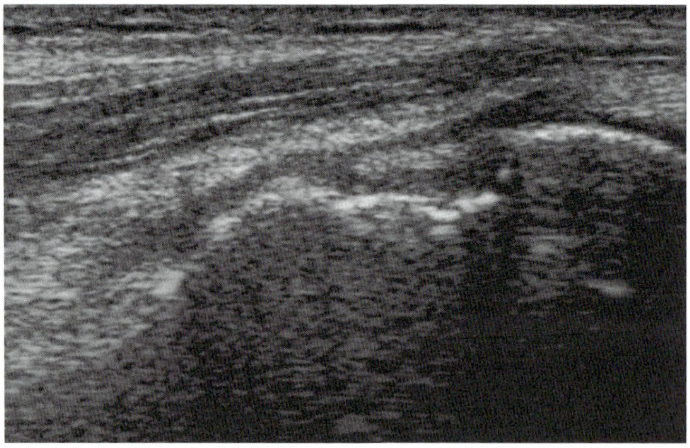

Abb. 11.2f

11

Fragestellung an die Bildgebung

- Art des Ergusses, Punktionsfähigkeit, Synovitis, Pannus, ossäre Veränderungen mit entzündlich bedingten Destruktionen und sekundären knöchernen Degenerationen
- Hypervaskularisierung im Power-Doppler
- Verlaufskontrolle
- Dynamisch: Verformung des Exsudats bei Bewegung/muskulärer Anspannung, Palpation und Druck

Abb. 11.2a Anteriorer suprapatellarer LS: Der suprapatellare Recessus ist erweitert durch echofreie Flüssigkeit und echoarme Synovitis. Der Befund entspricht einer akuter Gonarthritis bei rheumatoider Arthritis.

Abb. 11.2b Korrespondierender anteriorer suprapatellarer TS zu 2a. Synovitis mit überwiegend Erguss, durch Kompression/Dekompression Differenzierung zu frischer Synovialmembranproliferation. Quadrizepssehne mittig darüber als homogene echogene Sehnentextur.

Abb. 11.2c Anteriorer LS mit echogen ausgefülltem suprapatellaren Recessus mit Spiegelbildung durch Absonderung korpuskulärer Anteile bei traumatisch bedingtem Hämarthros.

Abb. 11.2d Lateraler koronarer LS, mit kortikalem echogenen Reflex des lateraler Kondylus und distal ein noch stärkerer echogener Reflex bedingt durch das Metall bei Endoprothese. Intraartikulär homogen echogener Hämarthros bei Sturz auf das Knie eine Woche vorher.

Abb. 11.2e Medialer koronarer LS mit positivem Signal im Farbdoppler: echoinhomogene, kapselnah stark hypervaskularisierte Synovitis, am medialen Kondylus beginnende Osteophytenbildung, Kapsel/Innenband ist unauffällig. Pat. mit rezidivierender Gonarthritis bei JCA.

Abb. 11.2f Posteriorer lateraler LS am Knie mit proximaler Destruktion des Kondylus lateralis, distal ist die Kortikalis mit Knorpelüberzug erhalten. Die große Erosion ist mit echoinhomogener Synovitis gefüllt (chronische Gonarthritis bei seropositiver RA).

Fazit

- Sonografie: Nachweis kleinster Flüssigkeitsmengen im Rez. lateralis sowie frühzeitige Darstellung einer Synovitis mit synovialer Proliferation > 4 mm als Hinweis für entzündliche Ursache, insbesondere bei positiver Hypervaskularisierung im PD
- Röntgen: indiziert bei Trauma-Fraktur? Ausmaß der Gelenkspaltverschmälerung und sekundär degenerativer Veränderungen, entzündlich bedingte knöcherne Usuren
- MRT führend für Knorpeldefekte und Knochenmarködem, zur Differenzierung einer entzündlichen Genese KM-Gabe erforderlich

11.3 Freie Gelenkkörper, Plicasyndrom

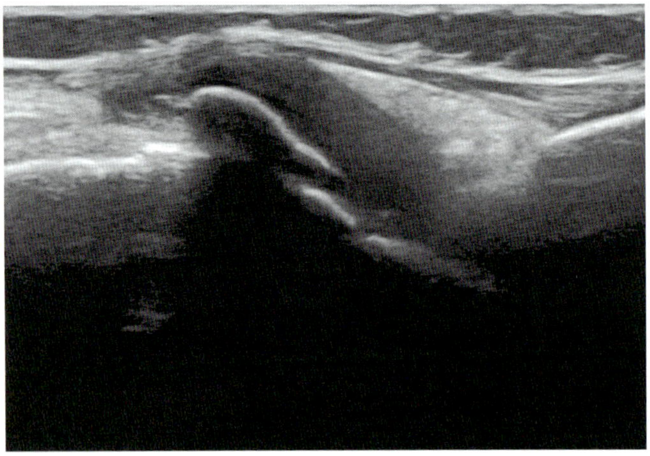

Abb. 11.3a

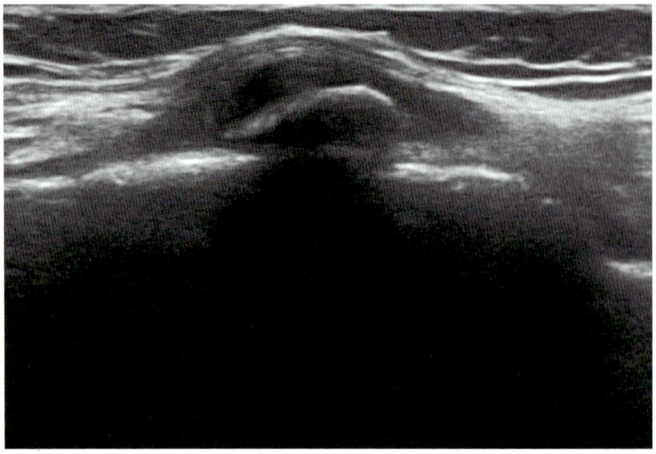

Abb. 11.3b

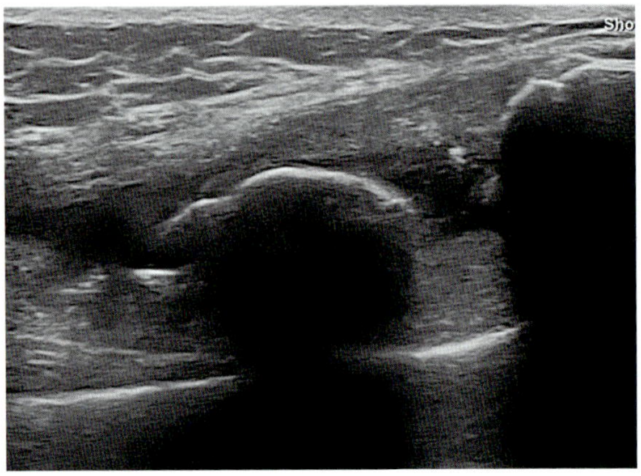

Abb. 11.3c

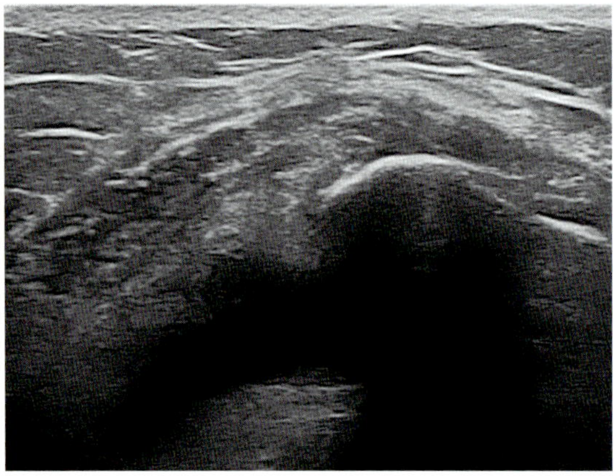

Abb. 11.3d

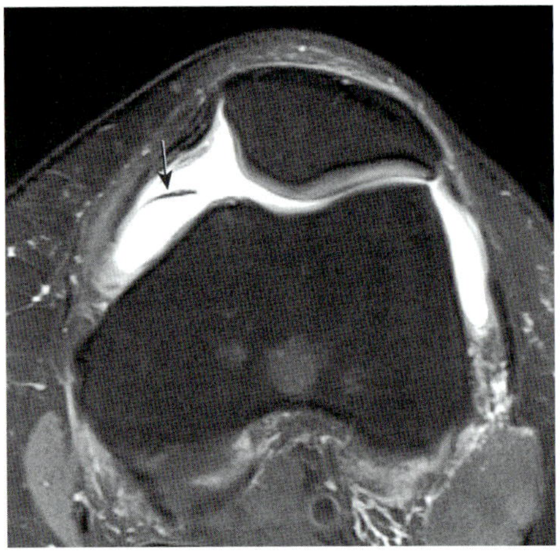

Abb. 11.3e

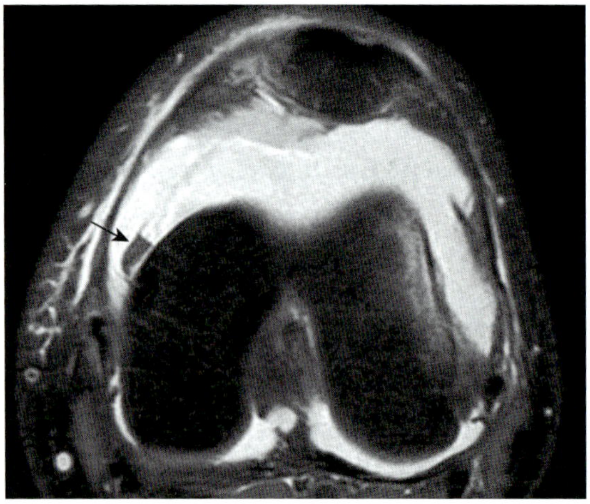

Abb. 11.3f

Fragestellung an die Bildgebung

- Lokalisation des Gelenkkörpers
- Vorliegen einer Plica
- Synovitis mit Zottenbildung

Abb. 11.3a Im lateralen LS am Kniegelenk zeigt sich ein echogener schalenförmiger Gelenkkörper mit Schallauslöschung, umgeben von Ergussbildung, über die sich die echogene Gelenkkapsel vorwölbt. Es handelt sich um ein aus der Patella ausgerissenes osteochondrales Fragment nach Patellaluxation.

Abb. 11.3b TS zu **Abb. 11.3a**.

Abb. 11.3c Der suprapatellare LS nach einer traumatischen Patellaluxation zeigt einen großen Gelenkkörper. Aufgrund des breiten Schallschattens handelt es sich um ein Fragment mit einem knöchernen Kern.

Abb. 11.3d Im suprapatellaren TS zu **Abb. 11.3c** lässt sich der Gelenkkörper auch in seiner Breite vermessen. Durch die Schallauslöschung ist das in der Tiefe liegende Femur nicht darstellbar.

Abb. 11.3e PDw fatsat transversal: In einem ausgeprägten Retropatellaerguss fällt eine prominente, relativ lange Plica mediopatellaris (Pfeil) auf, die als Normvariante häufig vorkommt und nur bei entsprechender Klinik und Größe der Plica auf ein Plica-Syndrom hindeuten kann.

Abb. 11.3f PDw fatsat transversal: Bei Zustand nach Patellaluxation zeigt sich bei massivem Retropattelarerguss im medialen Recessus ein aus der medialen Patellafacette augesprengter Knorpelknochenflake (Pfeil). Der durch die Abscherung bedingte osteochondrale Krater ist sonografisch nicht darstellbar.

Fazit

- Sonografie für oberflächliche weichteilige und knöcherne Prozesse sowie bei verschiebbaren Gelenkkörpern mit Vorteil der dynamischen Untersuchungsmöglichkeit
- Röntgen für knochendichte Veränderungen mit Vorteil durch Projektionstechnik
- MRT für tiefe, knorpelige bzw. weichteilige und okkulte Veränderungen mit Vorteil der Erfassung einer kompletten Gewebescheibe

11.4 Poplitealzyste (Baker-Zyste)

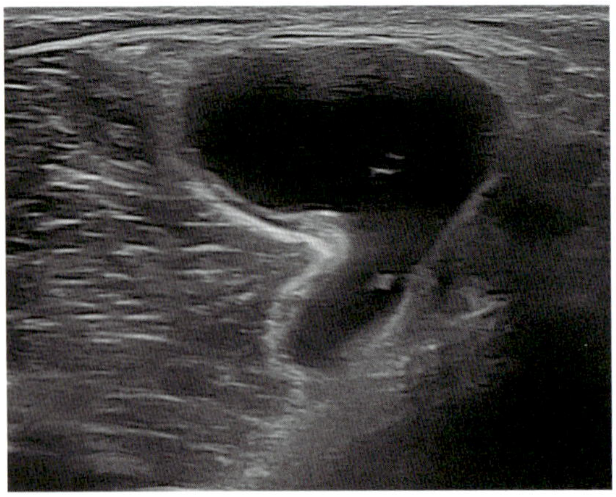

Abb. 11.4a

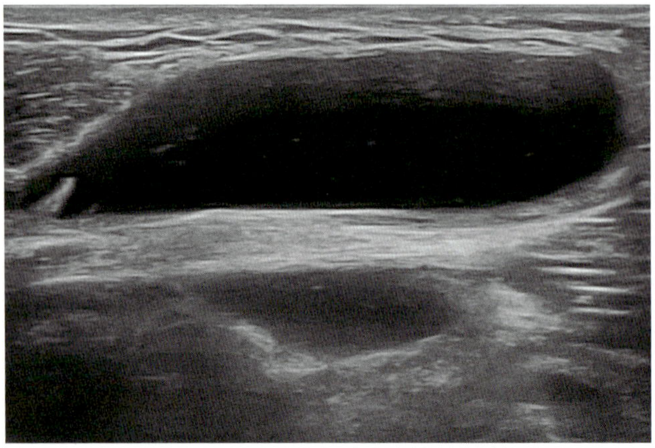

Abb. 11.4b

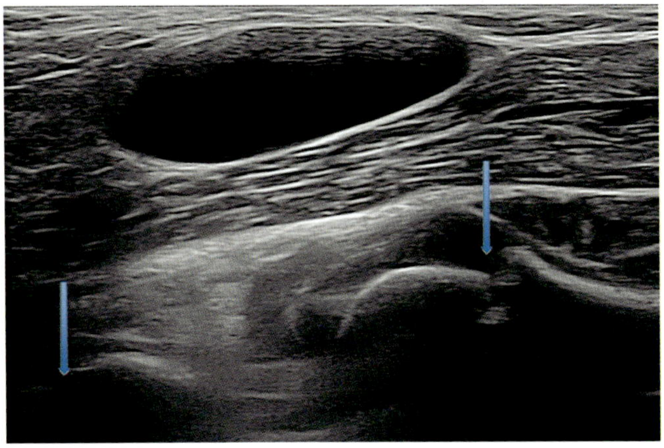

Abb. 11.4c

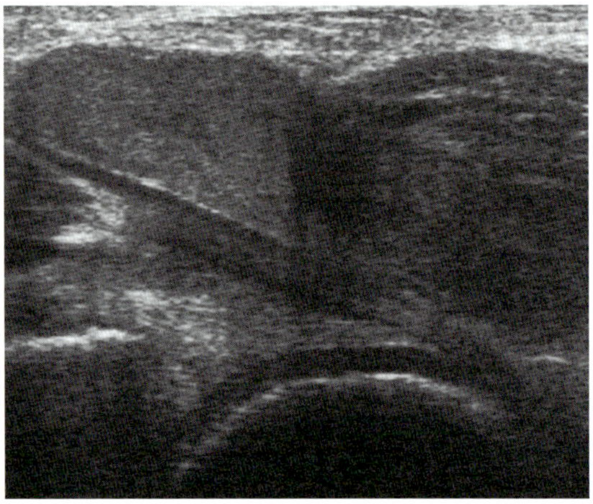

Abb. 11.4d

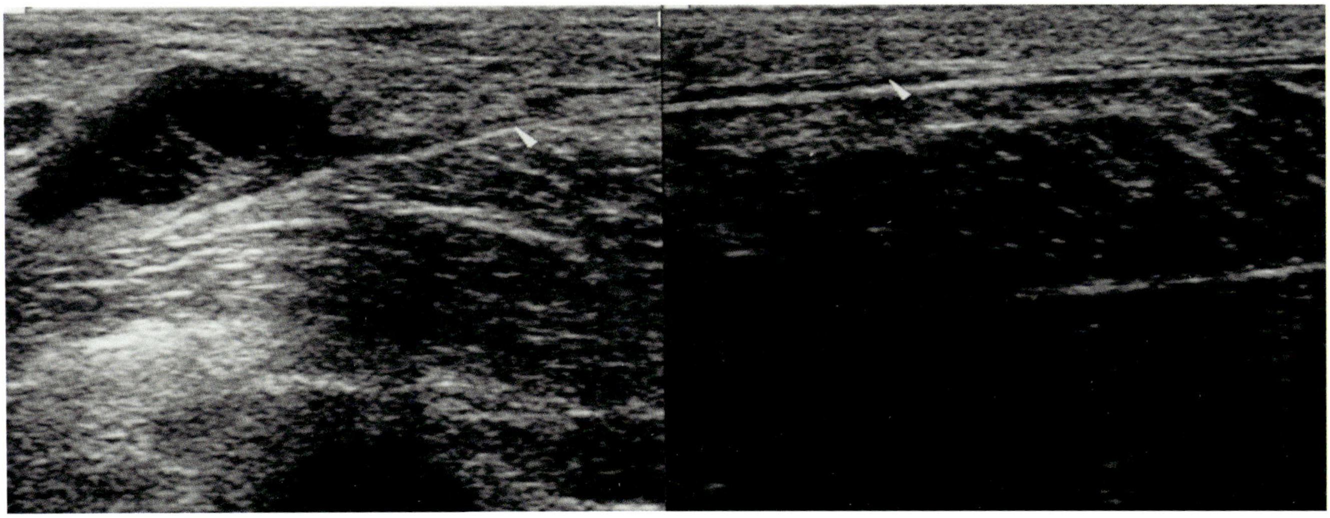

Abb. 11.4e+f

Fragestellung an die Bildgebung

- Zyste: Lokalisation, Größe und Ausdehnung insbesondere medial-tibial, aber auch weit nach proximal oder distal, Gelenkverbindung, Ruptur? Synovialitis, Hypervaskularisierung, Punktionsfähigkeit (Gelenkerguss, gegebenenfalls auch der Poplitealzyste)?
- Bursopathie, popliteales Aneurysma, Popliteavenenthrombose-Kompression der V. poplitea
- Ganglion: Lokalisation und Ausdehnung, Ganglieninhalt flüssig-viskös oder fest (Punktionsfähigkeit?), Meniskusdegeneration, Zuordnung zu Sehnenstruktur

Abb. 11.4a Nach einer Poplitealzyste wird zunächst im posterioren TS gesucht. Die stark echogene Sehne des medialen Kopfs des M. gastrocnemius scheint die Zyste in einen oberflächlichen und einen tieferliegenden Anteil zu trennen. Eine echte Kammerung besteht jedoch nicht. Der tiefe Anteil wird mitunter als Stiel der Zyste bezeichnet. Baker hatte die Poplitealzyste beim Rheumatiker beschrieben. Im klinischen Gebrauch werden heute allerdings oft alle Poplitealzysten, gleich welcher Genese, als Baker-Zyste bezeichnet.

Abb. 11.4b Nach vorgängiger Ortung der Poplitealzyste im posterioren TS erfolgt im posterioren LS die Abbildung in Längsrichtung. Die Zyste windet sich um die mediale Gastrocnemius-Sehne herum, sodass der Eindruck einer Kammerung entsteht. Hier zeigt sich der Zysteninhalt als echofrei und daher vermutlich gut punktabel.

Abb. 11.4c Posteriorer LS zeigt beim 3-jährigen (Pfeile: offene Wachstumsfugen) Kind eine große Poplitealzyste, die keine Verbindung zum Gelenkraum hat. Solche kindlichen Poplitealzysten sind meist Zufallsbefunde ohne klinisches Korrelat und dann über die Sonografie hinaus nicht weiter abklärungsbedürftig.

Abb. 11.4d Posteriorer LS bei Fibrosierung einer Poplitealzyste mit echogenem Inhalt und einer zentralen Schallauslöschung durch dichtere Bezirke. Kompressibilität bestand nicht. Eine Punktion erscheint aus beiden Gründen daher nicht erfolgversprechend.

Abb. 11.4e und Abb. 11.4f Der posteriore LS über dem Kniegelenk bis in die Wade zeigt im zusammengesetzten Bild eine rupturierte, nach distal auslaufende Poplitealzyste (Pfeile). Klinisch wird oftmals eine tiefe Beinvenenthrombose vermutet und an den Phlebologen verwiesen. Die Sonografie von Kniekehle **und** Wade gibt hier aber bereits wesentliche Hinweise auf die Genese der Beschwerden.

Fazit

- Sonografie ausreichend für Differenzierung und Lokalisation synovialer Kniegelenkszysten
- Röntgen verzichtbar
- MRT bei atypischer Lage synovialer Zysten DD Bursopathie, ursächliche Kniebinnenerkrankungen wie Synovialis, Mensikus- und Knorpelschäden

11.5 Quadrizepssehnen-Riss

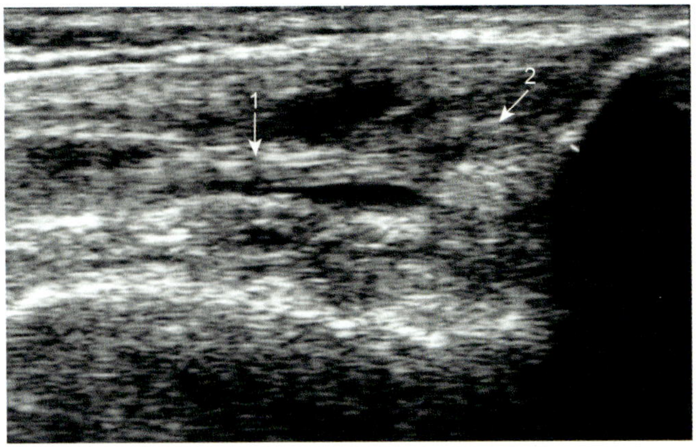

Abb. 11.5a

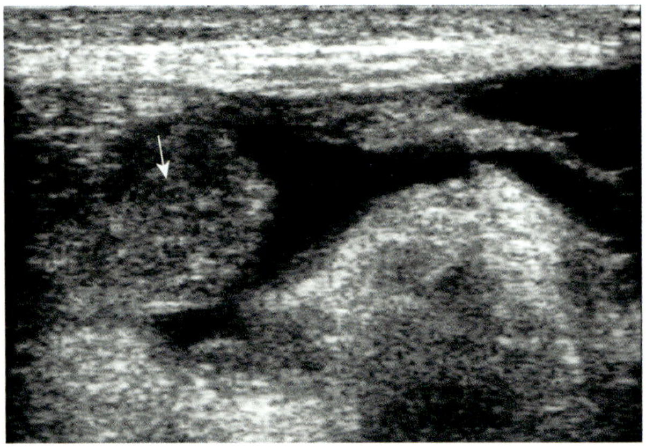

Abb. 11.5b

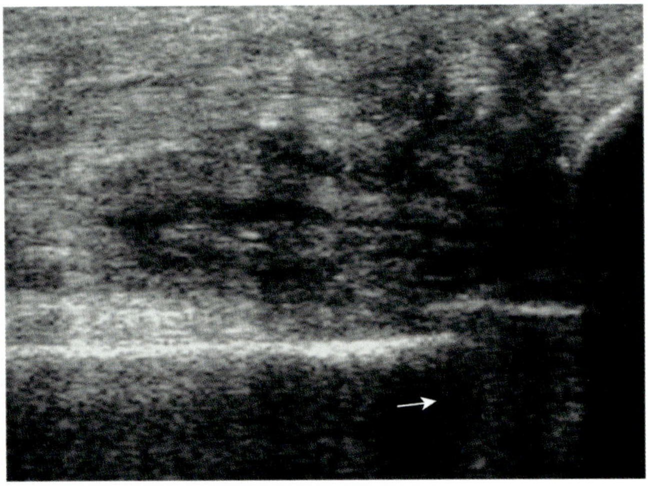

Abb. 11.5c

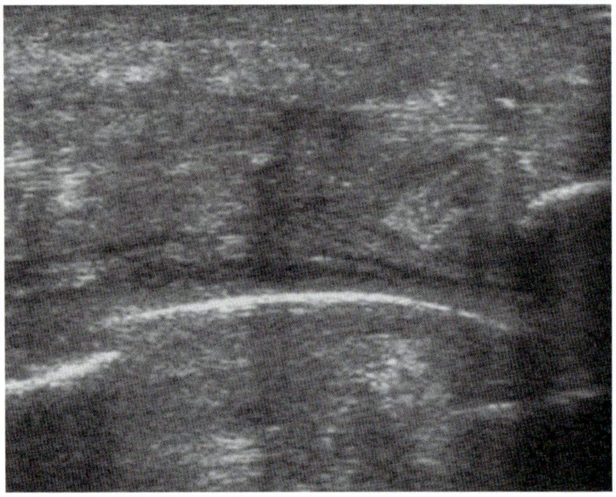

Abb. 11.5d

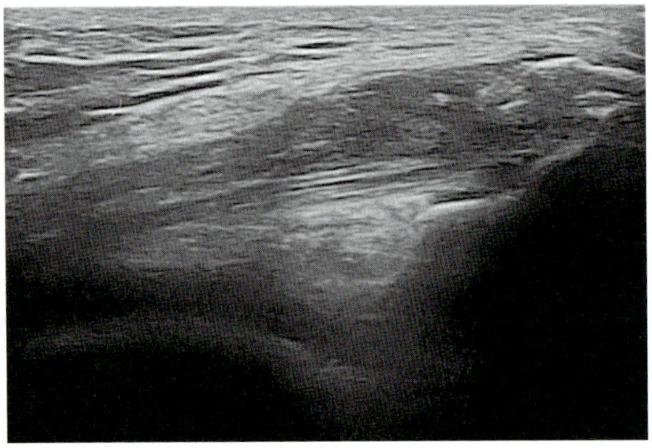

Abb. 11.5e

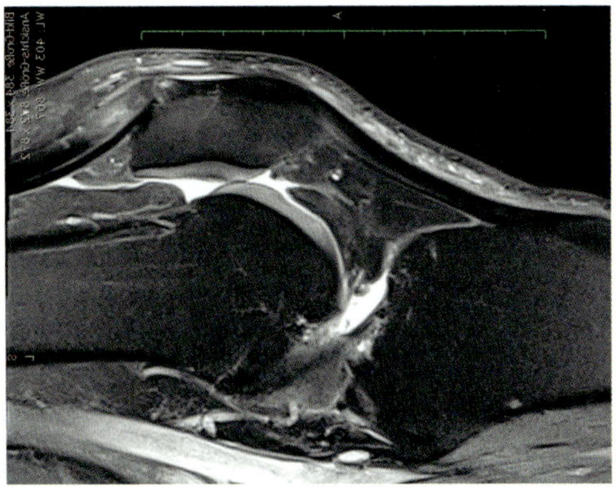

Abb. 11.5f

Fragestellung an die Bildgebung

- Lokalisation: sehnig, muskulotendinöse Insertion, mit Einriss der Kniegelenkssynovialis
- Ausdehnung: Hämarthros Kniegelenk bei Mitbeteiligung des Kapselbandapparats des Kniegelenks, Kontinuitätsdurchtrennung, Retraktion der Stümpfe
- Struktur der Sehne

Abb. 11.5a Im suprapatellaren LS zeigt sich die Quadrizepssehne nur teilweise als typische parallele echogene Struktur (Pfeil 1). Hier läuft sie nach distal zur Patella hin als breite inhomogene echoarme Struktur aus (Pfeil 2). Im mittleren Abschnitt ist sie von Hämatom umgeben. Dies stellt das typische Bild einer nicht glatt, sondern fetzenartig gerissenen Quadrizepssehne dar.

Abb. 11.5b Der suprapatellare TS zeigt hier das typische Bild einer Quadrizepssehnenruptur mit echogenen Rissrändern umgeben von echofreiem Hämatom. Reguläre Sehnensstrukturen sind nur noch am linken Bildrand auszumachen (Pfeil).

Abb. 11.5c Im suprapatellaren LS zeigt sich die Quadrizepssehne 2 Wochen nach Knie-TEP nur im proximalen Teil parallel echogen, distal aber inhomogen. Es findet sich leichter Gelenkerguss und unregelmäßige Synovialis. In der Tiefe zeigt sich der femorale Anteil der Knie-TEP mit schwachem Kometenschweif-Artefakt (Pfeil). Die Quadrizepssehne erscheint in ihrer Substanz erheblich geschädigt zu sein.

Abb. 11.5d Suprapatellarer LS in 90°-Kniebeugung zu **Abb. 11.5c** zeigt, dass sich die Quadrizepssehne bei passiver Streckung deutlich besser darstellen lässt. Ihre Inhomogenität beruht auf postoperativem Ödem und Einbringung von Nahtmaterial. Die bei Knieextension geschädigt wirkende Sehne erweist sich als durchgängig. Dies stellt ein typisches Sonomuster nach Knie-TEP dar, bei der zugangsbedingt der Streckapparat beeinträchtigt wird.

Abb. 11.5e und Abb. 11.5f Im suprapatellaren LS in 50° passiver Kniebeugung zeigt sich eine echoarme Verdickung des distalen Anteils der Quadrizepssehne oberhalb der Insertion in die Patella. In der Tiefe zeigt sich noch ein unverletzter Sehnenanteil mit durchgehenden parallelen echogenen Linien. Das zugehörige MRT-Bild zeigt ebenso die Teilschädigung des distalen Anteils der Quadrizepssehne.

Fazit

- Sonografie ausreichend
- Röntgen zur Abschätzung des Tiefstands der Patella, wichtig für Operationsplanung

11.6 Patellasehnen-Riss

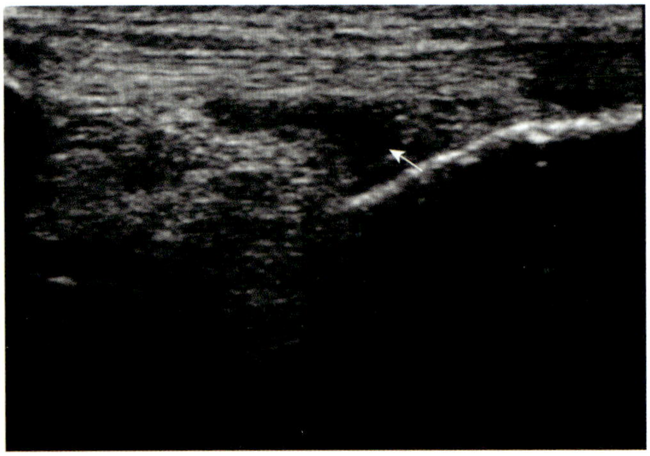

Abb. 11.6a

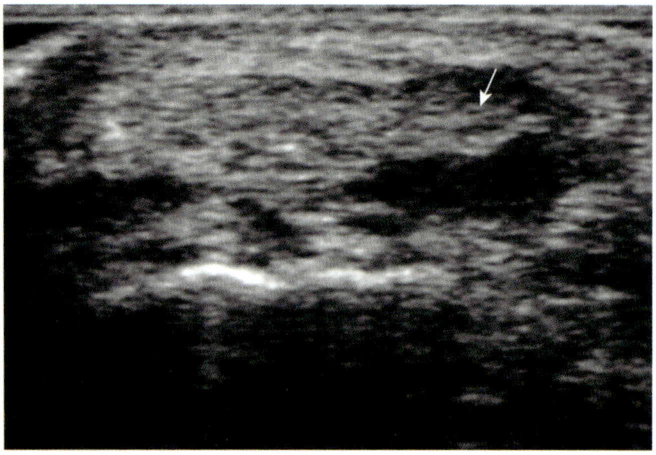

Abb. 11.6b

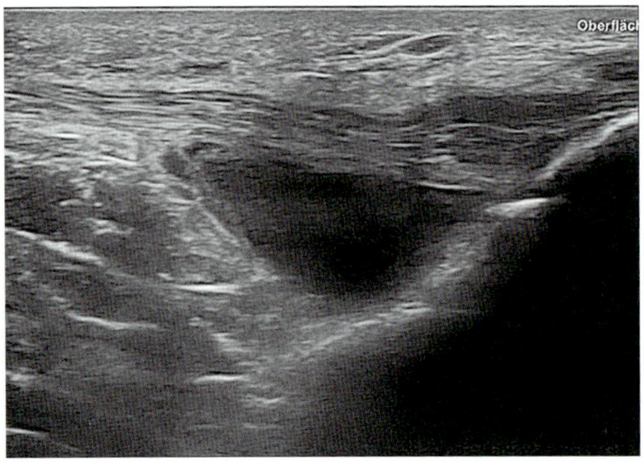

Abb. 11.6c

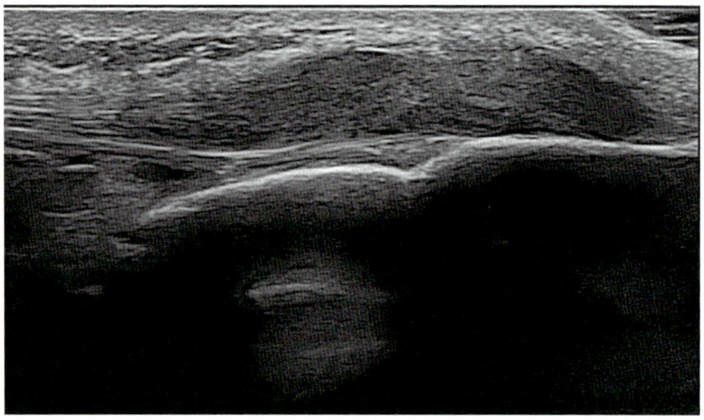

Abb. 11.6d

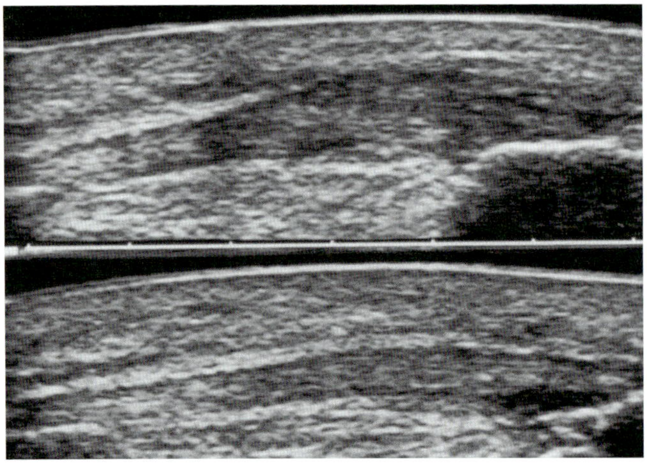

Abb. 11.6e

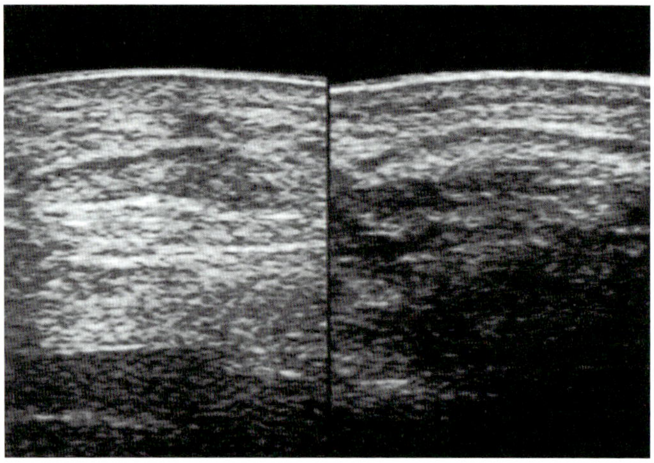

Abb. 11.6f

Fragestellung an die Bildgebung

- Lokalisation: proximal, intratendinös oder distal
- Ausdehnung: Teil- oder Komplettläsion

Abb. 11.6a Im infrapatellaren LS lässt sich die Patellasehne proximal parallel echogen abgrenzen, zeigt aber distal eine echoarme Verdickung bei distaler Teilruptur. Nebenbefundlich ist die Bursa infapatellaris profunda echoarm verdickt (Pfeil).

Abb. 11.6b Der TS zu Abb. 11.6b zeigt im lateralen Teil der Patellasehne Inhomogeniät und echoarme Umrandung bei Teilruptur (Pfeil).

Abb. 11.6c Im infrapatellaren LS zeigt sich die Patellasehne nach distal zu echoarm aufgequollen. Die im proximalen Abschnitt parallelen echogenen Strukturen erscheinen gewellt. Zur Insertion an der Tibia hin finden sich echoarme Zonen. Die Sehne ist sowohl oberflächlich als auch im Bereich der Bursa infrapatellaris profunda von echofreier Flüssigkeit umgeben. Es handelt sich um eine subtotale Teilruptur im tibialen Insertionsbereich infolge einer akuten exzentrischen Verletzung.

Abb. 11.6d Im infrapatellaren LS erscheint die Patellasehne oberhalb ihrer Insertion an der Tuberositas tibiae echoarm aufgequollen mit in der Sehne liegenden echofreien Teilbereichen. Es handelt sich um eine chronische Teilruptur im Rahmen einer länger bestehenden Tendopathie am Landebein eines Handballspieles.

Abb. 11.6e Vier Wochen nach Knie-TEP zeigen sich im infrapatellaren LS noch Folgen des lateralen parapatellaren Zugangs. Oben ist der laterale Schenkel der Patellasehne echoarm ödematös verquollen, während unten der mediale Schenkel unverändert ist. Hierbei handelt es sich um typische Sonomuster ohne relevante pathologische Bedeutung.

Abb. 11.6f TS zu **Abb. 11.6e**: links in der Mitte der Patellasehne, rechts distal. Die hier mittig erkennbaren postoperativen Veränderungen der Patellasehne sind meist noch ein Jahr postoperativ erkennbar.

Fazit

Sonografie ausreichend

11.7 Übersicht: Differenzialdiagnosen bei vorderem Knieschmerz

Diagnose	Primädiagnostik	Bemerkung
Chondropathia patellae	Klinisch	♀ 13–20 J.
Patellainstabilität, Patellafehlstand	Klinisch, Röntgen	♀ 10–20 J.
Kneeing in	Klinisch, Ganganalyse	♀ 13–20 J.
Plica mediopatellaris	MRT	Alle Subgruppen
Hoffaitis	MRT	Selten
Chondromalazie	MRT	Über 30 J.
Osteochondrosis dissecans	MRT	Kinder, Adoleszenten
Anteriore Meniskusläsion	MRT	Trauma

Diagnose	Primärdiagnostik	Bemerkung
Morbus Osgood-Schlatter	Klinisch, Sono	♂ 11–14 J., Fußball, Basketball
Morbus Sinding-Larsen-Johansson	Klinisch, Sono	♂ 11–14 J., Fußball, Basketball
Patellaspitzensyndrom	Klinisch, Sono	Adulte, Leichtathletik, Basketball
Ganglien, Bursitiden	Sono, MRT	alle Subgruppen

Diagnose	Primärdiagnostik	Bemerkung
Glutäalschwäche	Klinisch, Ganganalyse	♀
Quadrizeps-Muskelsyndrome	Klinisch	Adulte, Laufsport
Hüfterkrankungen	Sono, Röntgen, MRT	Kinder, Adoleszenten, (Adulte)
Osteomyelitis	Röntgen, MRT	Alle Subgruppen
Tumore	Röntgen, MRT	Adoleszenten

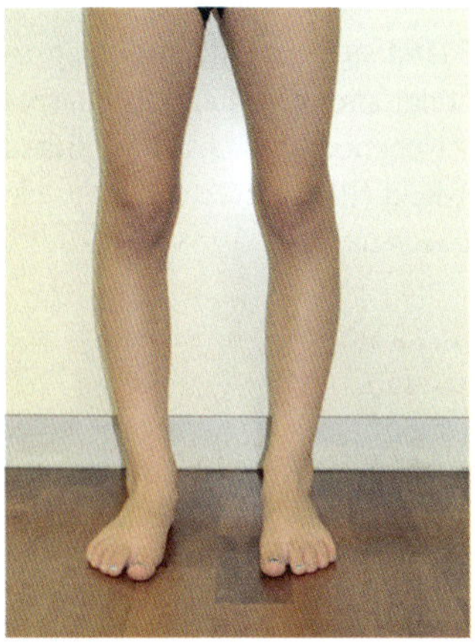

Abb. 11.7a Übersicht vorderer Knieschmerz: O-Bein-Stellung und Kneeing links

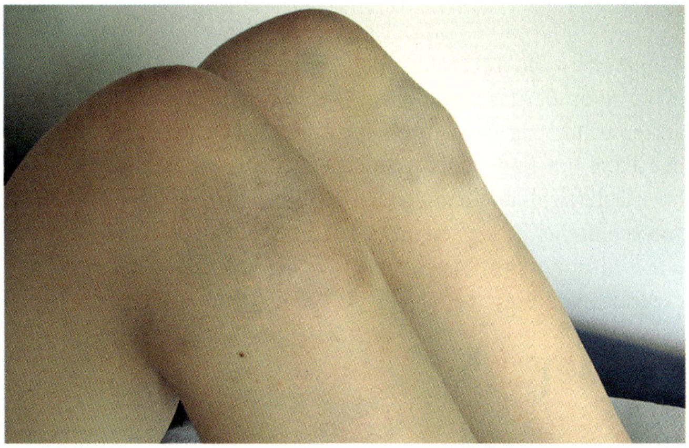

Abb. 11.7b Übersicht vorderer Knieschmerz: Morbus Schlatter beidseits

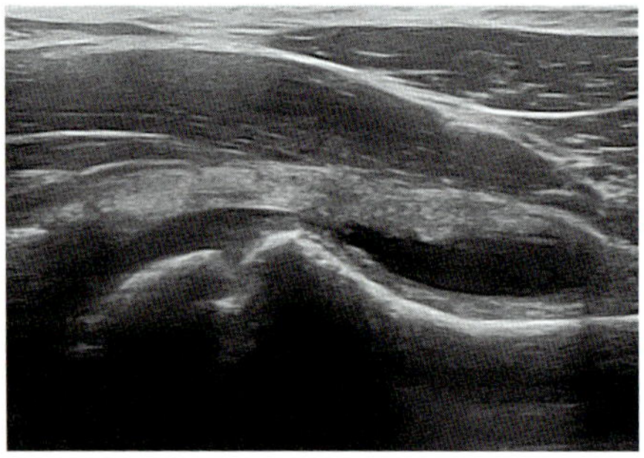

Abb. 11.7c Übersicht vorderer Knieschmerz: Coxitis

Schmerzen im anterioren Aspekt des Kniegelenks kommen in allen Altersstufen und bei allen Geschlechtern vor. Neben anamnestischen Angaben, wobei es zum Auftreten der beklagten Beschwerden kommt und ob ein singuläres Trauma oder aber eine spezifische, meistens sportliche Belastung eine wesentliche Rolle spielen, steht die klinische Untersuchung an erster Stelle, da nicht alle in den Tabellen genannten Erkrankungen oder Auffälligkeiten ein bildgebendes Korrelat haben.

Grundsätzlich ist zu unterscheiden zwischen aus dem Gelenkbereich selbst verursachten und anderen Beschwerden. Diese betreffen sehr häufig die Kniescheibe, jedoch nur mitunter den retropatellaren beziehungsweise femoropatellaren Knorpel, seltener andere Weichteilstrukturen, Knorpelschädigungen und anteriore Meniskusläsionen. Vom femoropatellaren Gelenk ausgelöste Beschwerden ohne strukturelle und somit nicht bildgebend darstellbare Veränderungen betreffen häufig Mädchen im zweiten Lebensjahrzehnt ab der Pubertät. Darunter finden sich nicht selten auch junge Balletttänzerinnen. Übergewicht, Beinachsveränderungen (siehe Übersicht: Differenzialdiagnosen bei vorderem Knieschmerz, Tabelle oben, **Abb. 11.7a**) und allgemeine Bindegewebslaxität sowie fehlende koordinative Fähigkeiten sind wesentliche Kofaktoren.

Extraartikulär verursachte Beschwerden entstehen weit überwiegend durch zumeist sportliche Überbelastung im Bereich des Kniestreckapparates. Sie betreffen beim meist männlichen Adoleszenten die tibiale Insertion der Patellasehne, seltener die patellare Lokalisation (siehe Übersicht: Differenzialdiagnosen bei vorderem Knieschmerz, Tabelle Mitte, **Abb. 11.7b**). Bildgebung kann im Zweifelsfall helfen, Differenzialdiagnosen auszuschließen, ist jedoch zumeist nicht für die Diagnosestellung notwendig. Die Sonografie steht an erster Stelle.

Besonders bei jungen Kindern können Schmerzen im Bereich des Kniegelenks auch durch Erkrankungen am Hüftgelenk verursacht werden (siehe Übersicht: Differenzialdiagnosen bei vorderem Knieschmerz, Tabelle unten, **Abb. 11.7c**). „Schmerz am Knie – vergiss die Hüfte nie!“, dieser Leitsatz des renommierten Kinderorthopäden Fritz Hefti gilt für Kinder und Adoleszenten gleichermaßen unbedingt! Auch hier stellt die Sonografie die primäre bildgebende Diagnostik dar. Die häufige funktionelle Glutealschwäche mit der Folge mangelnder Kniegelenksstreckung steht als funktionelle Auffälligkeit klinisch weit im Vordergrund. Dennoch dürfen insbesondere tumoröse oder entzündliche Erkrankungen, deren Schmerz sich ins Kniegelenk projiziert, nicht vergessen werden.

11.8 Veränderungen der Patellasehne bei Erwachsenen

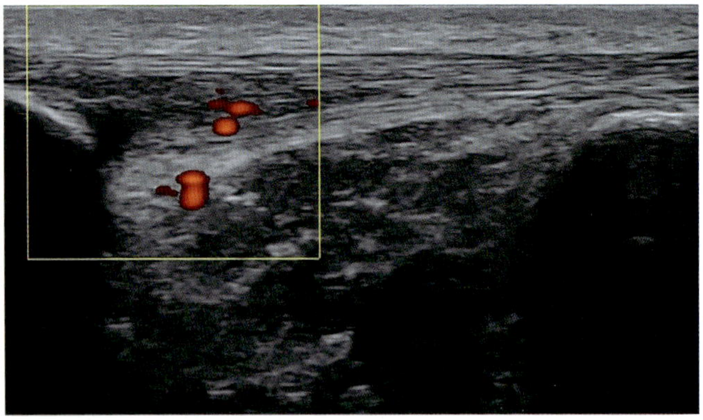

Abb. 11.8a

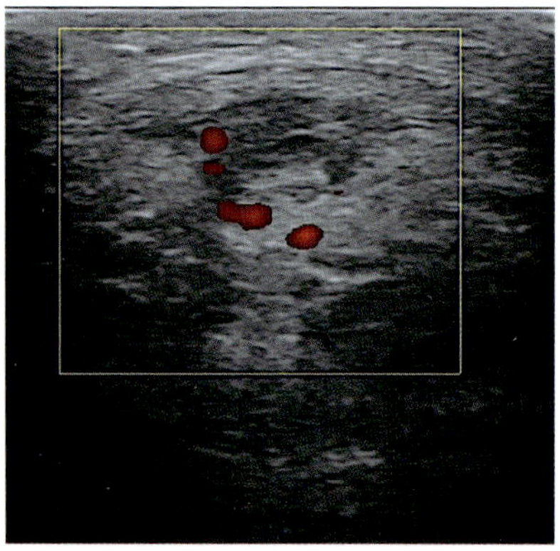

Abb. 11.8b

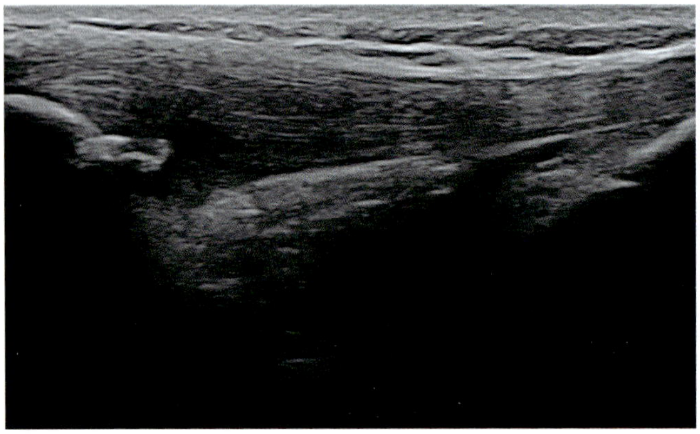

Abb. 11.8c

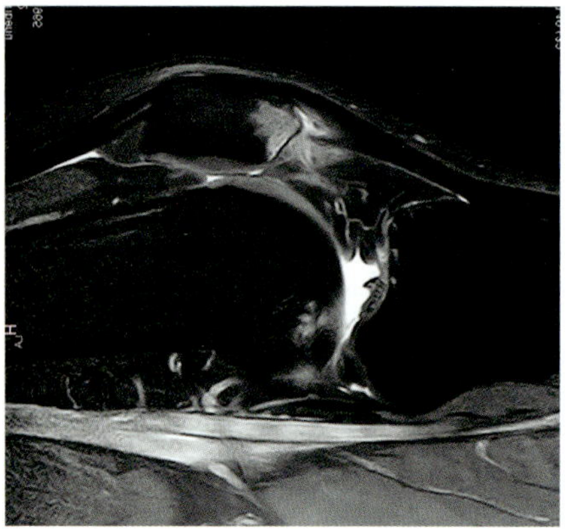

Abb. 11.8d

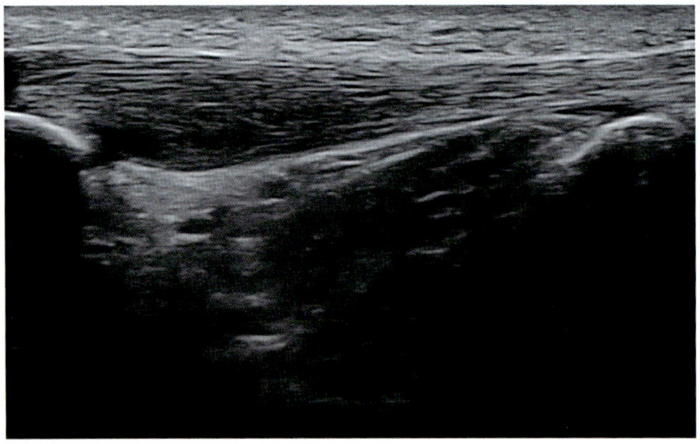

Abb. 11.8e

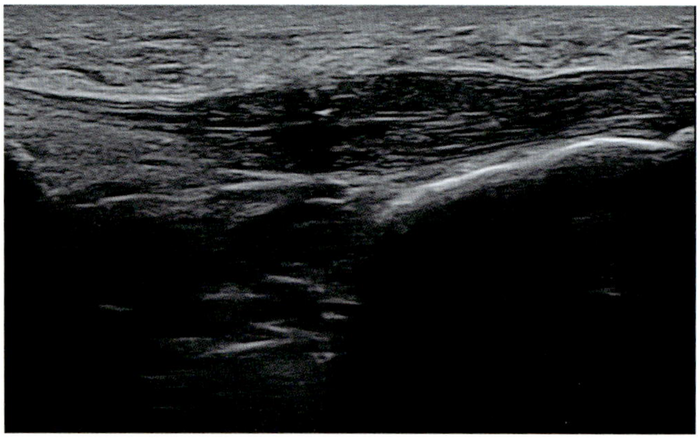

Abb. 11.8f

Fragestellung an die Bildgebung

- Lokalisation und Ausdehnung (fokal, generalisiert, peri- und/oder intratendinös) der Sehnenveränderung
- DD Sehneneinriss

Abb. 11.8a und Abb. 11.8b Im infrapatellaren LS und TS zeigt sich bei einem chronischen Patellaspitzensyndrom eine echoarme trianguläre Aufweitung der Patellasehne an ihrer proximalen Insertion. Zentral finden sich echoarme Anteile. Das Power-Doppler-Signal zeigt deutliche Gefäßinjektion, die auf eine chronische Insertionstendopathie mit Aktivierung hindeutet.

Abb. 11.8c und Abb. 11.8d Im infrapatellaren LS zeigt sich bei einem Basketballer mit chronischem Patellaspitzensyndrom eine im tiefen Aspekt echoarme Aufweitung der patellaren Insertion der Patellasehne. Der patellare Knochenkern zeigt eine echogene Ausziehung mit Schallauslöschung. Dieselbe Situation stellt sich im vergleichenden MRT-Bild dar. Es handelt sich um eine proximale Teilruptur der tiefen Anteile aufgrund chronischer Insertionstendopathie.

Abb. 11.8e Bei einem adoleszenten Balletttänzer zeigt sich die Patellasehne im infrapatellaren LS in der proximalen Hälfte echoarm verdickt. Patellanah findet sich eine nahezu echofreie Zone, einer Teilruptur bei chronischer Tendopathie entsprechend.

Abb. 11.8f Der infrapatellare LS zeigt nach einem Schlag auf den Schienbeinkopf eine traumatisch bedingte Teilläsion der Patellasehne mit echoarmer Verdickung und teils echofreien Bezirken.

Fazit

- Sonografie ausreichend
- Gegebenenfalls begleitendes Knochenödem im Bereich der Insertionen nur im MRT beurteilbar

11.9 Veränderungen der Patellasehne bei Kindern

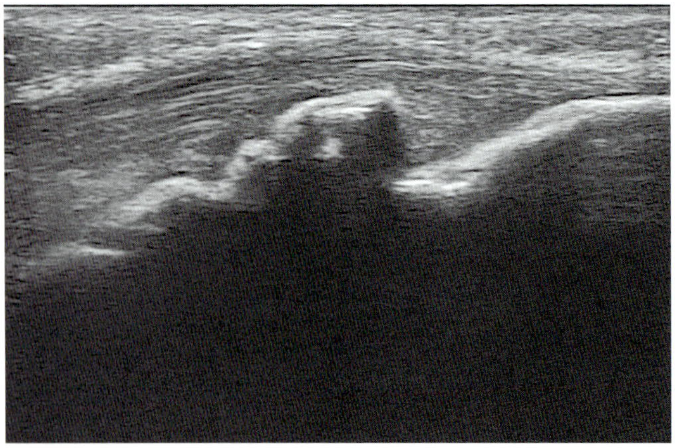

Abb. 11.9a

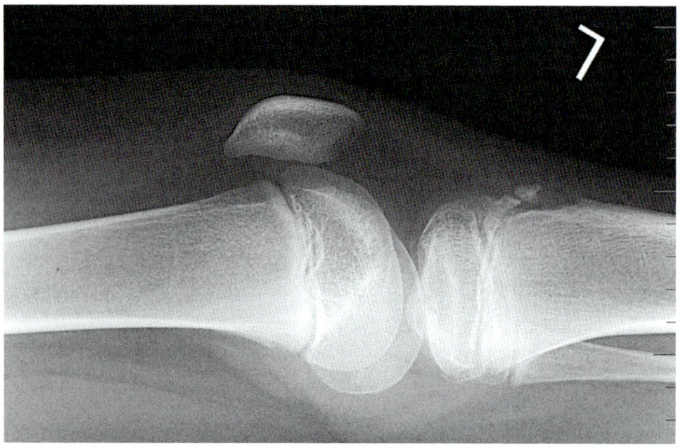

Abb. 11.9b

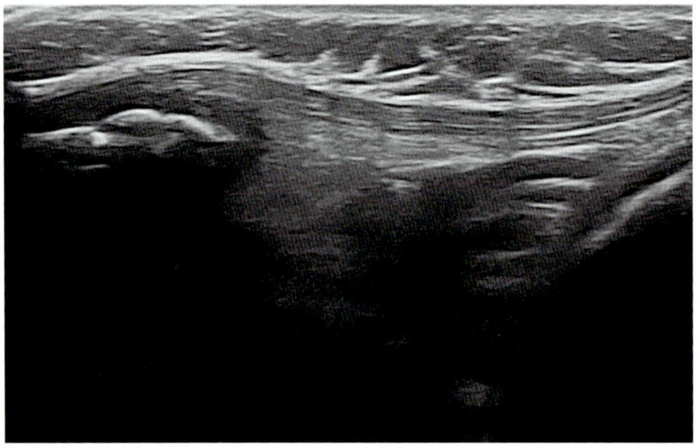

Abb. 11.9c

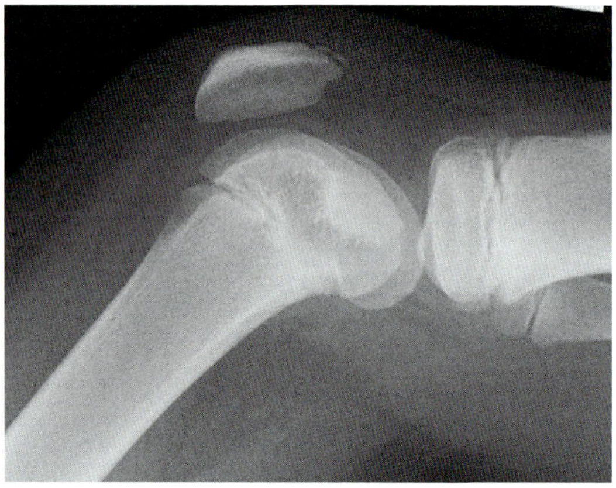

Abb. 11.9d

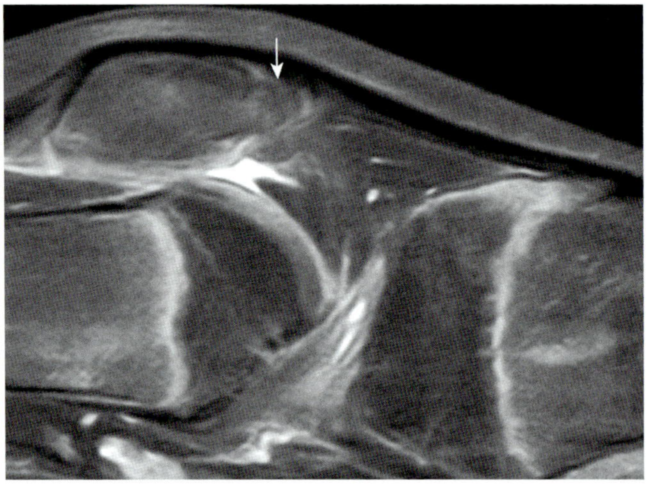

Abb. 11.9e

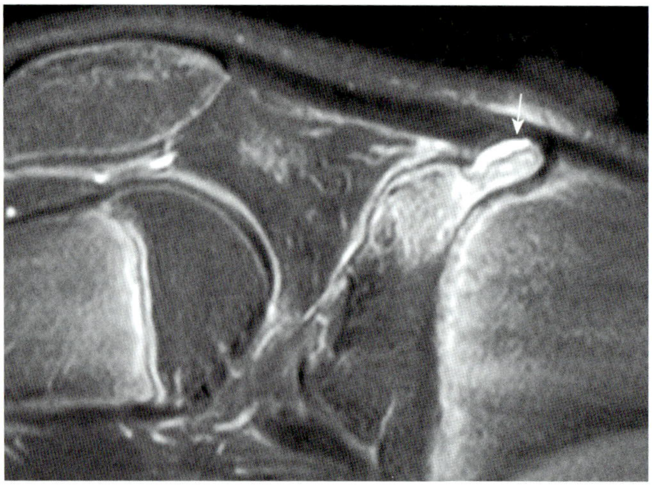

Abb. 11.9f

Fragestellung an die Bildgebung

- Lokalisation und Ausdehnung
- Knöcherne Mitreaktion (proximal, distal) der Sehnenveränderung

Abb. 11.9a und Abb. 11.9b Beim Morbus Osgood-Schlatter finden sich als führendes klinisches Zeichen Belastungsschmerz und Druckschmerz sowie lokale Schwellung an der Tuberositas tibiae. Bildgebung ist zur Diagnosestellung nicht grundsätzlich erforderlich. Sonografisch findet sich im infrapatellaren LS meist ein abgehoben wirkender Apophysenkern, der teilweise mehrkernig oder fragmentiert erscheint. Die Patellasehne läuft immer über diesen Kern hinweg in ihre Insertion nach distal in das Tibiaperiost hinein. Delaminierung wird teilweise bildgebend beschrieben, ist jedoch klinisch nicht im Sinne eines Teilrisses zu bewerten. Das vergleichende Röntgenbild zeigt einen fragmentiert erscheinenden abgehobenen Knochenkern, der sich zukünftig möglicherweise unabhängig von der durchgeführten Therapie in einen Ossikel wandeln könnte. Bei diesem Krankheitsbild hilft Bildgebung weder prognostisch noch als Verlaufskontrolle.

Abb. 11.9c und Abb. 11.9d Beim Morbus Sinding-Larsen-Johansson findet sich im infrapatellaren LS eine knöcherne Irregularität am unteren Pol der Patella. Die Patellasehne selbst ist meist unverändert. Das zugeordnete Röntgenbild zeigt einen vergleichbaren Befund, der lediglich von einer atypischen Apophyse abzugrenzen ist. Hier bestätigt die Sonografie die klinische Situation, die beim adulten Patienten einem Patellaspitzensyndrom entspricht.

Abb. 11.9e PDw fatsat sagittal: Fragmentierung des kaudalen Patellapols (Pfeil) mit begleitender Ansatztendinopathie der angrenzenden proximalen Patellasehne bei signalreicher Imbibierung und Auftreibung bei Morbus Sinding-Larsen-Johansson.

Abb. 11.9f PDw fatsat sagittal: 14-jähriger mit kräftigem Knochenmarködem der Tuberositas tibiae (Pfeil) und Ansatztendinopathie der angrenzenden distalen Patellasehne mit signalreicher Imbibierung und Auftreibung bei Morbus Osgood-Schlatter. Die Patellasehne läuft über den Apophysenkern hinweg nach distal.

Fazit

- Sonografie ausreichend
- Gegebenenfalls begleitendes Knochenödem im Bereich der Insertionen nur im MRT beurteilbar
- Kein KM, da Theorem der Knochennekrose klinisch irrelevant
- Röntgen bei ausgedehntem knöchernen Befund oder bei Ossikel und zur DD bei einseitigem Befund

11.10 Patellaluxationen

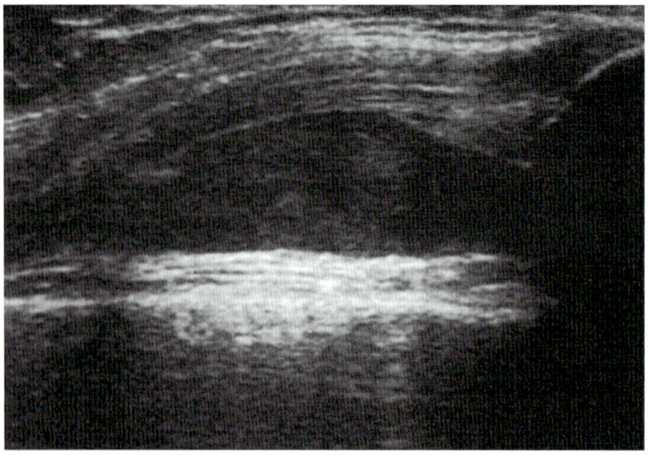

Abb. 11.10a

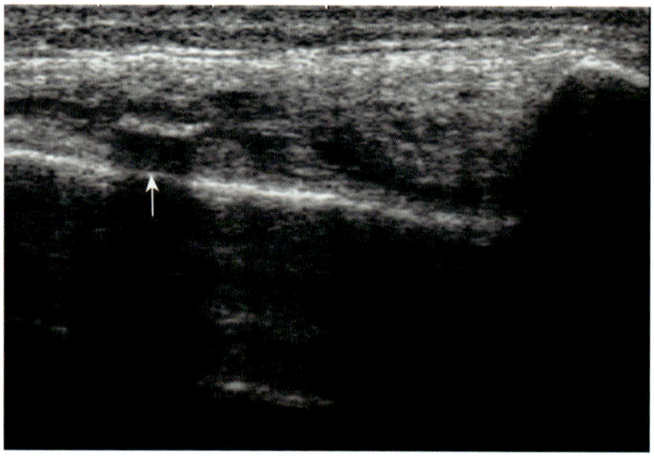

Abb. 11.10b

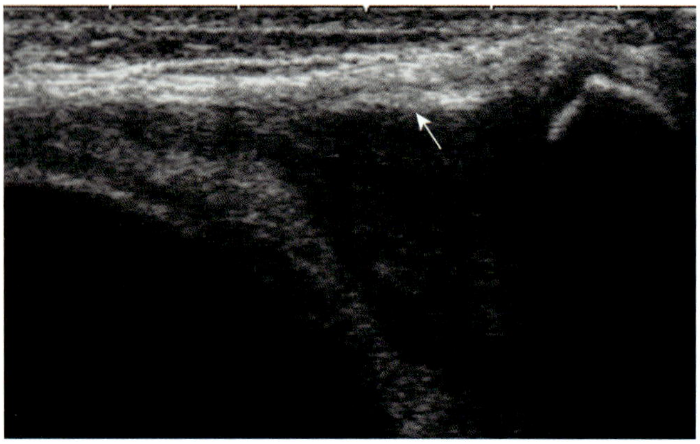

Abb. 11.10c

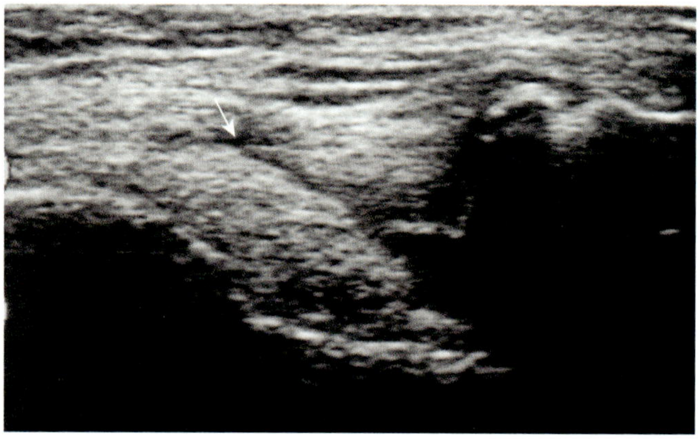

Abb. 11.10d

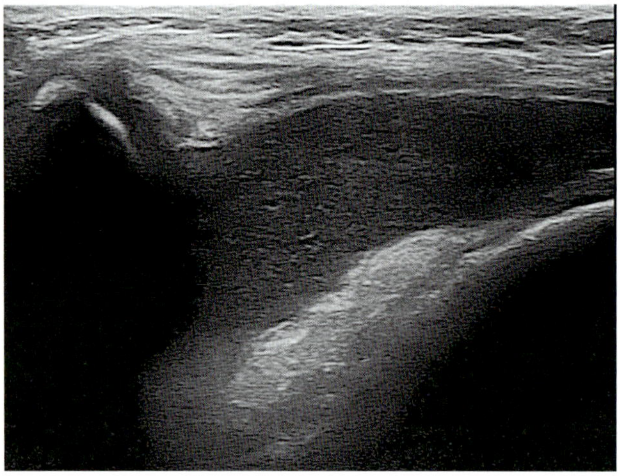

Abb. 11.10e

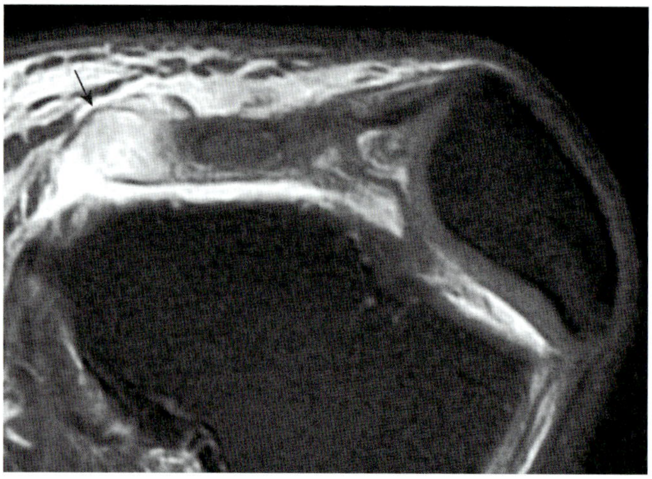

Abb. 11.10f

Fragestellung an die Bildgebung

- Hämarthros
- Kapsel-/Retinakulumriss
- Osteochondraler Ausriss
- Lateralisation der Patella
- Freier Gelenkkörper

Abb. 11.10a Im suprapatellaren LS findet sich nach traumatischer Patellaluxation häufig ein meist mäßig echoreiches Hämarthros, das hier die feine echogene Gelenkkapsel deutlich vorwölbt.

Abb. 11.10b Im lateralen LS am distalen Femur zeigt sich hier eine echogene Struktur mit Schallschatten im flüssigkeitsgefüllten Recessus (Pfeil), einem freien Gelenkkörper entsprechend, der aus einer Abscherverletzung des lateralen Femurkondylus im Rahmen einer Patellaluxation stammt.

Abb. 11.10c Gemischte Raumforderung nach Patellaluxation im medialen parapatellaren TS – teils echogen, korpuskulären Hämatombestandteilen entsprechend, teils echoarm, flüssigeren Bestandteilen entsprechend. Dieses Hämarthros weist auf ein signifikantes Knietrauma hin, obwohl das mediale Retinaculum durchgängig und nicht durchgerissen ist (Pfeil).

Abb. 11.10d Der mediale parapatellare TS lässt ein Austreten des echoreichen Hämatoms aus dem Gelenk heraus erkennen, da das darüber ziehende Retinaculum mediale nicht mehr durchgängig ist (Pfeil). Zusätzlich findet sich eine auf eine knöcherne Mitverletzung am medialen Rand der Patella hinweisende Unterbrechung der echogenen knöchernen Oberfläche mit einem Spalt.

Abb. 11.10e Der mediale parapatellare TS zeigt nach habitueller Patellaluxation echoarme intraartikuläre Flüssigkeit bei durchgängigem unverletzten Retinaculum.

Abb. 11.10f PDw fatsat transversal: Nach Patellaluxation zeigt sich ein femurseitiger Ausriss (Pfeil) des Retinaculum patellae mediale.

Fazit

- Röntgen: knöcherne Schäden, Position der Patella
- Sonografie: Hämarthros, Retinaculumriss
- MRT: chondrale/osteochondrale Begleitverletzungen, Suche freier Gelenkkörper

11.11 Meniskusläsionen

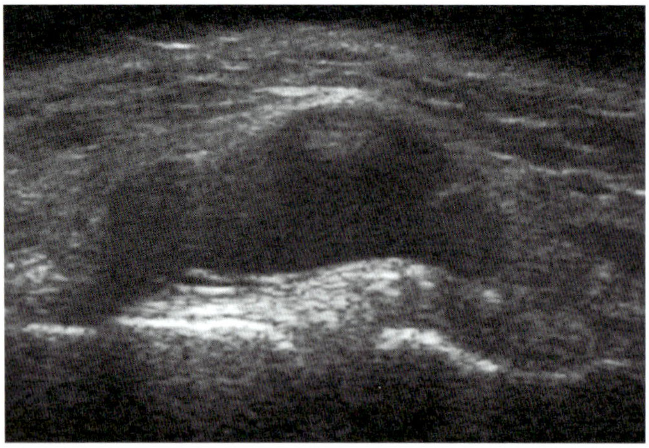

Abb. 11.11a

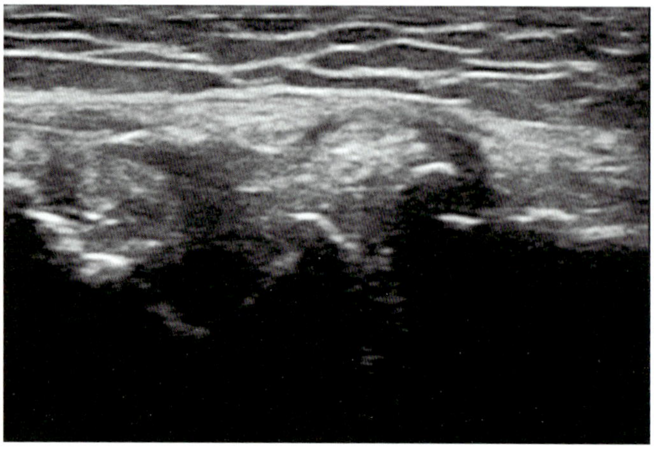

Abb. 11.11b

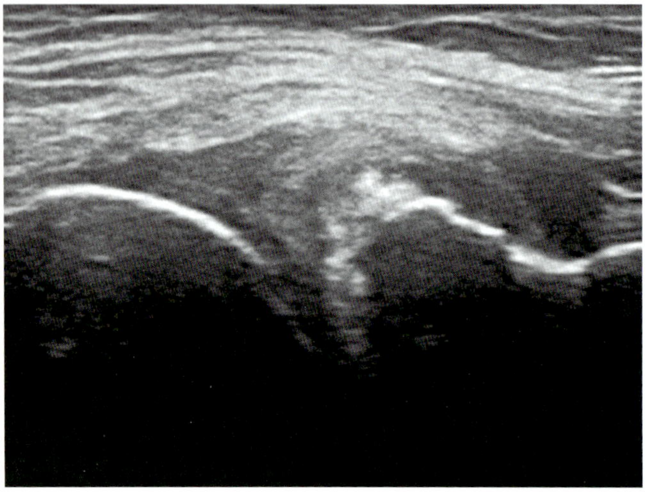

Abb. 11.11c

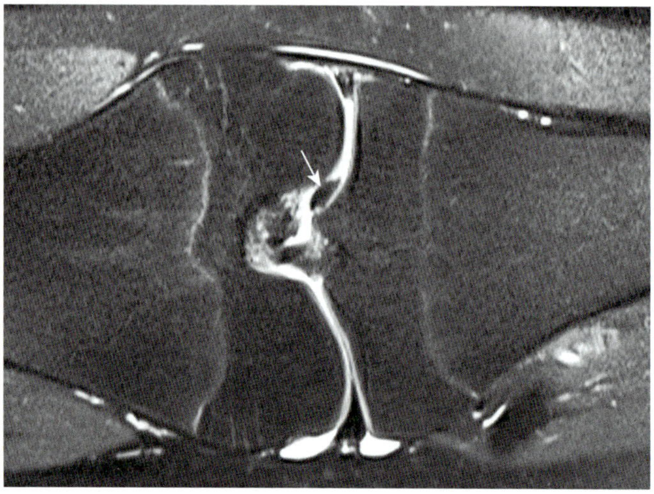

Abb. 11.11d

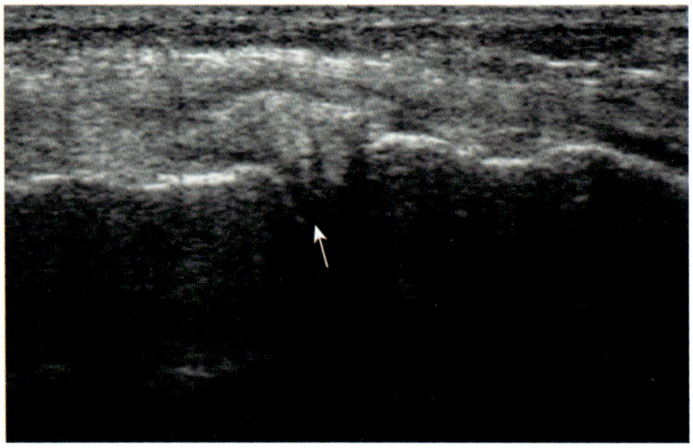

Abb. 11.11e

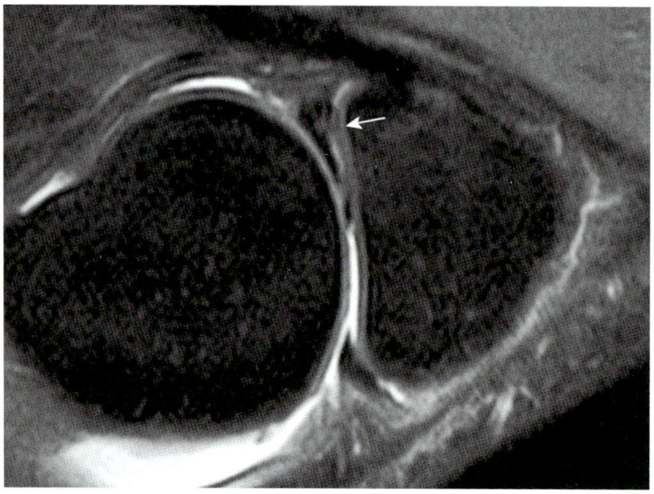

Abb. 11.11f

Fragestellung an die Bildgebung

Hinweise auf Genese, Lokalisation, Grad, Begleitläsionen Knorpel und Bänder sowie subchondrale Begleitreaktion

Abb. 11.11a Der mediale LS zeigt eine rundliche echoarme Raumforderung oberhalb des echogenen Innenbands, das im Anschnitt sichtbar wird. Es handelt sich um ein im Vergleich zum Außenmeniskus selteneres Ganglion des Innenmeniskus.

Abb. 11.11b Im lateralen LS werden die echogenen Oberflächen von Femur – mit der Fossa politea – und der Tibia erkennbar. Der Gelenkspalt wird durch rundliche Osteophyten begrenzt. Dazwischen findet sich bei Außenmenikusläsion und lateraler Gonarthrose eine Extrusion der echogen sichtbaren Pars intermedia des Außenmeniskus.

Abb. 11.11c Im posteromedialen LS ist das Hinterhorn des Innenmeniskus als homogene echogene Struktur zu sehen. Darüber zieht sich als dünne echogene Linie die Gelenkkapsel, darüber läuft als breiter echogener Streifen die Sehne des M. semimembranosus. Am Unterrand des Innenmeniskus ist eine echogene Verdichtung zu sehen, die eine Verkalkung des Unterrands des Meniskus oder des Gelenkknorpels darstellt.

Abb. 11.11d PDw fatsat koronar: Es zeigt sich ein korbhenkelartig nach lateral umgeschlagenes, medial der Eminentia intercondylaris aufliegendes Fragment (Pfeil) des Innnenmeniskus mit aufzeigbarer Volumenreduktion des stehengebliebenen Anteils der Pars intermedia.

Abb. 11.11e Im posteromedialen LS ist das Hinterhorn des Innenmeniskus als echogene Struktur erkennbar. Im Zentrum liegt ein echoarmer Streifen bei degenerativer Schädigung (Pfeil). Aufgrund der typischerweise zur Gelenkfläche horizontalen Lage sind degenerative Schäden weit schwerer detektierbar als traumatische Radiärrisse mit zum Schallkopf parallelem Verlauf. Tiefe Meniskusanteile sind sonografisch kaum zu erfassen.

Abb. 11.11f PDw fatsat sagittal: Es zeigt sich eine langstreckige horizontale Signalanhebung des Innenmeniskushinterhorns mit breitflächigem Kontakt zur Gelenkfläche und nach anterior disloziertem Spitzenfragment – im Sinne einer komplexen Schädigung Grad IV (Pfeil). Korbhenkel oder dislozierte Lappenrisse können sonografisch nicht erfasst werden.

Fazit

- Sono zur DD ganglionartiger Schwellungen
- MRT Methode der Wahl

11.12 Seitenbandläsionen des Kniegelenks

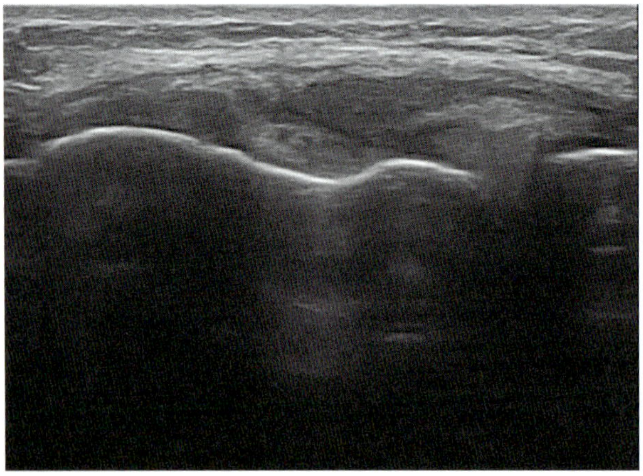

Abb. 11.12a

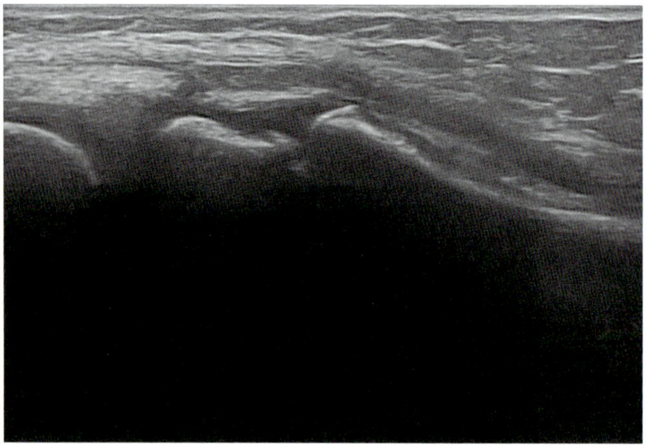

Abb. 11.12b

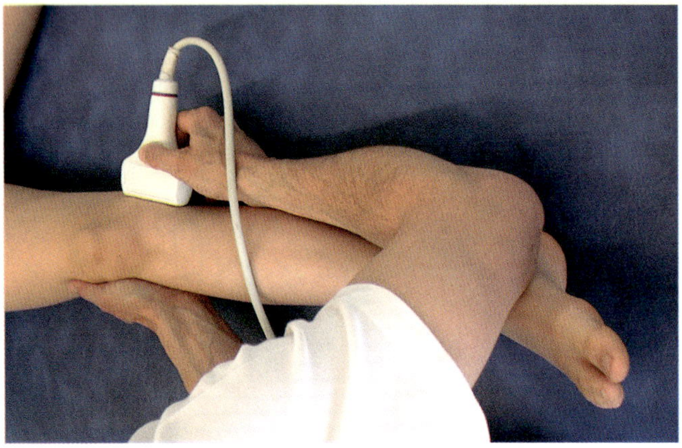

Abb. 11.12c

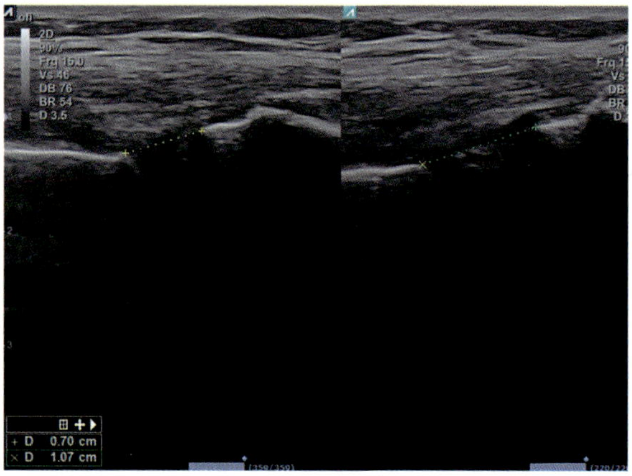

Abb. 11.12d

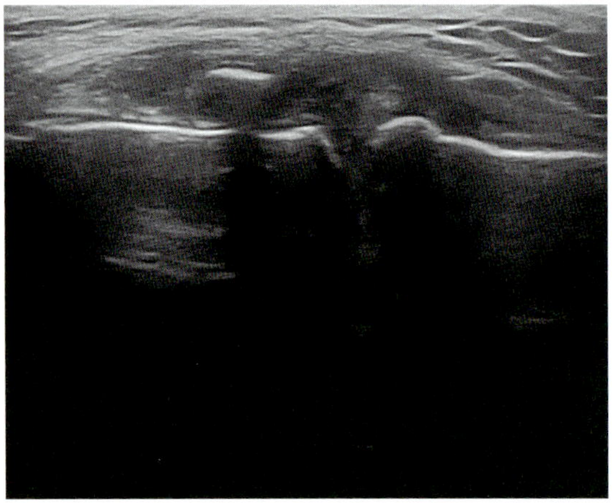

Abb. 11.12e

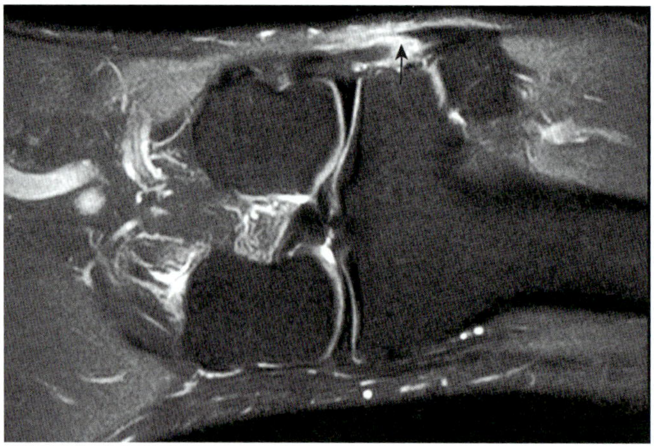

Abb. 11.12f

Fragestellung an die Bildgebung

- Lokalisation der Läsion
- Komplette oder Teilläsion
- Ausmaß der Instabilität
- Begleitverletzungen
- Bandverkalkung

Abb. 11.12a Im medialen LS findet sich nach Valgustrauma beim Skifahren durch Hängenbleiben mit dem Fuß eine etwas inhomogene echoarme Verdickung des proximalen Anteils des Innenbandes über dem medialen Condylus als Ausdruck einer Teilruptur. An die Nativuntersuchung schließt sich die sonografische Stabilitätstestung an.

Abb. 11.12b Im medialen LS findet sich eine distale Teilschädigung des Innenbandes infolge eines Valgusstraumas bei einem kindlichen Ringer. Im Unterschied zu **Abb. 11.12a** erfolgte die Traumatisierung hier nicht über den fixierten Fuß, sondern den in Bezug auf das Kniegelenk fixierten Körper, sodass es zu einer distalen Schädigung kommt.

Abb. 11.12c Die sonografische Stabilitätstestung des Innenbandes am Knie kann in der gezeigten Weise im Sinne einer Dreipunkt-Technik unter Sicht am Monitor erfolgen. Es kann dabei in Streckstellung, aber auch leichter Beugestellung seitenvergleichend überprüft werden, ob der mediale Gelenksaspekt aufgeklappt ist. Jegliche Instabilität ist als pathologisch zu bewerten.

Abb. 11.12d Im medialen LS durchgeführte Stabilitätstestung des Innenbands. Bereits dynamisch zeigt sich am Monitor das Aufklappen. Messtechnisch lässt sich eine Aufweitung des medialen Gelenkspalts um 3 mm nachweisen.

Abb. 11.12e Nach Innenbandverletzungen kann es zu einer Verkalkung im vormals verletzten Bereich kommen. Hier ist im medialen LS eine echogene Einlagerung im proximalen Anteil des Innenbands darzustellen. Die Schallauslöschung weist darauf hin, dass es sich um eine Verkalkung handeln muss.

Abb. 11.12f PDw fatsat koronar: Signalangehobene Kontinuitätsunterbrechung (Pfeil) des distalen Anteils des lateralen Kollateralbands bei Ruptur. Das Außenband ist im Vergleich zum Innenband sonografisch weniger gut darstellbar.

Fazit

- Sonografie zur Nativdiagostik und Instabilitätsmessung
- MRT für komplexe Verletzungen und Begleitläsionen (Kreuzbänder, Knorpel)

11.13 Kreuzbandrupturen

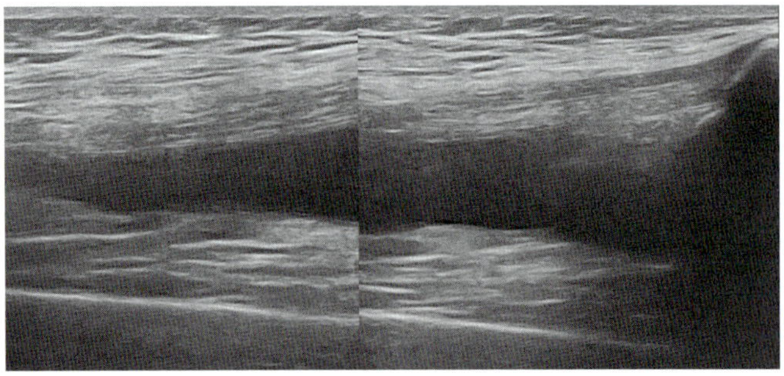

Abb. 11.13a

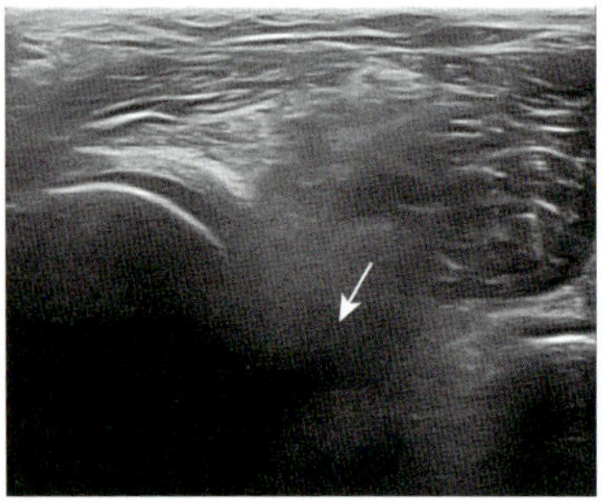

Abb. 11.13b

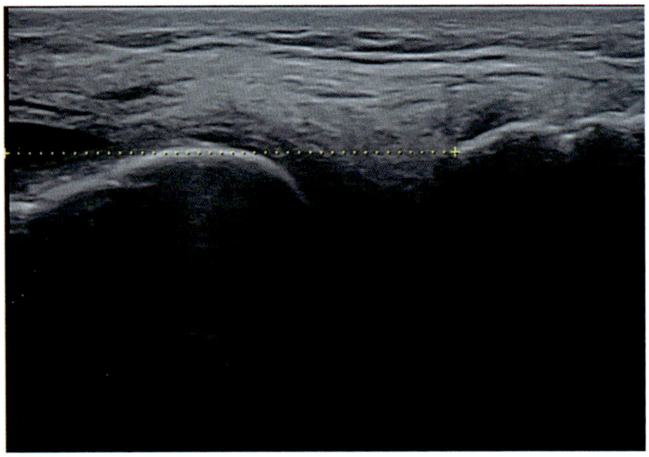

Abb. 11.13c

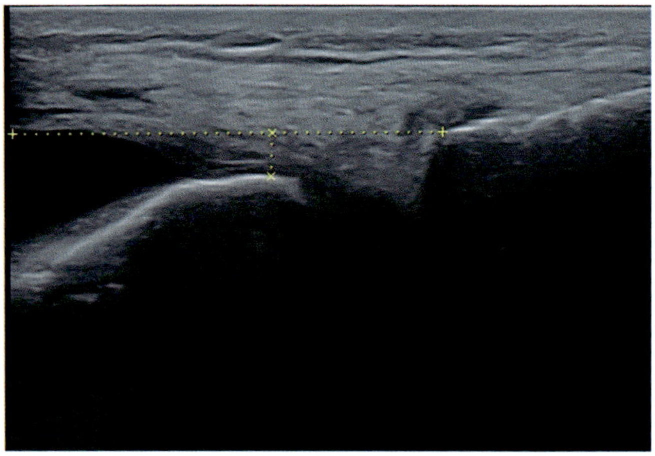

Abb. 11.13d

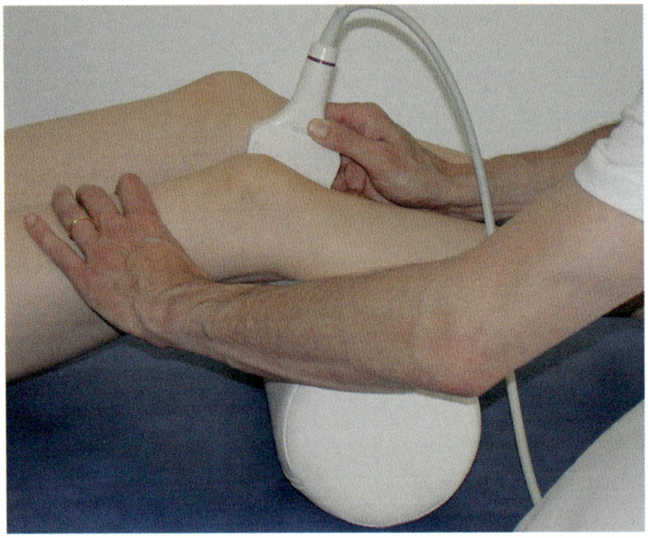

Abb. 11.13e

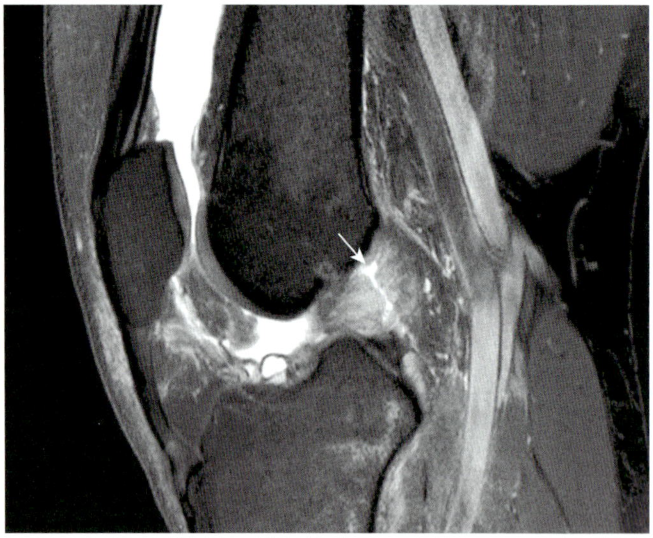

Abb. 11.13f

Fragestellung an die Bildgebung

- Lokalisation der Läsion
- Komplette oder Teilläsion, frisch oder veraltet, ligamentär oder osteochondral
- Ausmaß der Instabilität, Hämarthros, Begleitverletzungen Menisken und Knorpel bzw. osteochondral

Abb. 11.13a Links und rechts nach einem Kniedistorsionstrauma findet sich im zusammengesetzten suprapatellaren LS intraartikuläre Hämarthrosbildung, die auf einen Kniebinnenschaden, insbesondere eine vordere Kreuzbandläsion hinweist. Der zusammengesetzte Schnitt zeigt, dass sich der Recessus suprapatellaris bei Flüssigkeitseinlagerung weit nach proximal entfaltet.

Abb. 11.13b Im posterioren TS findet sich bei proximaler femoraler Ruptur des vorderen Kreuzbands mitunter eine ausgeprägte hypoechogene Zone durch den Einriss des synovialen Schlauches (Pfeil).

Abb. 11.13c und Abb. 11.13d Im paramedialen anterioren LS lässt sich sonografisch eine vordere Schublade analog des Lachman-Tests zur Darstellung bringen. Zunächst wird dabei der Oberschenkel unterlagert und das Bild bei geteilten Bildfeldern links am Monitor dargestellt. Dann wird statt des Oberschenkels der Unterschenkel unterlagert und mit der freien Hand des Untersuchers ein Druck auf den Oberschenkel in Richtung Untersuchungsliege durchgeführt. Dadurch kommt es indirekt zu einem Tibiavorschub, der dann auf der rechten Monitorseite abgebildet wird. Nun kann über die Messeinrichtung des Ultraschallgeräts der Vorschub bestimmt werden, indem eine Tangente von der Tibia an den Femorkondylus gelegt wird. Bei einer Instabilität ergibt sich eine messbare Distanz dieser Tangente zu dem nach unten verschobenen Femurkondylus, hier um 4 mm.

Abb. 11.13e Darstellung des zweiten Teils der sonografischen Untersuchung mit Messung der vorderen Schublade.

Abb. 11.13f PDw fatsat sagittal: Nachweis eines Flüssigkeit gefüllten Spalts (Pfeil) quer durch das aufgetriebene, eingeblutete VKB im Übergang vom proximalen zum mittleren Drittel, im Sinne einer Komplettruptur. Begleitend ist ein deutliches Hämarthros erkennbar.

11

Fazit

- Sonografie: Hämarthros, Instabilität
- MRT Komplett-/Teilläsion, Begleitverletzungen

11.14 Gonarthrose

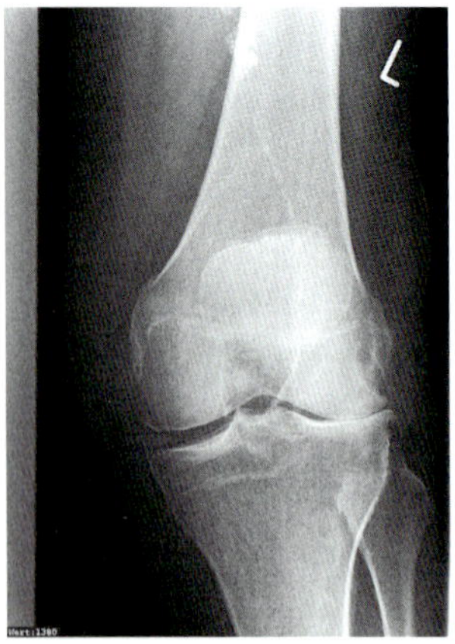

Abb. 11.14a

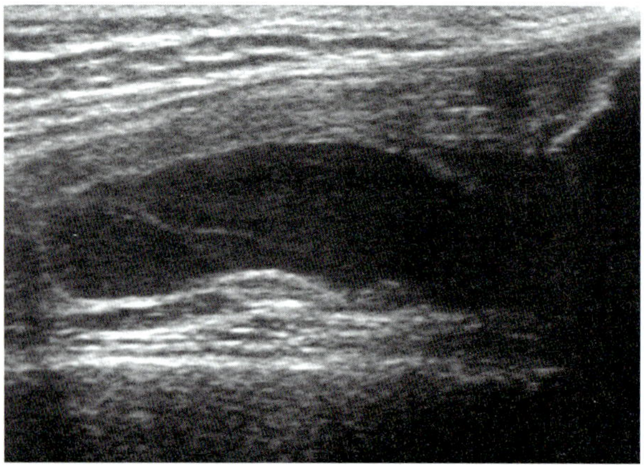

Abb. 11.14b

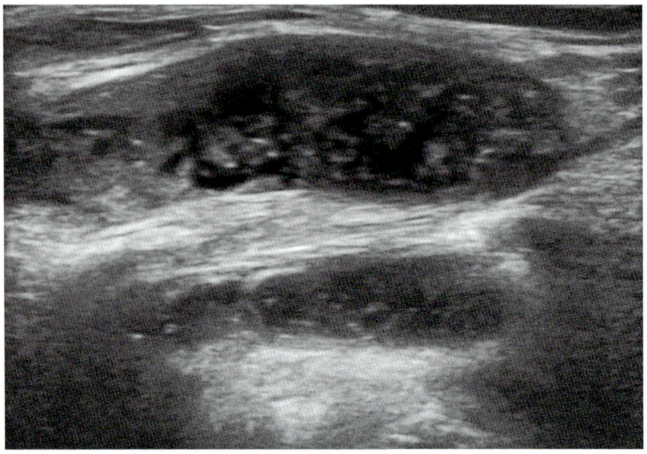

Abb. 11.14c

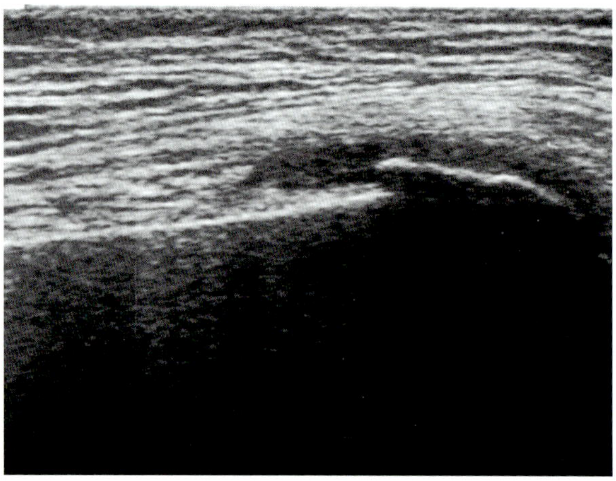

Abb. 11.14d

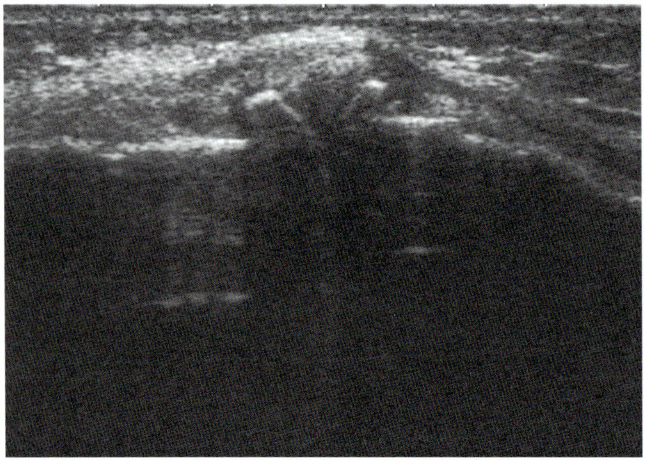

Abb. 11.14e

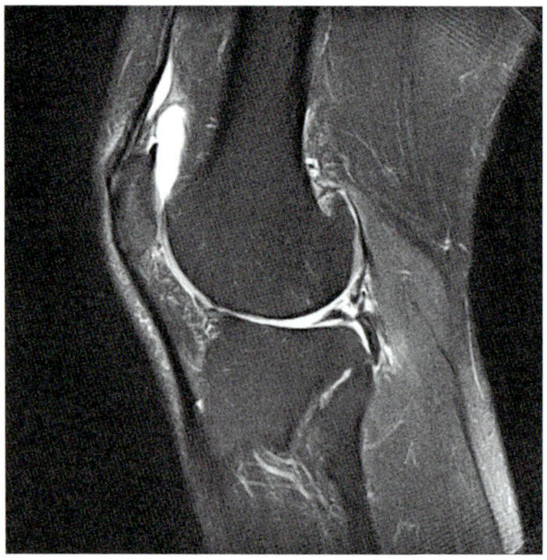

Abb. 11.14f

Fragestellung an die Bildgebung

- Erguss/Synovitis
- Lokalisation und Ausdehnung Knorpelschaden (Grad)
- Zusätzliche Meniskusschäden oder Kreuzbandinsuffizienz
- Freie Gelenkkörper
- Poplitealzyste

Abb. 11.14a Die Diagnose der Gonarthrose ist eindeutig eine Prämisse des Röntgenbilds. Bei der hier im anterior-posterioren-Strahlengang gezeigten Gonarthrose findet sich eine maximale Aufhebung des lateralen Gelenkspalts mit subchondraler Sklerosierung tibial mehr als femoral, deutlicher Osteophytenbildung und lateraler Gelenkinstabilität. Nebenbefundlich findet sich eine Meniskusverkalkung medial und eine deutliche Arteriosklerose.

Abb. 11.14b Im suprapatellaren LS ist bei aktivierter Arthrose eine mehr oder minder ausgeprägte Ergussbildung zu erkennen. Das Power-Doppler-Signal kann positiv sein (Kap. 3.3).

Abb. 11.14c Medialer posteriorer LS: Bei längerer Dauer der aktivierten Gonarthrose kann sich eine verstärkte oder persistierende Füllung der Poplitealzyste ergeben, die gegebenenfalls auch nach Sanierung des degenerativen Prozesses im Recessus suprapatellaris gefüllt bleiben kann. Diese kann dann sonografisch unterstützt abpunktiert werden.

Abb. 11.14d Der suprapatellare LS in 90°-Kniegelenksflexion zeigt eine nach proximal osteophytär ausgezogene echogene Oberfläche bei Femoropatellaarthrose.

Abb. 11.14e Der mediale LS zeigt typische osteophytäre Ausziehungen im Sinne Rauberscher Konsolen. Dazwischen liegt echogen der aus dem Gelenk herausgedrückte Innenmeniskus im Bereich der Pars intermedia.

Abb. 11.14f PDw fatsat sagittal: In der Sagittalebene zeigt sich neben einer lateralen femoralen Knorpelglatze mit Außenmeniskusschaden auch eine Retropatellaarthrose – durch Gelenkerguss gut abgrenzbar. Für Knorpelschäden ist die Sensitivität des MRT allerdings nicht so hoch wie für Meniskusveränderungen.

Fazit

- Sonografie: Ergussbildung, Aktivierung der Gonarthrose, oberflächliche knöcherne Veränderungen, begleitende Instabilität
- Röntgen: Arthrosezeichen (Gelenkspaltverminderung, subchondrale Sklerosierung, Osteophyten, Zystenbildung), Achsfehlstellung in belasteter Aufnahme
- MRT: Lokalisation und Ausmaß Knorpelschädigung, begleitendes Knochenödem, DD Osteonekrose, osteochondrale Läsionen

11.15 Weitergehende Fragestellung an die Bildgebung

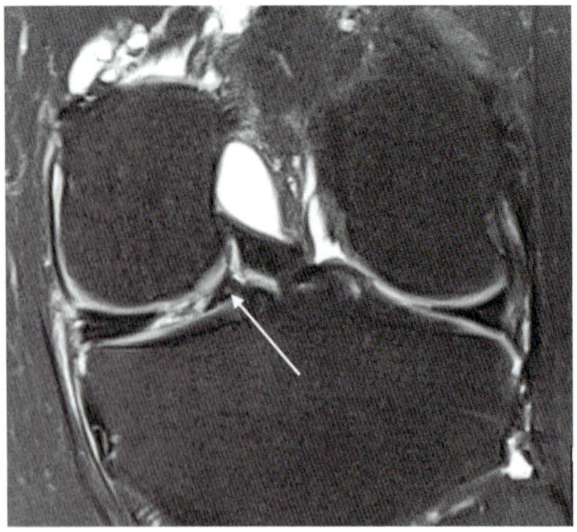

Abb. 11.15a

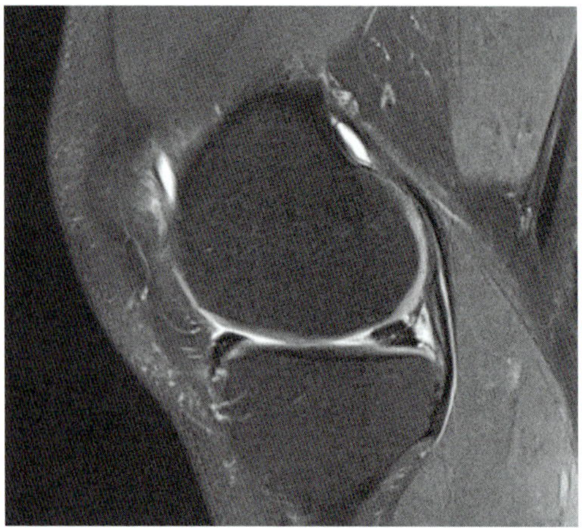

Abb. 11.15b

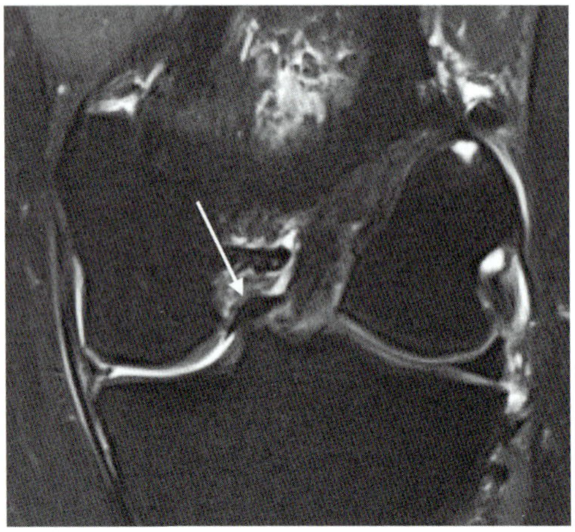

Abb. 11.15c

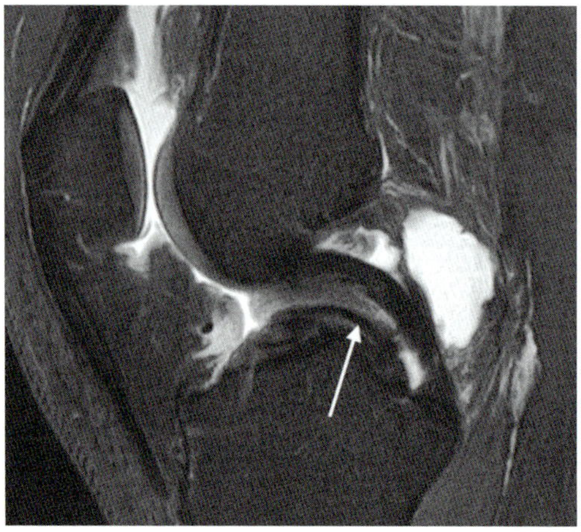

Abb. 11.15d

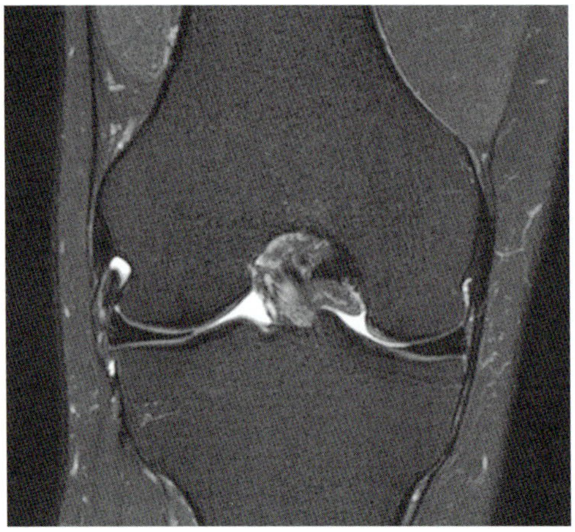

Abb. 11.15e

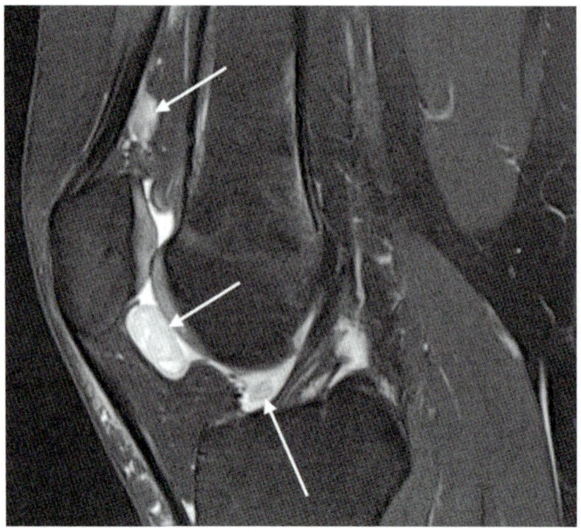

Abb. 11.15f

Abb. 11.15a und Abb. 11.15b Native MRT PD FS koronar (a) und PD FS sagittal (b). **Abb. 11.15a:** Erkennbarer, zur Eminentia intercondylaris umgeschlagener Lappenriss des Innenmeniskus (Pfeil). **Abb. 11.15b:** Defektbildung des Hinterhorns.

Abb. 11.15c und Abb. 11.15d Native MRT PD FS koronar (c) und sagittal (d). 48-jähriger Patient mit spontan aufgetretener medialer Gonalgie. Es zeigt sich ein nach innen zur femoralen Notch umgeschlagener Korbhenkelriss des Innenmeniskus (Pfeile). Auf sagittaler Ebene (d) erscheint der nach innen umgeschlagene Meniskuslappen wie ein gedoppeltes hinteres Kreuzband.

Abb. 11.15e Native MRT, PD FS koronar: diskoider Außenmeniskus und Innenmeniskus mit jeweils weit in den Gelenkspalt reichendem freien Rand.

Abb. 11.15f Native MRT PD FS sagittal: mehrere intraartikuläre, signalreiche Raumforderungen (Pfeile), histologisch gesicherte pigmentierte villonoduläre Synovialitis (PVNS).

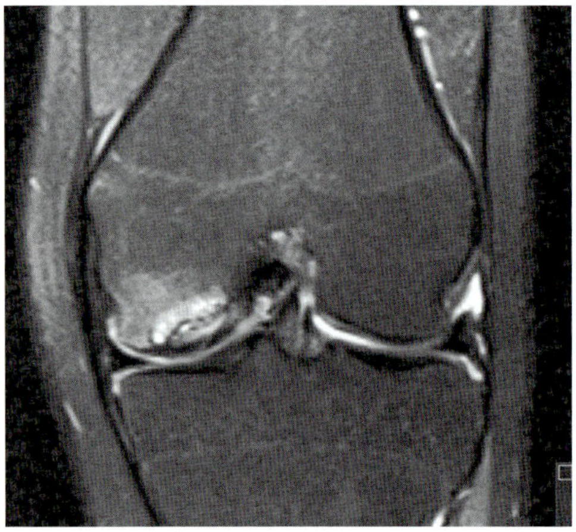

Abb. 11.15g

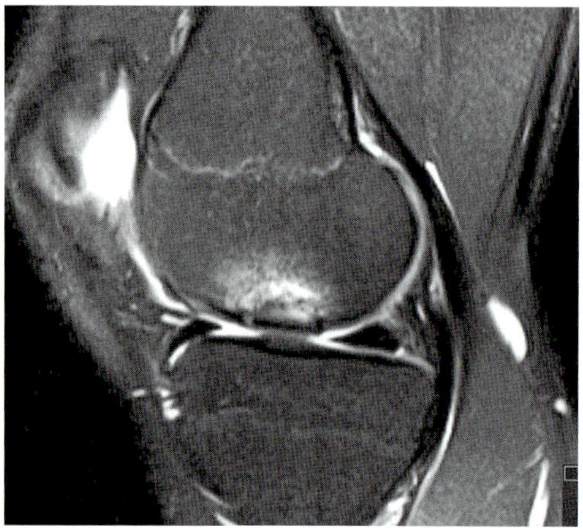

Abb. 11.15h

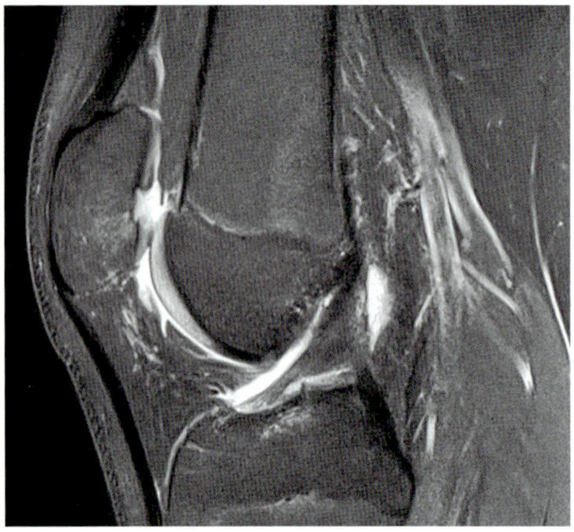

Abb. 11.15i

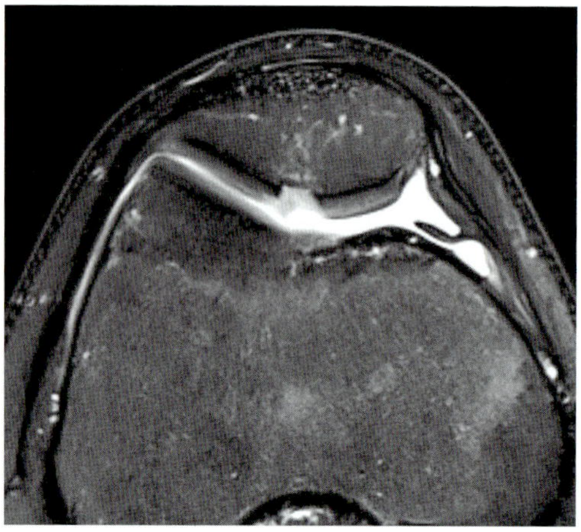

Abb. 11.15j

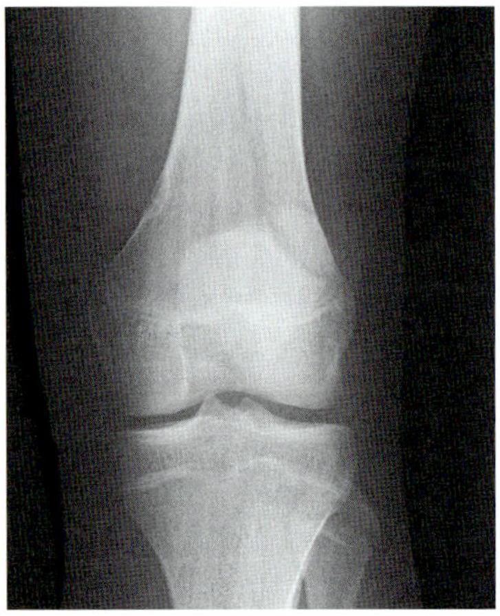

Abb. 11.15k

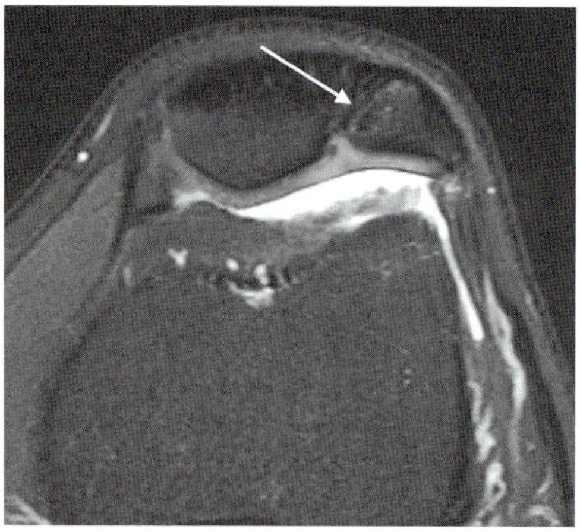

Abb. 11.15l

Abb. 11.15g und Abb. 11.15h Native MRT PD FS koronar (g) und sagittal (h). Nicht dislozierte osteochondrale Läsion medialer Femurkondylus. An das Fragment angrenzendes ödemäquivalentes Signal Grad III.

Abb. 11.15i und Abb. 11.15j Native MRT PD FS sagittal (i) und transvresal (j) bei ausgestanzt wirkendem retropatellaren Knorpeldefekt. Verdickte Plica mediopatellaris ohne Bezug zum Knorpelschaden.

Abb. 11.15k und Abb. 11.15l a. p.-Röntgenbild (k) und native MRT PD FS transversal (l): 19-jähriger Patient mit Zufallsbefund einer Patella bipartita. Intakter Knorpel angrenzend an die nicht erfolgte Fusion der Ossifikationszentren (Pfeil).

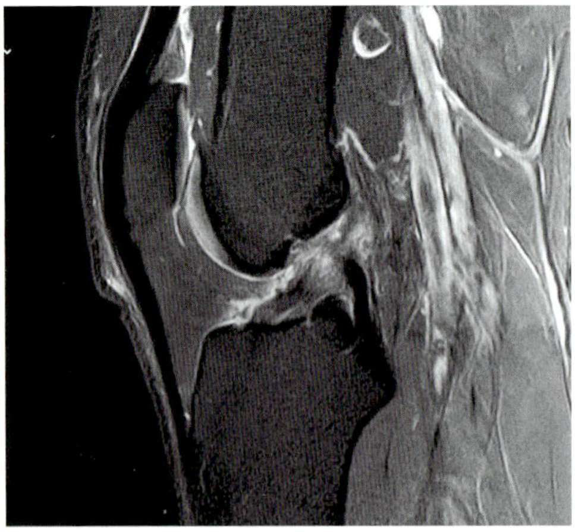

Abb. 11.15m

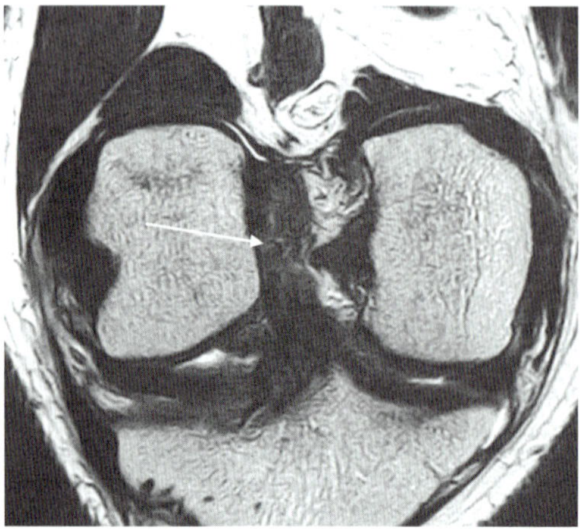

Abb. 11.15n

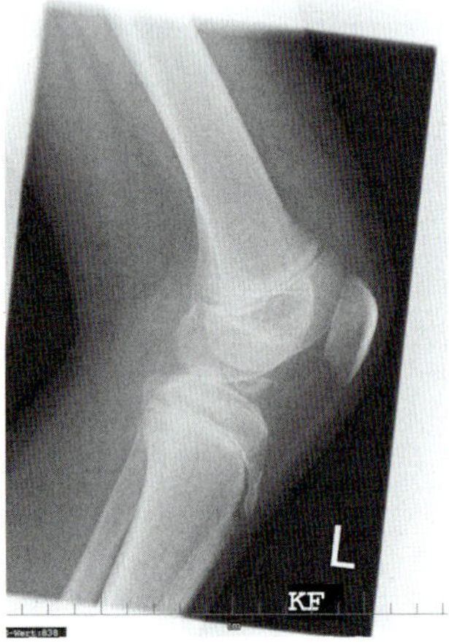

Abb. 11.15o

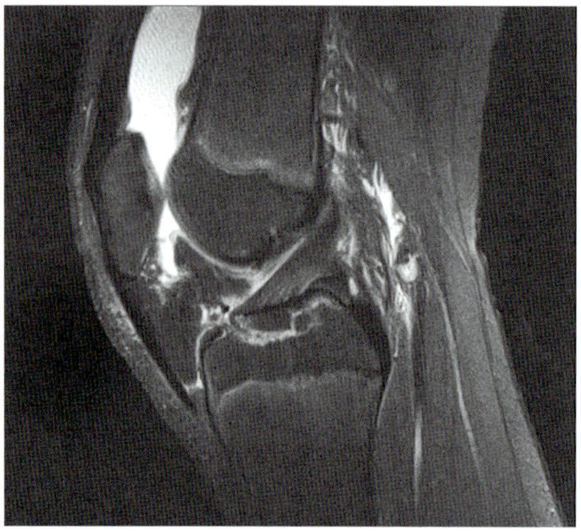

Abb. 11.15p

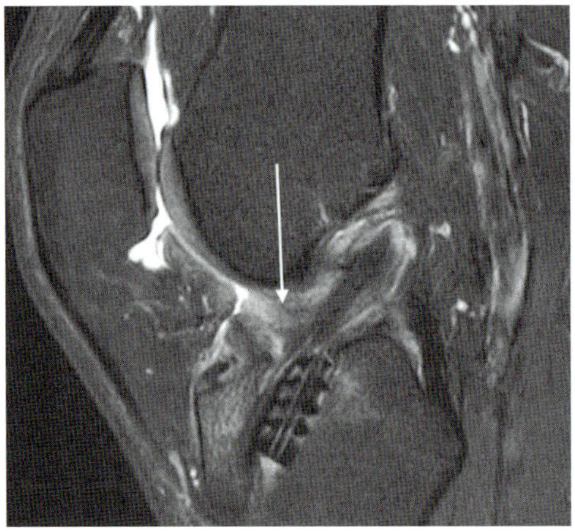

Abb. 11.15q

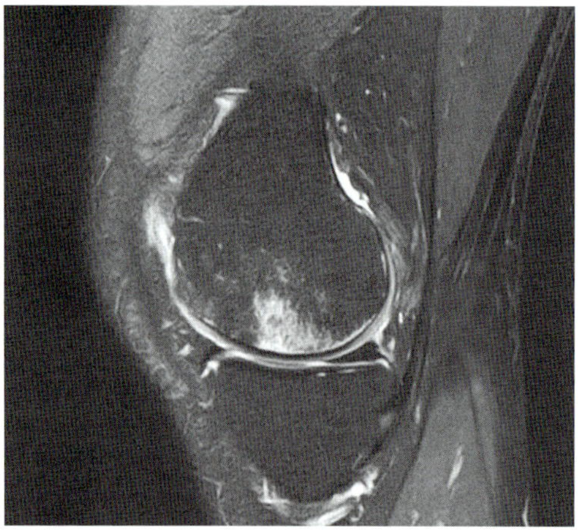

Abb. 11.15r

Abb. 11.15m und Abb. 11.15n Native MRT PD FS sagittal (m) und T2 koronar anguliert (n) nach Kniegelenksdistorsion. Signalveränderung des vorderen Kreuzbandes in den proximalen Abschnitten auf sagittaler Ebene. **Abb. 11.15n:** In der schräg-koronar zum Bandverlauf angulierten T2-Sequenz erkennbare Ruptur (Pfeil).

Abb. 11.15o Seitliches Röntgenbild: 10-jährige Handballspielerin nach Kniegelenksdistorsion mit knöchernem Ausriss des vorderen Kreuzbandes aus der Eminentia intercondylica, Typ III Meyer McKeever.

Abb. 11.15p MRT PD FS sagittal: 11-jähriger Fußballspieler nach Distorsionstrauma mit knöchernem Ausriss des vorderen Kreuzbandes aus der Eminentia intercondylica, Typ II Meyer McKeever.

Abb. 11.15q Native MRT PD FS sagittal. 34-jährige Skifahrerin mit zunehmender Streckhemmung, 6 Monate nach Ersatz des vorderen Kreuzbandes (VKB). In der MRT vor der intakten VKB-Plastik und kaudal an die Blumensaatlinie abgrenzbares hypertrophes Narbengewebe im Sinne einer Arthrofibrose.

Abb. 11.15r Native MRT PD FS sagittal: nach Distorsionstrauma mit Kontusionsödem des medialen Femurkondylus ohne Infraktion.

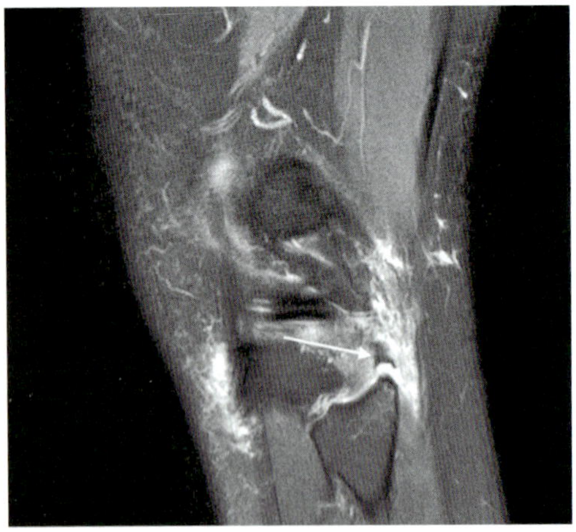

Abb. 11.15s

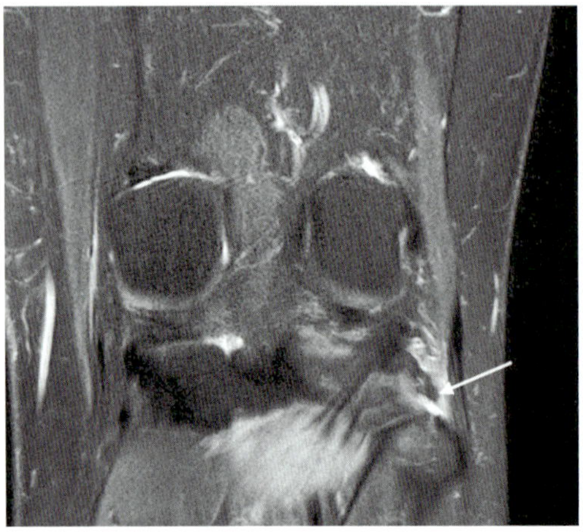

Abb. 11.15t

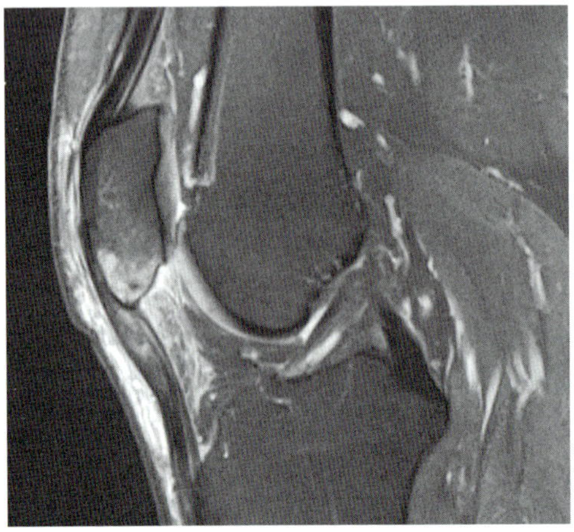

Abb. 11.15u

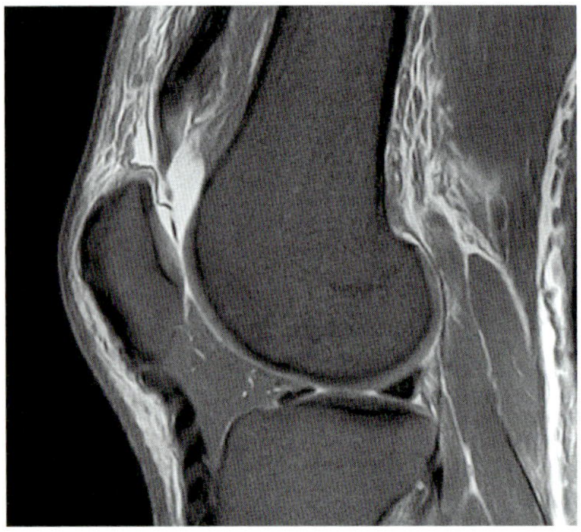

Abb. 11.15v

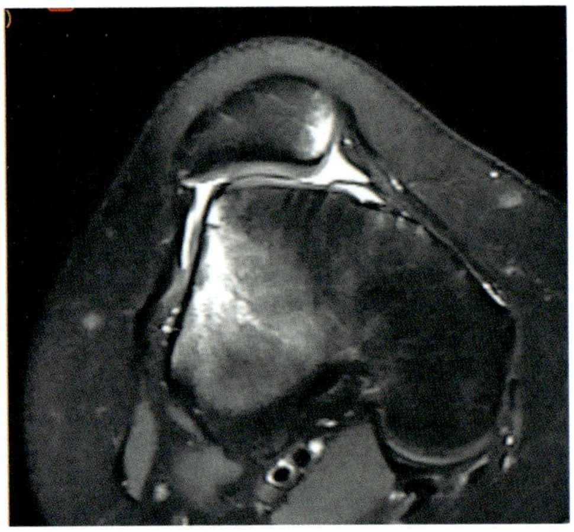

Abb. 11.15w

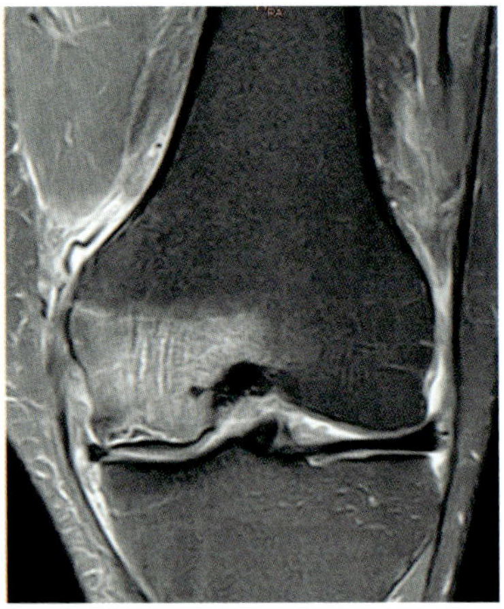

Abb. 11.15x

Fragestellung an die Bildgebung

- Meniskusläsionen, Kreuzbandverletzungen, laterale Kapselbandläsion
- Knorpelschäden, osteochondrale Läsionen, freie Gelenkkörper
- DD anteriorer Knieschmerz, Plica-Syndrom
- Patellaluxationen: Flake-Frakturen, Ruptur des Lig. patellofemorale mediale (MPFL)
- Veränderungen und Verletzungen des Streckapparats, des MPFL
- Bone Bruise, Morbus Ahlbäck, Knochenmarködem

Abb. 11.15s und Abb. 11.15t Native MRT PD FS sagittal (s) und koronar (t): nach Kniegelenksdistorsion mit knöchernem Ausriss des popliteo-femoralen Ligaments aus der Fibulaspitze (Pfeile).

Abb. 11.15u Native MRT PD FS sagittal: deutliche Verdickung und Signalveränderung des Lig. patellae im Sinne eines Patellaspitzensyndroms mit angrenzender Reizung des Patella-Unterpols sowie des Hoffa-Fettkörpers.

Abb. 11.15v Native MRT PD FS sagittal: nach komplettem Abriss der Insertion des M. rectus femoris am Patellaoberpol.

Abb. 11.15w Native MRT PD FS transversal nach Patella-Luxation mit Kontusionsödem am medialen Patellarand und lateralen Femurkondylus. Femoropatellare Dysplasie mit abgeflachter Trochlea und Patella Wiberg Typ 4.

Abb. 11.15x Native MRT PD FS koronar: 58-jähriger Mann mit seit mehreren Wochen bestehenden, spontan aufgetretenen Schmerzen. Die MRT zeigt ein deutliches Knochenmarködem am medialen Kondylus und bereits eingebrochene und fragmentierte subchondrale Spongiosa. Der angrenzende Gelenkknorpel ist intakt. Ursächlich ist eine aseptische Nekrose (Morbus Ahlbäck) anzunehmen.

Fazit

- Sonografie Ergussdetektion, Streckapparat und Apophysen, Bursitis, Poplitealzyste, Innenbandläsion inkl. Stabilitätstestung
- Röntgen: Gonarthrose, Gelenkkörper
- Röntgen-Ganzbeinaufnahme, EOS: Beinachsen in 2 Ebenen
- MRT: bei Hämarthros, Knorpel, Menisken, Kreuzbänder, MPFL, Knochenödeme, unklare Beschwerden

KAPITEL

12 Unterschenkel

12.1 Muskelriss Musculus gastrocnemius (Tennis-Leg)

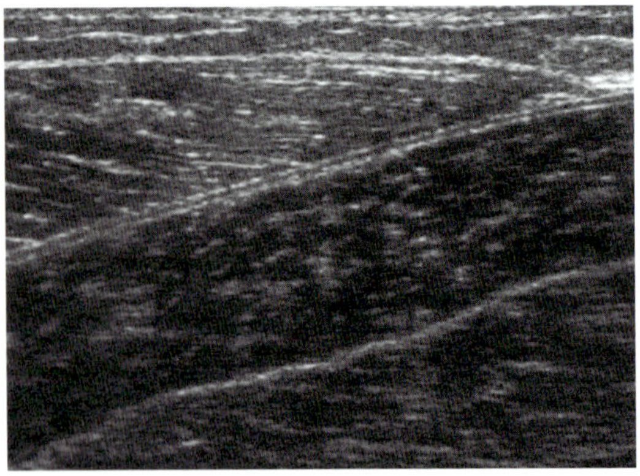
Abb. 12.1a

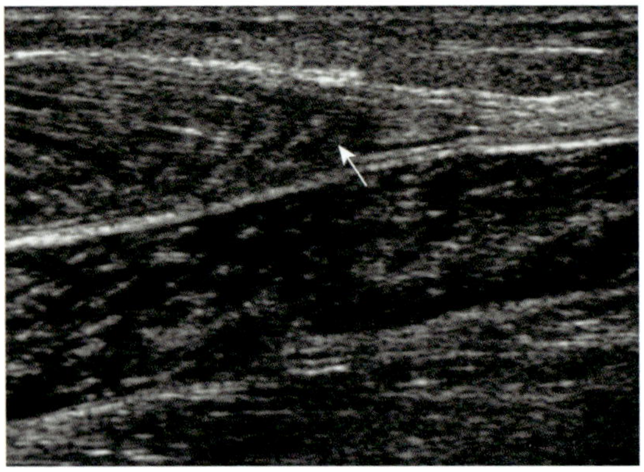
Abb. 12.1b

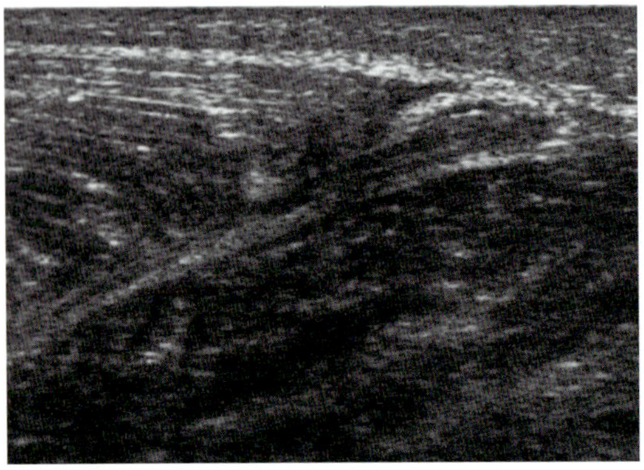
Abb. 12.1c

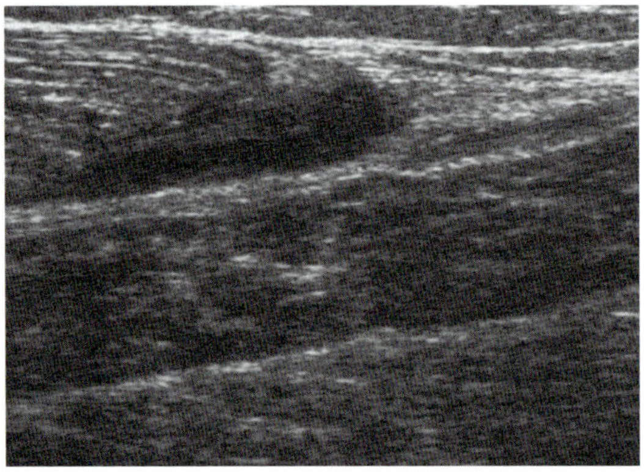
Abb. 12.1d

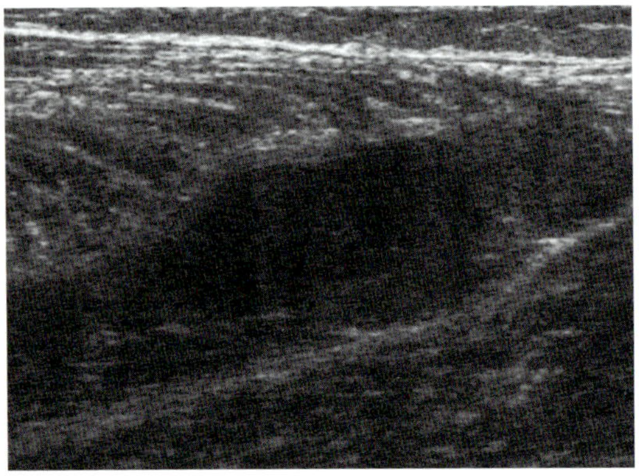
Abb. 12.1e

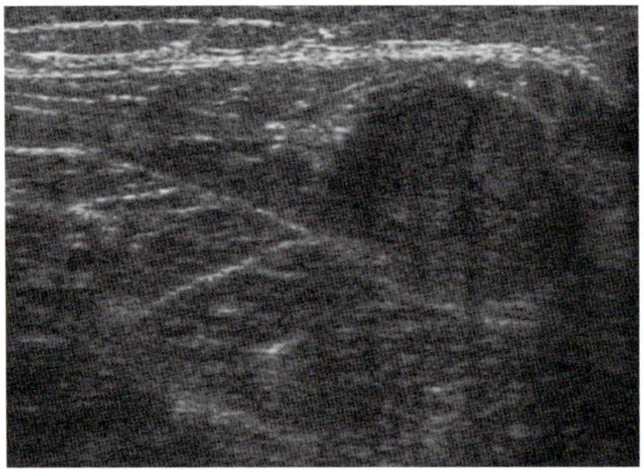
Abb. 12.1f

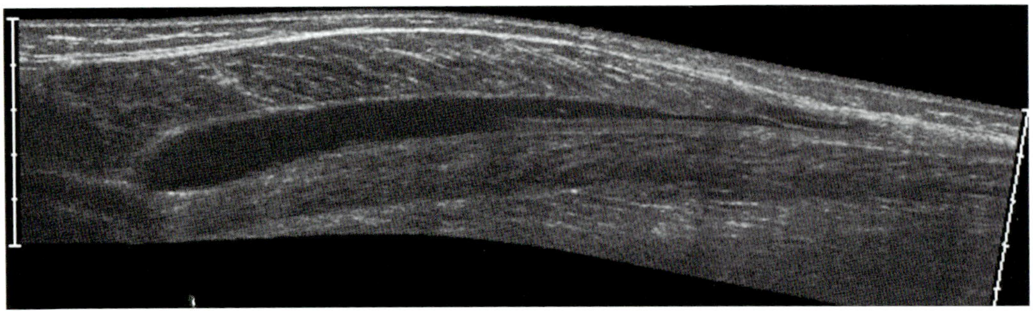
Abb. 12.1g

Abb. 12.1a Das Tennis-Leg stellt ein ideales Beispiel für die Graduierung von Muskelverletzungen dar. Die Abbildung zeigt im medialen LS am Unterschenkel die Situation beim Gesunden. Der Muskelbauch des M. gastrocnemius medialis verjüngt sich dreieckig spitz zulaufend. Die intramuskuläre Architektur ist regulär. Das Epimysium externum zum darunter liegenden M. soleus zieht echogen durch.

Abb. 12.1b LS mediale Wade: Muskelfaserriss Typ 1 mit Veränderung der distalen Architektur und echoarmem interstitiellem Hämatom (Pfeil).

Abb. 12.1c LS mediale Wade: Muskelfaserbündelriss Typ 2 mit intramuskulärem teils inhomogenem überwiegend echoarmem Hämatom. Das Epimysium externum ist erhalten.

Abb. 12.1d LS mediale Wade: Muskelteilriss Typ 3 mit ausgeprägtem intramuskulären Hämatom, Ausriss eines Teilmuskelbauchs. Gute Abgrenzung der ausgerissenen Muskelanteile durch das echoarme Hämatom.

Abb. 12.1e LS mediale Wade: Ausgedehnter Muskelteilriss Typ 4 mit ausgeprägtem intermuskulärem Hämatom und Ausriss des Perimysium externum. Dadurch kann das Hämatom zwischen M. gastrocnemius und M. soleus bis weit nach proximal gelangen.

Abb. 12.1f TS zu **Abb. 12.1e** zeigt, dass für die Bestimmung der Ausdehnung einer Muskelteilverletzung zusätzlich zum Longitudinalschnittschnitt immer der Transversalschnitt durchgeführt werden muss.

Abb. 12.1g Im Panoramaschnitt der medialen Wade zeigt sich bei Typ-4-Läsion ein ausgedehntes intermuskuläres Hämatom.

Fragestellung an die Bildgebung

- Hämatom
- Strukturelle Läsionen
- Lokalisation
- Ausmaß

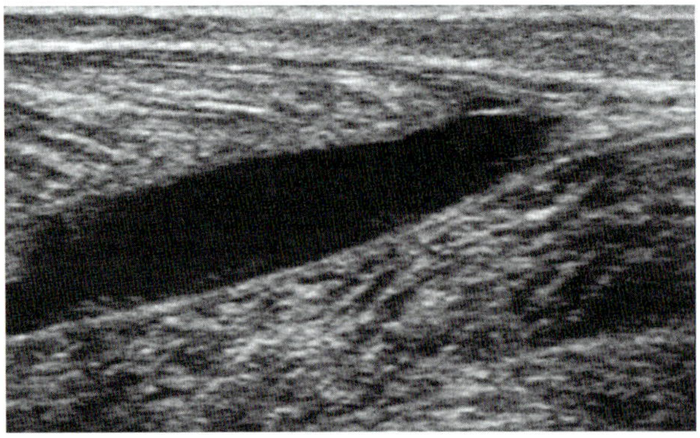

Abb. 12.1h

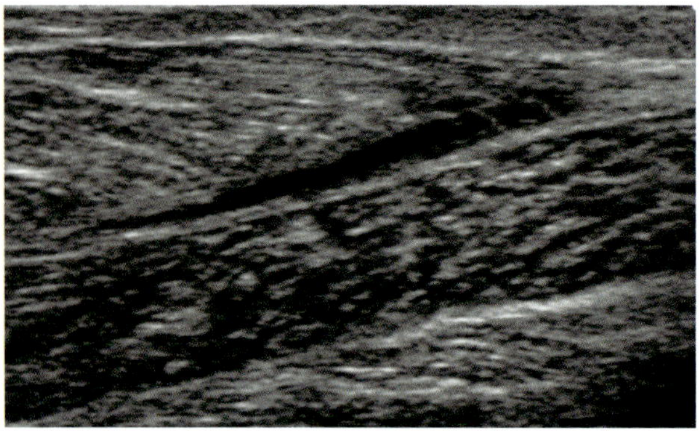

Abb. 12.1i

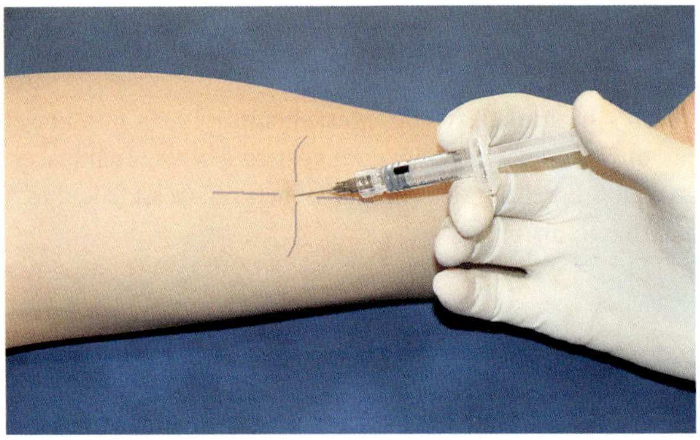

Abb. 12.1j

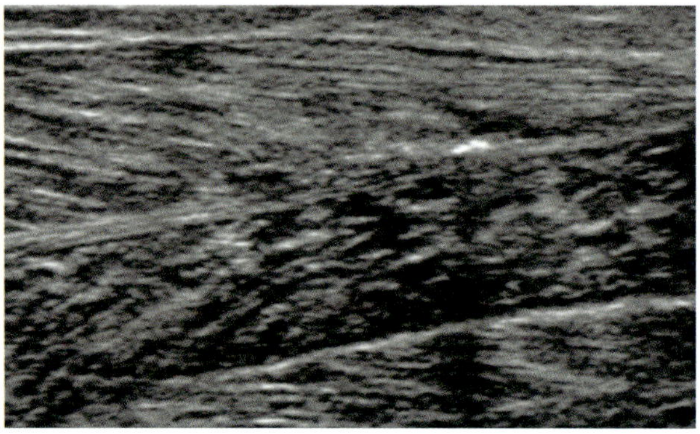

Abb. 12.1k

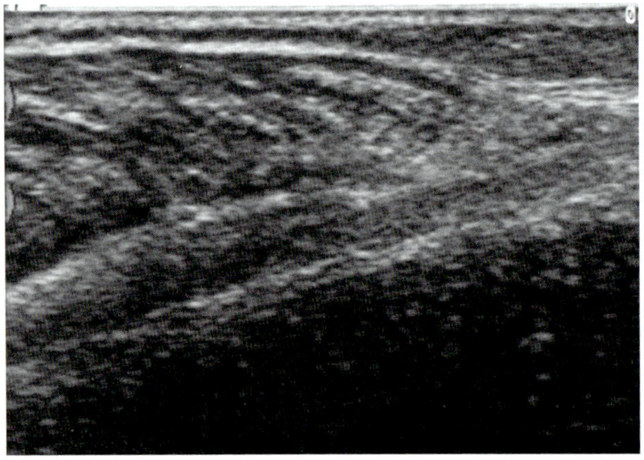

Abb. 12.1l

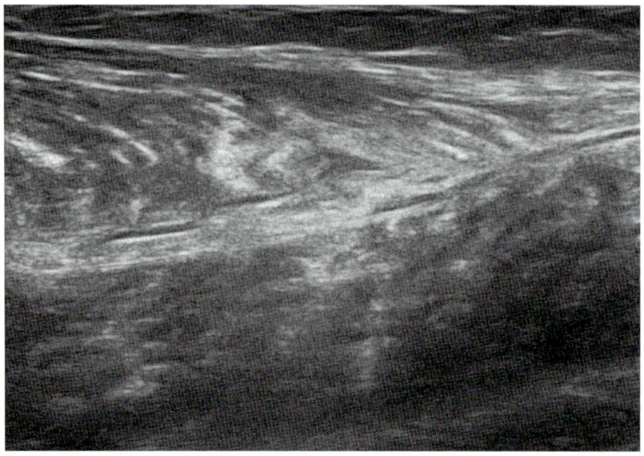

Abb. 12.1m

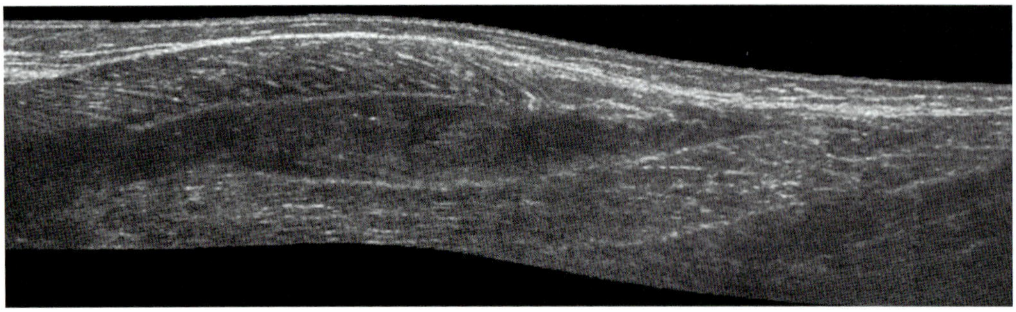

Abb. 12.1n

Abb. 12.1h LS mediale Wade: Typ-3-Läsion mit ausgedehntem, die Therapie störendem intramuskulärem Hämatom. Das Epimysium externum ist erhalten.

Abb. 12.1i Patient aus **Abb. 12.1h** bei Kompression, die eine erfolgreiche Punktion des Hämatoms wahrscheinlich macht. Der Vorteil der Sonografie liegt hier in der Möglichkeit der dynamischen Testung auf Punktionsfähigkeit.

Abb. 12.1j Nach Markierung der Hämatomzone unter Sicht auf dem Monitor durch ein Fadenkreuz auf der Haut kann eine Punktion oder wie hier auch eine Injektion zielgerichtet erfolgen. Es handelt sich um eine ultraschallgestützte Intervention. Ultraschallkontrollierte Injektionen und Punktionen bedürfen eines weit höheren hygienischen und technischen Aufwands. Erfahrung und Ausbildungsstand bestimmen das Vorgehen.

Abb. 12.1k Patient aus **Abb. 12.1h** nach Punktion von 4 ml Blut. Die echoreiche Stelle wird durch ein punktionsbedingtes winziges Bläschen verursacht, das mit Schallauslöschung einhergeht und die Punktionsstelle demarkiert.

Abb. 12.1l LS mediale Wade 8 Wochen nach Tennis-Leg Typ 3 mit deutlich echogenem, organisierten Hämatom und guter Adaptation des ausgerissenen Muskelbauchs.

Abb. 12.1m LS mediale Wade Tennis-Leg Typ 2/3 mit hochauflösender Sonografie der modernsten Generation (Alpinion E-Cube 15) zeigt die Irregularität der Binnenarchitektur des verletzten Muskels mit leichtgradiger Veränderung des Epimysium externum. Ein MRT ist hier nicht mehr notwendig.

Abb. 12.1n Im Panoramaschnitt der medialen Wade zeigt sich 10 Wochen nach Typ-4-Läsion (**Abb. 12.1g**) echogen eine zunehmende Verdichtung des intermuskulären Hämatoms.

Fazit

- Muskelrisse lassen sich entsprechend ihres Verletzungsausmaßes graduieren (Gaulrapp 1999, adaptiert u. a. durch MW). Heilverlauf und Prognose hängen vom Ausmaß ab.
- Gute Korrelation von klinischen Symptomen. Insbesondere bei klinisch verdächtigen, sonografisch jedoch unauffälligen Bezirken ist die hochauflösende Sonografie weiterführend.

12.2 Muskelhernien untere Extremität

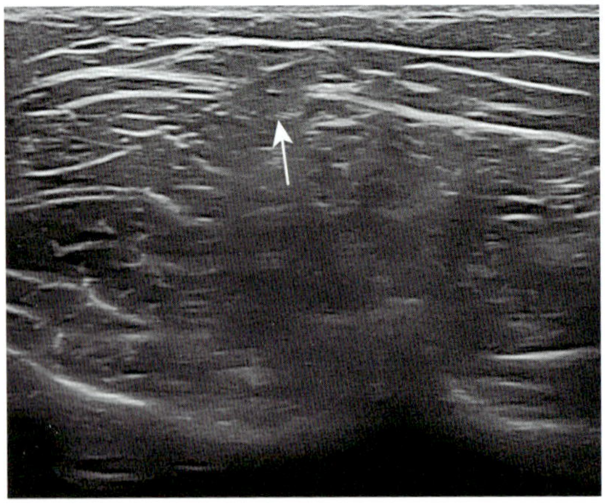

Abb. 12.2a

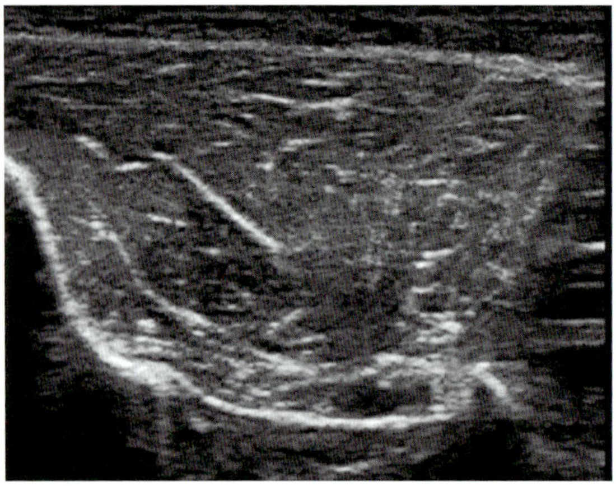

Abb. 12.2b

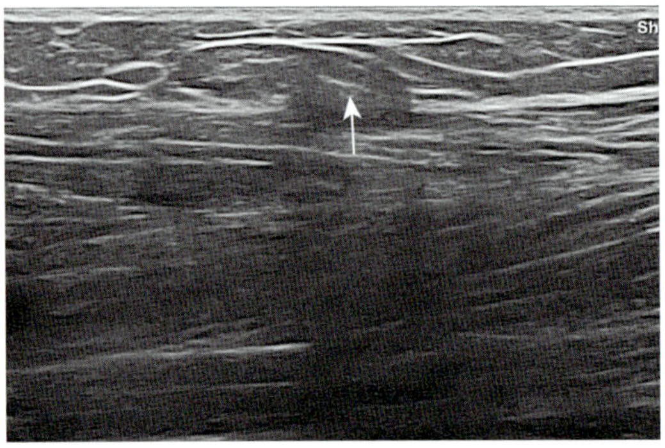

Abb. 12.2c

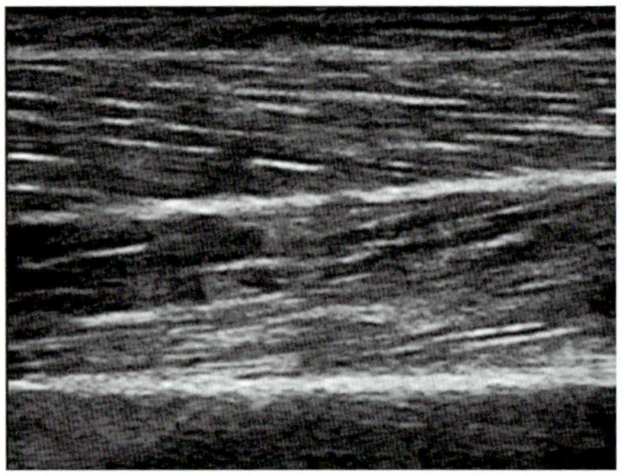

Abb. 12.2d

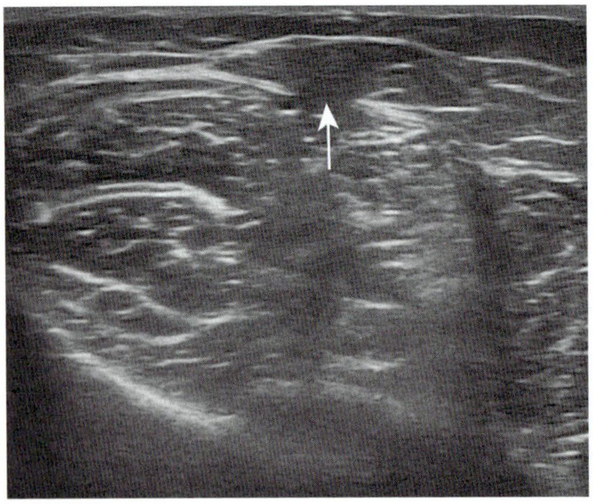

Abb. 12.2e

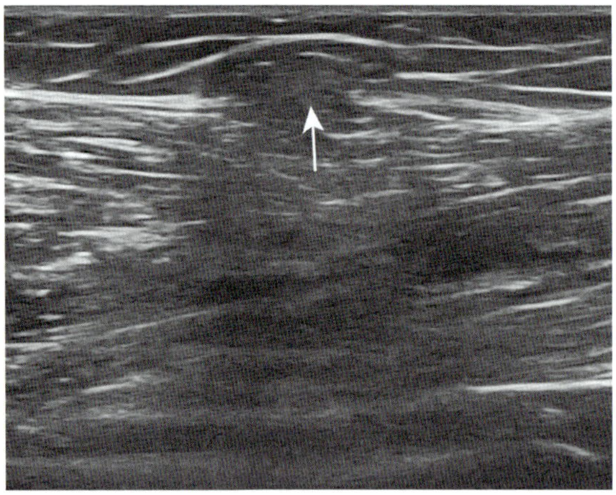

Abb. 12.2f

Abb. 12.2a bis Abb. 12.2d Im anterioren TS und LS am Unterschenkel zeigt sich eine zentrale Muskelhernie durch das Epipmysium externum des M. tibialis anterior hindurch (Pfeile). Rechts ist jeweils die Normalanatomie abgebildet.

Abb. 12.2e und Abb. 12.2f Im anterioren fibularen TS und LS zeigt sich eine Muskelhernie des M. fibularis longus (Pfeile).

12.3 Tiefe Beinvenenthrombose, Thrombophlebitis

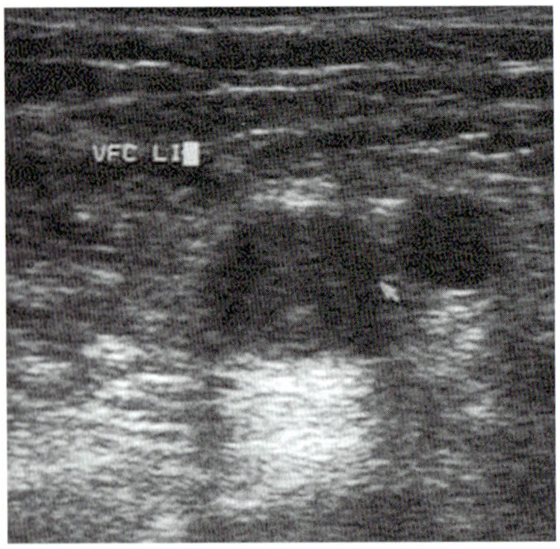

Abb. 12.3a

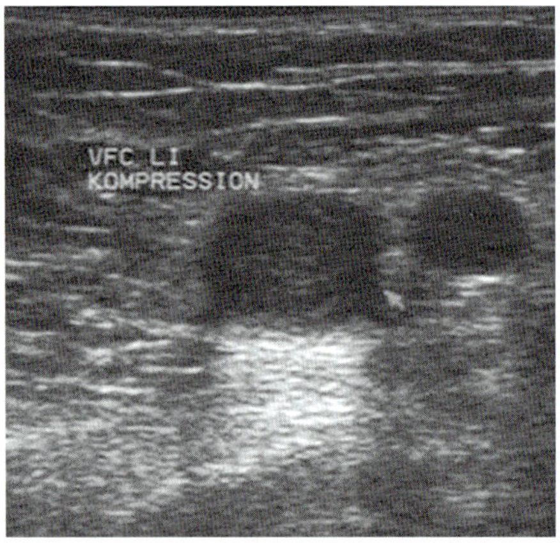

Abb. 12.3b

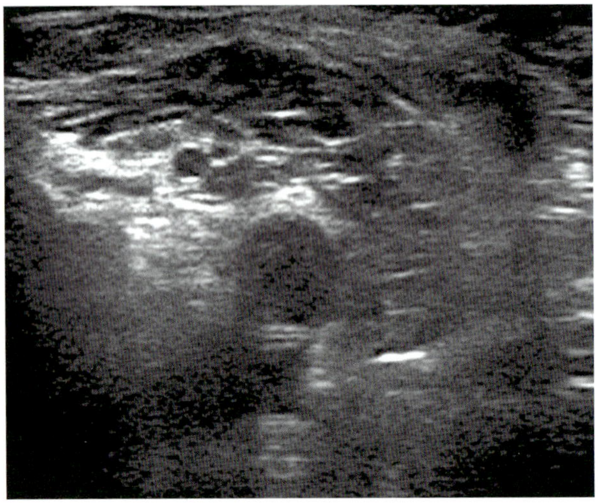

Abb. 12.3c

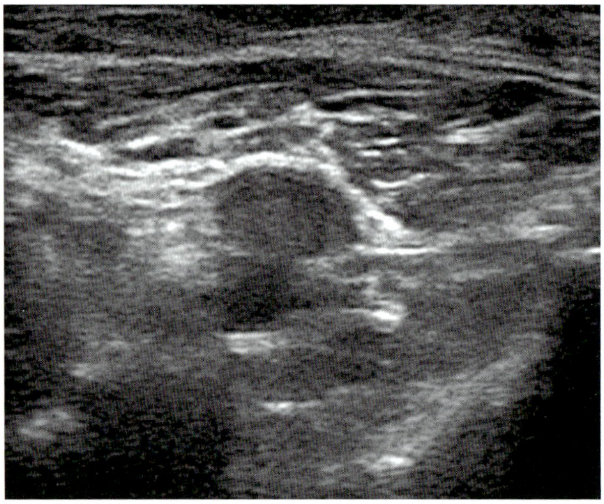

Abb. 12.3d

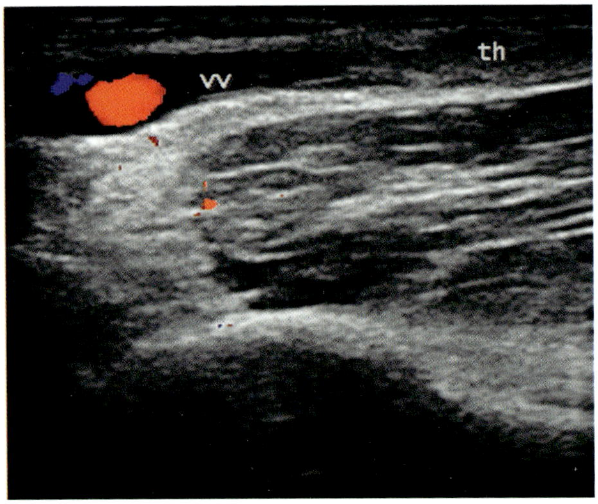

Abb. 12.3e

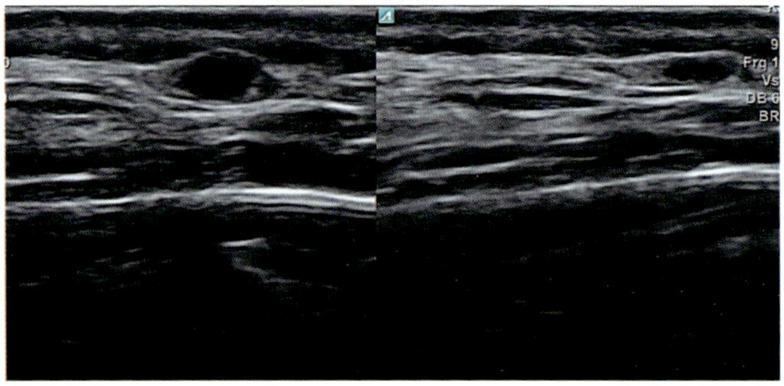

Abb. 12.3f

Fragestellung an die Bildgebung

- Fehlende Kompression, Teilkompression, Poplitealzyste, Zystenruptur (cave durch raumforderne Zysten Thrombosegefahr), Bursopathie, Muskelfaserriss
- Bei Vaskulitis: aktive oder abgelaufene Vaskulitis, hämodynamisch wirksame Stenosierung, Arteriosklerose

Abb. 12.3a Anteriorer TS distal des Leistenbands über V. und A. femoris communis, das Venenlumen ist erweitert und mit echoarmen Binnenechos.

Abb. 12.3b Anteriorer TS distal des Leistenbands mit Kompression über derselben Region wie in **Abb. 12.3a**: fehlende Kompression der V. femoris communis bei frischer Oberschenkelvenenthrombose. Unter Valsalva-Pressmanöver keine zusätzliche Aufweitung der komplett thrombosierten Vene.

Abb. 12.3c Posteriorer TS Kniekehle mit deutlich erweiterter V. poplitea über der A. poplitea.

Abb. 12.3d Posteriorer TS: Unter Kompression bleibt das Lumen der V. poplitea unverändert erweitert, der Thrombus füllt die Vene komplett aus. Poplitealvenenthrombose bei Patientin mit aktiver granulomatöser Polyangiitis.

Abb. 12.3e LS über der oberflächlich gelegenen V. basilica: Im distalen Bildanteil ist die Vene thrombosiert und erweitert (th), proximal ist die Vene (vv) wieder frei durchgängig. Befund bei Patient mit Morbus Behçet und akut aufgetretener Thrombophlebitis der V. basilica.

Abb. 12.3f TS anteromedial über dem druckschmerzhaften und verhärteten Venenstrang. Links im Bild die nativ ohne Kompression deutlich erweiterte oberflächliche Vene. Rechts im Bild bleibt die Vene unter Kompression darstellbar als typischer Ausdruck einer Thrombophlebitis.

Fazit

- Sonografie im B-Mode mit Kompression Standard zur Abklärung einer Venenthrombose. Farbdoppler/Farbduplex insbesondere bei der Becken- und Unterschenkelvenensonografie, bei Teilthrombosierung (Randflussphänomene), Rekanalisierung im Verlauf und bei oberflächlicher Thrombophlebitis.
- Sonografie der Arterien: hilfreich zur Detektion und Differenzierung Vaskulitis vs. Arteriosklerose durch langstreckige Verbreiterung der Intima media und periarteriellem Ödem.

12.4 Weitergehende Fragestellung an die Bildgebung

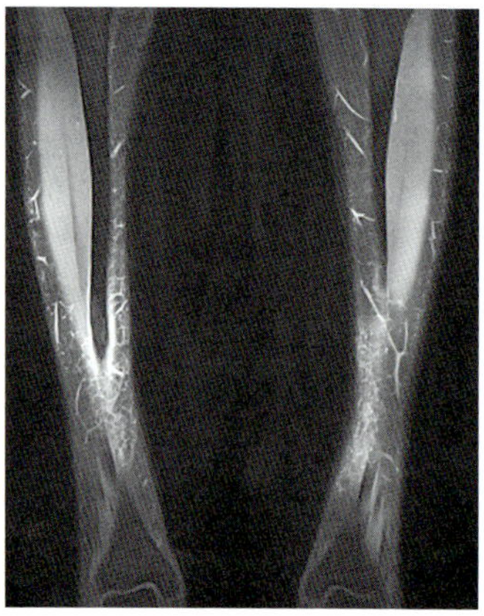

Abb. 12.4a

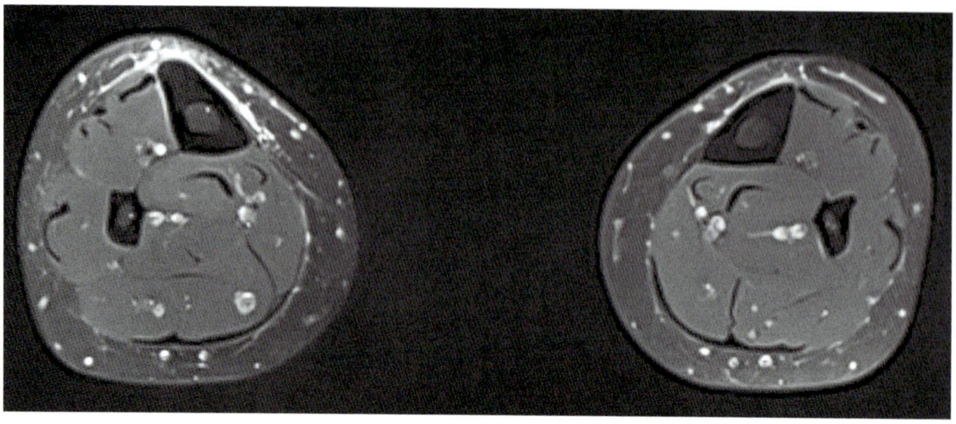

Abb. 12.4b

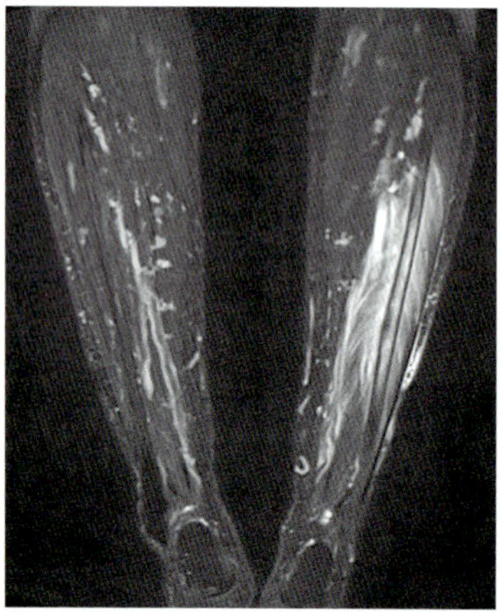

Abb. 12.4c

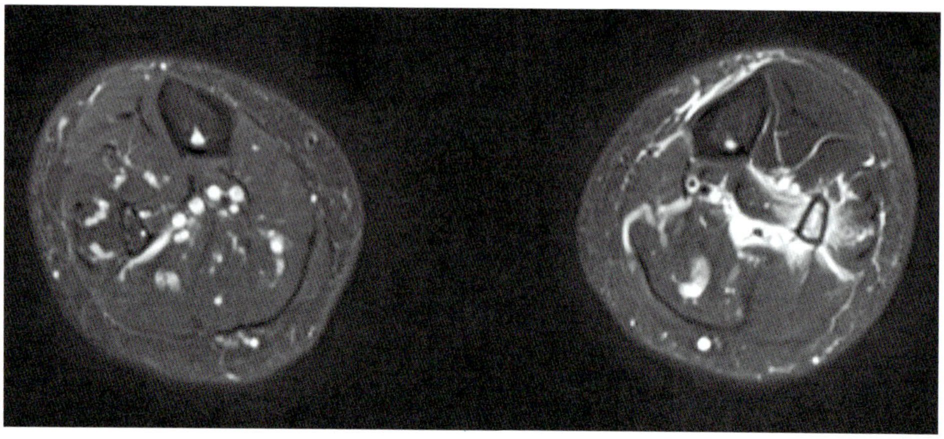

Abb. 12.4d

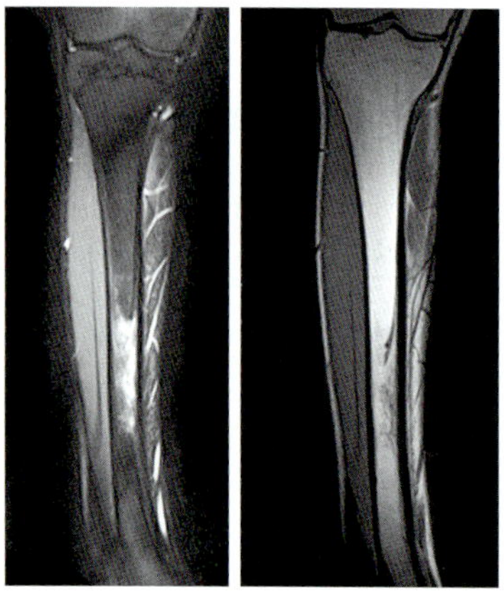

Abb. 12.4e

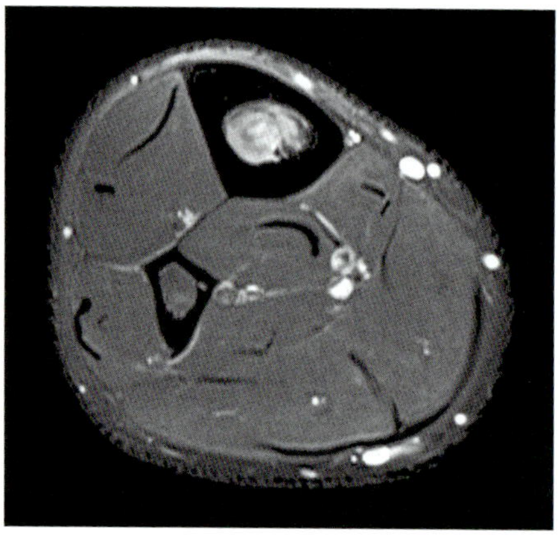

Abb. 12.4f

Fragestellung an die Bildgebung

- Schmerzursache muskulär, knöchern, periostal oder weichteilig
- Abgrenzung zu weiteren Differenzialdiagnosen (vaskulär, infektiös, tumorbedingt)
- Stressreaktion mit Übergängen zur inkompletten, kompletten und chronischen Stressfraktur

Abb. 12.4a und Abb. 12.4b 38-jähriger Patient mit neu aufgetretenem flächigem Schmerz entlang der Schienbeinkanten nach Intensivierung des Laufsports, rechts ausgeprägter als links.
Abb. 12.4a: MRT T1w Dixon fatsat-Sequenz nach KM-Gabe koronar.
Abb. 12.4b: PDw fatsat-Sequenz axial: flächige Ödematisierung und Kontrastmittelaufnahme entlang des tibialen Periosts an der medialen Schienbeinkante rechts ausgeprägter als links mit leichter kutaner Begleitreaktion. Kein Spongiosaödem in der Tibia, keine kortikale Affektion, eine Stressfraktur kann ausgeschlossen werden. Nach Kontrastmittelgabe (a) vermehrtes Enhancement entlang der Schienbeinkante rechts ausgeprägter als links. Das übrige Muskelsignal ist unauffällig. MRT-Diagnose: Scheinbeinkanten-Syndrom (shin splint).

Abb. 12.4c und Abb. 12.4d 76-jährige Patientin mit Schmerzen im distalen Fibuladrittel, bei einer ausgeprägten Varusgonarthrose, kein Trauma.
Abb. 12.4 c: MRT STIR-Sequenz koronar.
Abb. 12.4d: STIR-Sequenz axial im Seitenvergleich. Langstreckiges Spongiosaödem in der Fibula mit begleitender Ödematisierung der angrenzenden Muskulatur auch als Ausdruck der begleitenden muskulären Überlastung. MRT-Diagnose: Knochenödem, knöcherne Stressreaktion der Fibula.

Abb. 12.4e und Abb. 12.4f 17-jähriger Balletttänzer mit rezidivierenden Schmerzen in der mittleren und distalen Tibia.
Abb. 12.4e links: MRT STIR-Sequenz koronar. **Abb. 12.4e rechts:** T1w-Sequenz koronar.
Abb. 12.4 f: PDw fatsat-Sequenz axial. Flächiges Spongiosaödem im Tibiaschaft bei erhöhter knöcherner Belastung. Keine kortikale Begleitreaktion, das angrenzende Weichgewebe ist unauffällig. Bislang kein Nachweis einer Stressfraktur. MRT-Diagnose: Stressreaktion der Tibia.

Fazit

- Bei Schienbeinkantenreizung MRT für Abgrenzung bzw. Ausschluss knöcherner Pathologie (z. B. Stressreaktion)
- Knöcherne Überlastungsreaktionen sind initial im Röntgen nicht erkennbar, hier ist eine frühe MRT-Bildgebung sinnvoll, um den Übergang in eine Stressfraktur zu vermeiden.

KAPITEL

13 Sprunggelenk

13.1 Das dicke Sprunggelenk: Erguss, Hämarthros, Arthritis

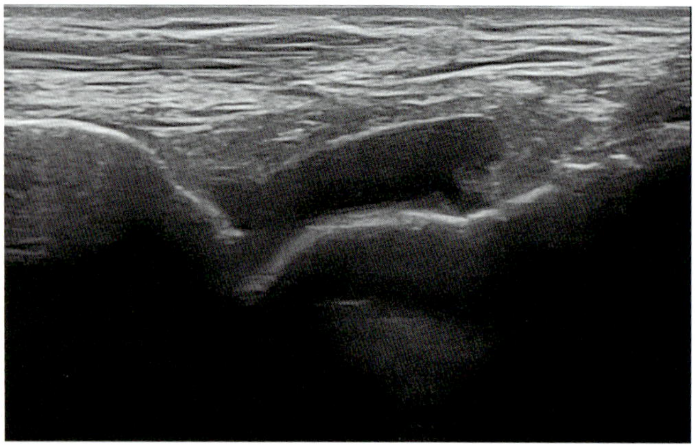

Abb. 13.1a

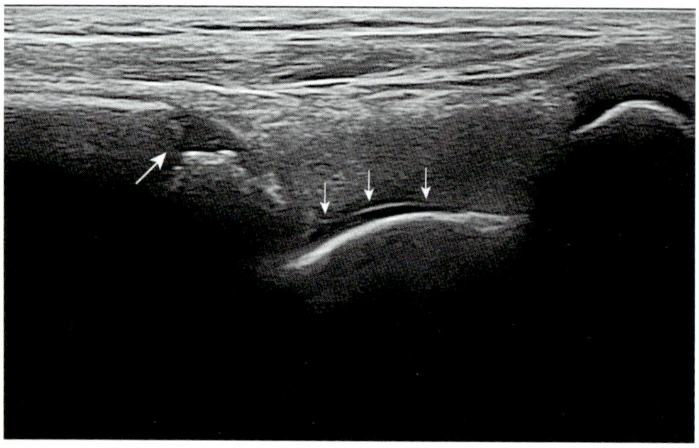

Abb. 13.1b

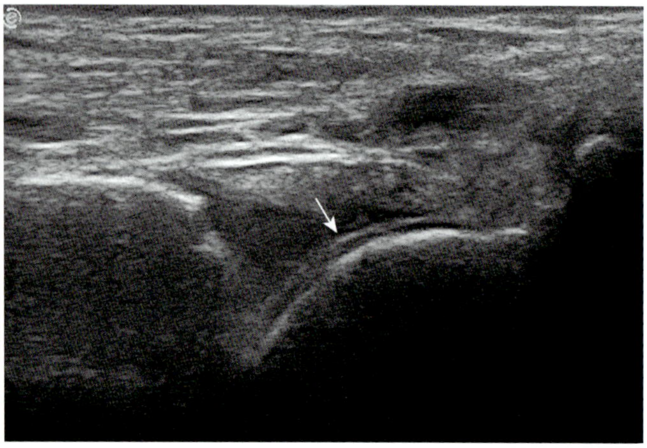

Abb. 13.1c

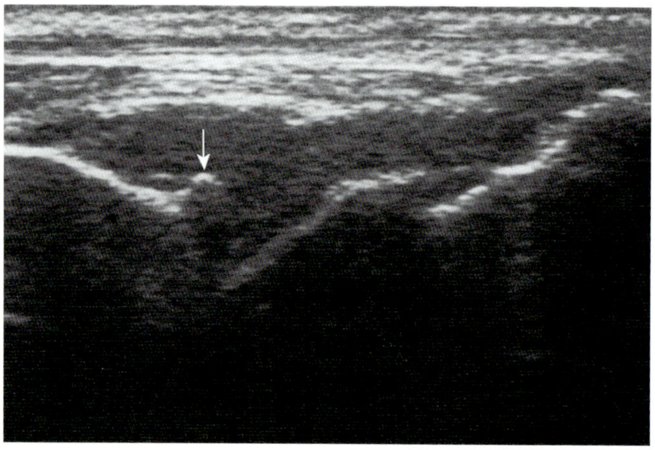

Abb. 13.1d

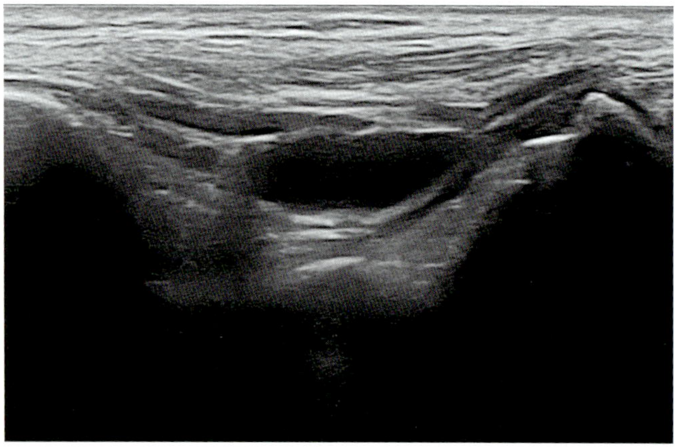

Abb. 13.1e

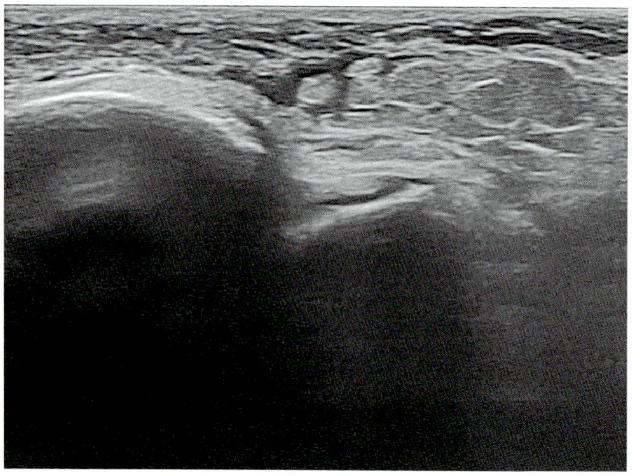

Abb. 13.1f

Fragestellung an die Bildgebung

- Erguss, Hämarthros, Synovitis (Hinweise auf deren Ätiologie)
- DD Lymphödem, Ganglien oder periartikuläre Sehnenveränderungen
- Begleitveränderungen an Subkutis, Knorpel, Knochen oder Kapselbandapparat

Abb. 13.1a Bei einer intraartikulären Ergussbildung am oberen Sprunggelenk zeigt sich im anterioren LS eine Anhebung der Gelenkkapsel durch echofreie Flüssigkeitseinlagerung ins Gelenk.

Abb. 13.1b Hämarthrosbildung am oberen Sprunggelenk zeigt sich im anterioren LS als echoarme bis mäßig echogene interartikuläre Raumforderung. Mitunter demarkiert sich der hyaline Gelenkknorpel durch die vorgelagerte Flüssigkeit im orthograd getroffenen Bereich der Talusrolle (kleine Pfeile). Bei diesem 12-jährigen Patienten ist die tibiale Epiphysenfuge noch gut zu erkennen (Pfeil). Ein Hämarthros ist immer ein Hinweis auf eine mögliche Kapselbandverletzung.

Abb. 13.1c Anteriorer LS über dem OSG mit konvexer Kapseldistension und echogener Synovitis. Der sonst feinlinige Knorpelreflex über der Talusrolle ist auffallend betont und bildet mit dem darunter verlaufenden Kortikalisreflex das sog. Doppelkonturzeichen (Pfeil). Dieses beruht auf Harnsäurekristallablagerungen entlang des Knorpels. Dieses Phänomen kann bei der Arthritis urica auch an asymptomatischen Gelenken gefunden werden.

Abb. 13.1d Zeigt im anterioren LS über dem OSG raue knöcherne Oberflächenkonturen mit einer osteophytären Ausziehung an der distalen Tibiakante (Pfeil). Die Gelenkkapsel ist durch mäßig echogene Flüssigkeit vorgewölbt. Es handelt sich um eine aktivierte OSG-Arthrose.

Abb. 13.1e Im anteromedialen LS über dem OSG zeigt sich über der Talusrolle eine bohnenförmige echofreie Raumforderung durch ein Lymphom. Dies stellt eine der möglichen Differenzialdiagnosen bei einer Sprunggelenksschwellung dar. Es handelt sich um ein extraartikuläres Ganglion. Weitere Ursachen für eine periartikuläre und somit nicht punktable Schwellung des OSG sind Lymphödeme oder Veränderungen der periartikulären Sehnen.

Abb. 13.1f Im LS über dem LFTA findet sich eine umschriebene teils echoreiche, teils echoarme Raumforderung durch ein Lymphödem.

Fazit

Sonografie ausreichend

13.2 Veränderungen der Tibialis-anterior-Sehne

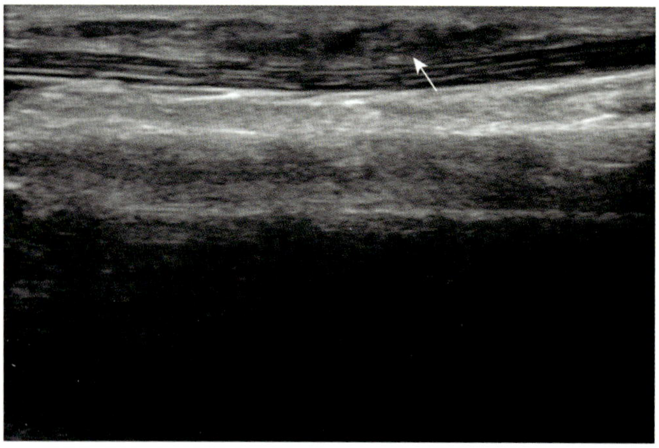

Abb. 13.2a

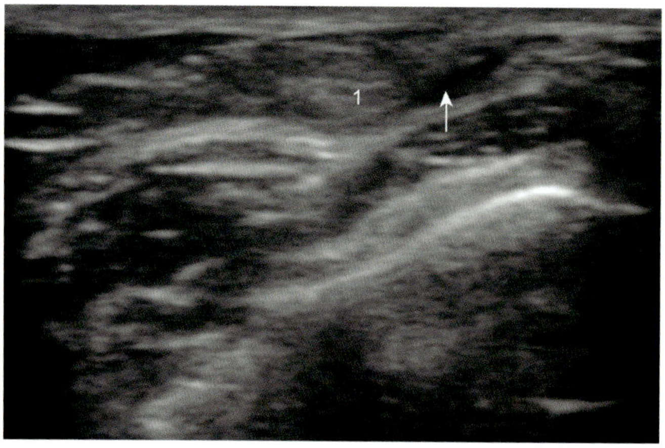

Abb. 13.2b

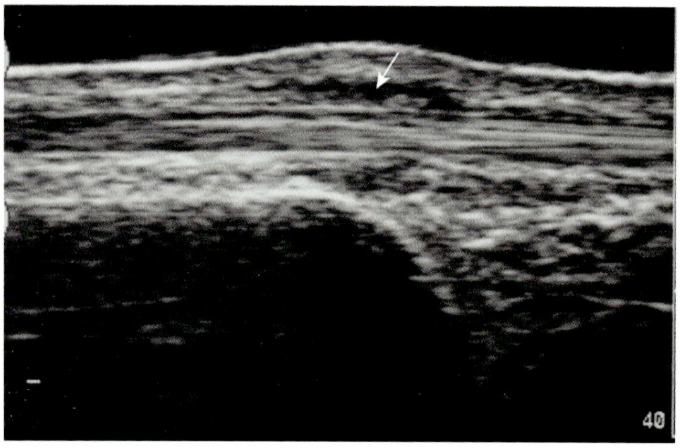

Abb. 13.2c

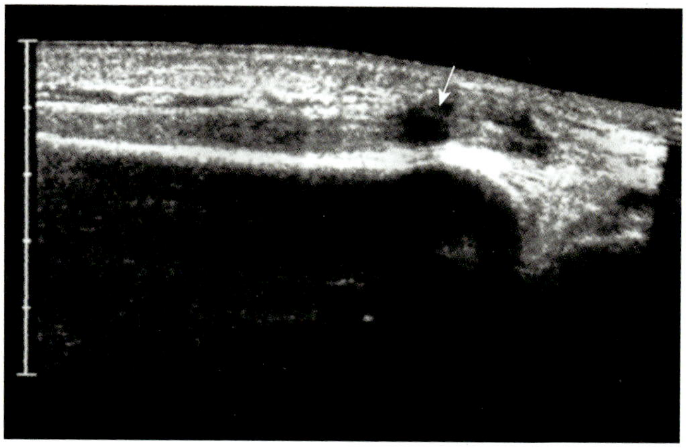

Abb. 13.2d

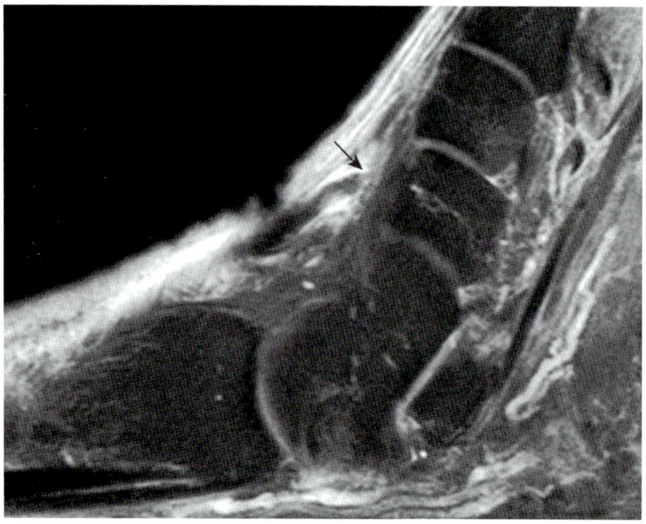

Abb. 13.2e

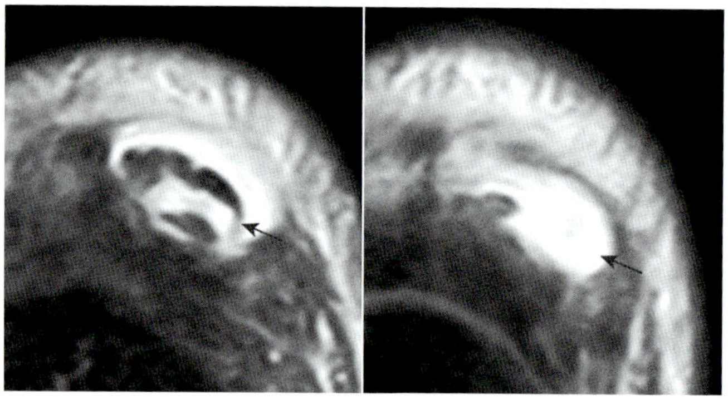

Abb. 13.2f

Fragestellung an die Bildgebung

- Lokalisation
- Art und Ausdehnung der Degeneration bzw. der Ruptur
- Teil- oder Komplettdefekt

Abb. 13.2a Nach einer Kontusion des OSG beim Fußball findet sich im anterioren LS über der parallel echogenen Tibialis-anterior-Sehne eine überwiegend echogene Raumfoderung innerhalb der Sehnenscheide durch Hämatom (Pfeil).

Abb. 13.2b Der TS zu Abb. 13.2a zeigt die Ausdehnung des Hämatoms inerhalb der Sehnenscheide nach medial. Die ovale Sehne (1) ist, umgeben von ihrem Epitendineum gut abgrenzbar (Pfeil).

Abb. 13.2c Im anterioren LS findet sich anterior der unveränderten Tibialis-anterior-Sehne eine echoarme Verdickung (Pfeil). Ursache ist eine durch inadäqutaen Sportschuh ausgelöste Tendovaginopathie.

Abb. 13.2d Im anterioren LS über Unterschenkel und Sprunggelenk ist in der Panoramafunktion über der distalen Tibia eine inhomogene teils echoreiche, teils echoarme Verdickung der Sehnenscheide der Tibialis-anterior-Sehne zu sehen. Die Sehne ist mit einem distalen Stumpf gerissen. Das Rissende wird durch echofreies Hämatom demarkiert (Pfeil).

Abb. 13.2e PDw fatsat sagittal: Komplettruptur der Tibialis-anterior-Sehne mit gut abgrenzbarem Sehnenstumpf (Pfeil).

Abb. 13.2f PDw fatsat koronar zu Abb. 13.2c: Zeigt auf zwei verschiedenen Höhen links den rupturierten Stumpf mit einer intratendinösen Signalerhöhung, rechts den Bereich der kompletten Ruptur mit Flüssigkeit um einen minimalen Restanteil der Sehne (Pfeile).

Fazit

Sonografie ausreichend

13.3 Fibularissehnenläsion und -luxation

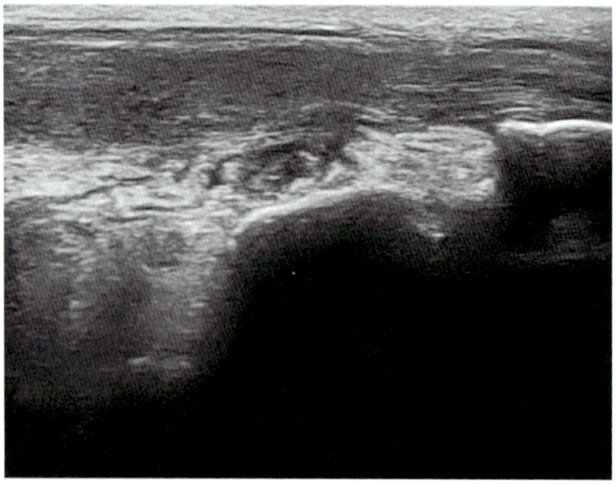

Abb. 13.3a

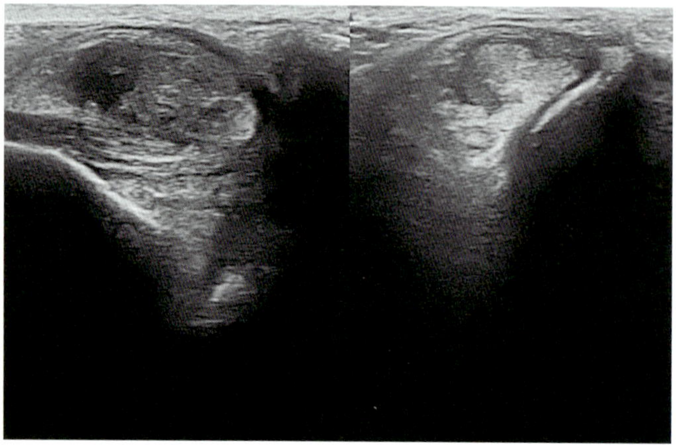

Abb. 13.3b

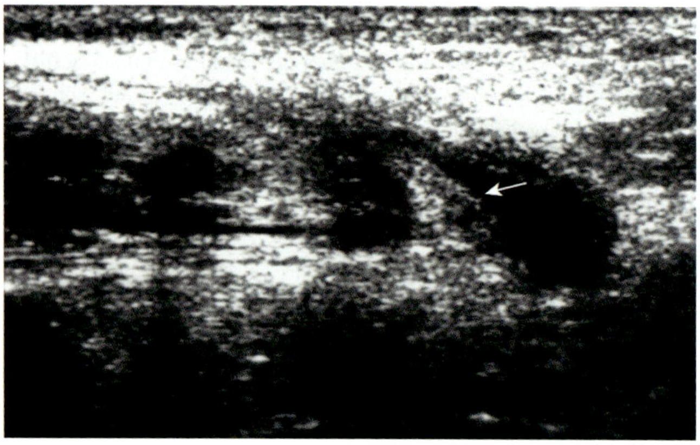

Abb. 13.3c

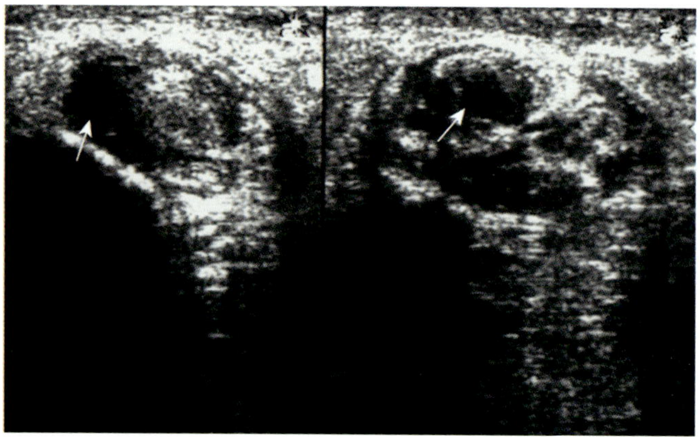

Abb. 13.3d

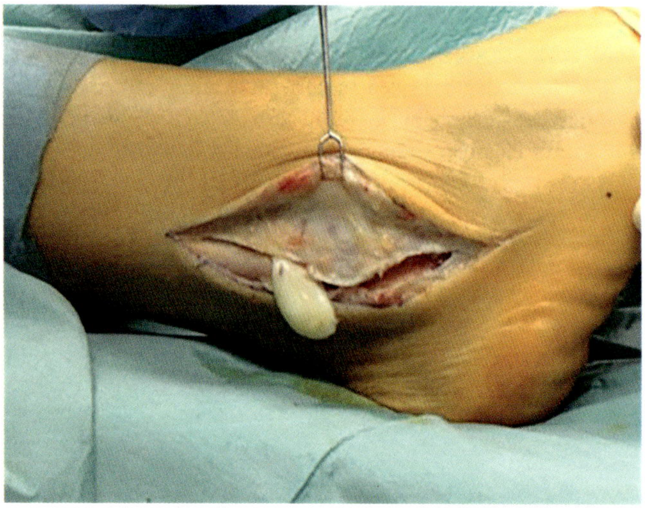

Abb. 13.3e

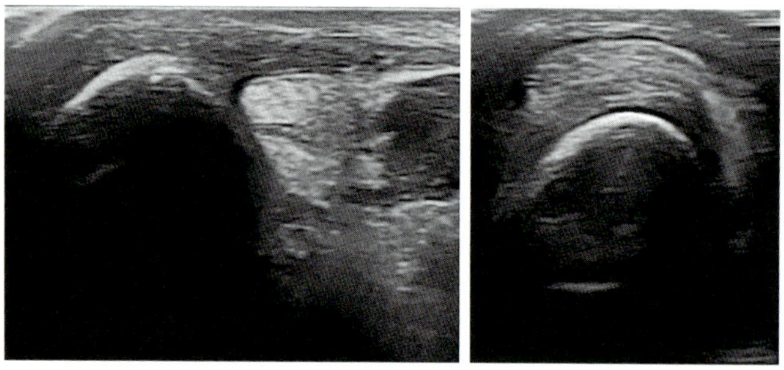

Abb. 13.3f

Fragestellung an die Bildgebung

- Veränderung der Fibularissehnen oder ihrer Sehnenscheide
- Ausweitung/Ausriss des fixierenden Retinakulums
- Grad der Luxation

Abb. 13.3a und Abb. 13.3b Im LS und TS hinter dem Außenknöchel stellt sich die Fibularis-brevis-Sehne im links liegenden proximalen Anteil echoarm verbreitert dar, während sie im rechten Bildanteil nach distal ihre normale parallel gerichtete Binnenstruktur aufweist. Es handelt sich um eine ausgedehnte Tendopathie dieser Sehne im proximalen Abschnitt.

Abb. 13.3c Der LS unter dem Außenknöchel zeigt einen distalen Abriss der langen Fibularissehne mit dem für Sehnenrupturen typischen spargelkopfähnlichen Rissrand und umgebender Flüssigkeit (Pfeil).

Abb. 13.3d Im TS zu **Abb. 13.3c** liegen die Sehnen über den Außenknöchel nach anterolateral subluxiert. Sie werden innerhalb der Sehnenscheide von echofreier Flüssigkeit und echogenem Hämatom umgeben. Das Hämatom lässt nur eine schlechte Abgrenzbarkeit der Sehnen zu. Fibularissehnenluxationen können intrakompartimentell, als Subluxationen oder mit Einriss des Retinaculum superius auftreten.

Abb. 13.3e Intraoperativ findet sich das typische Bild einer Spargelspitze, das durch die Abrundung des Stumpfes entsteht.

Abb. 13.3f Im TS hinter dem Außenknöchel sind im Ruhezustand beide Fibularissehnen an ihrem angestammten Platz zu sehen. Bei forcierter Eversion kommt es jedoch zu einer Luxation über den Außenknöchel, sodass sich die Sehnen zwischen Außenknöchel und Subcutis darstellen.

Fazit

- Sonografie
- Gegebenenfalls MRT zur Abgrenzung Normvariante versus gedoppelte Fibularissehne

13.4 Tendopathien der Flexorensehnen

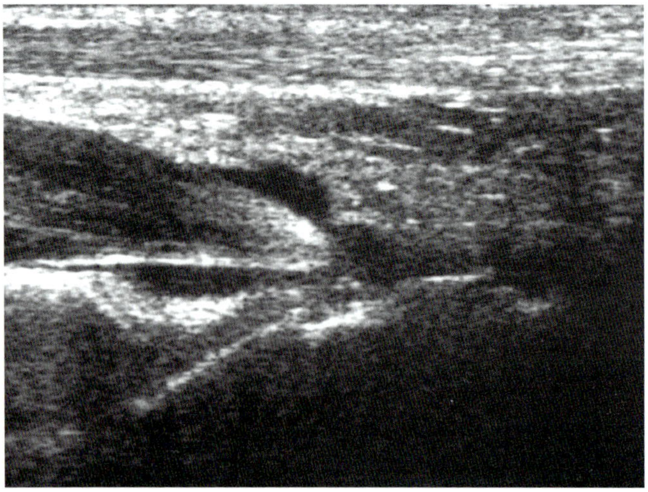

Abb. 13.4a

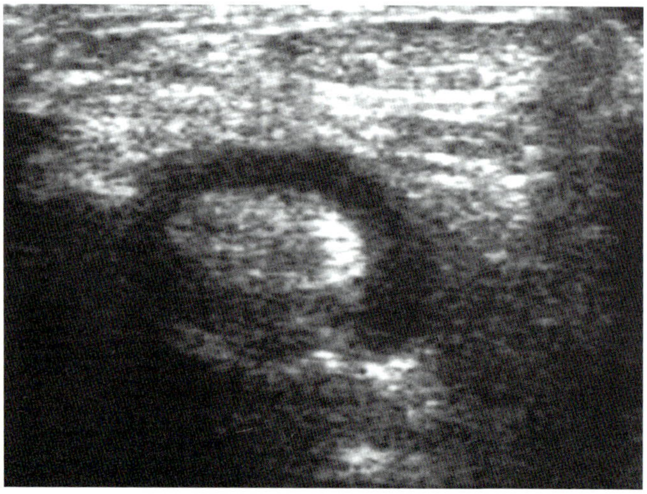

Abb. 13.4b

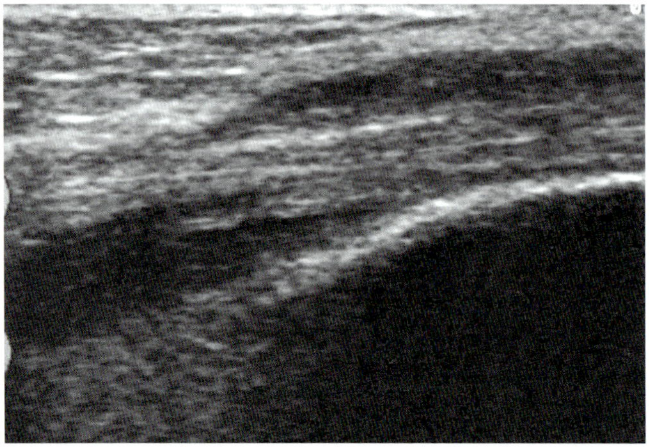

Abb. 13.4c

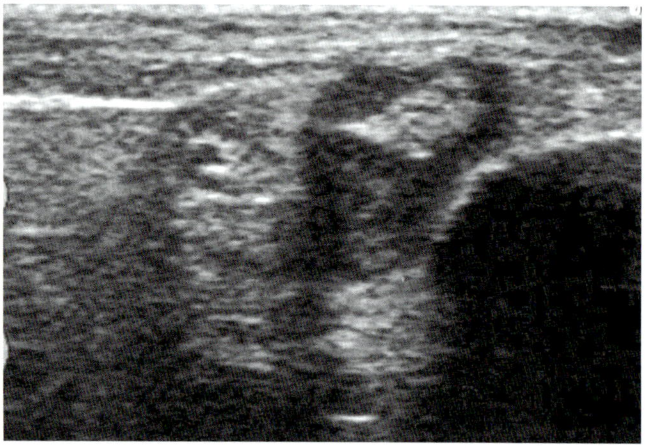

Abb. 13.4d

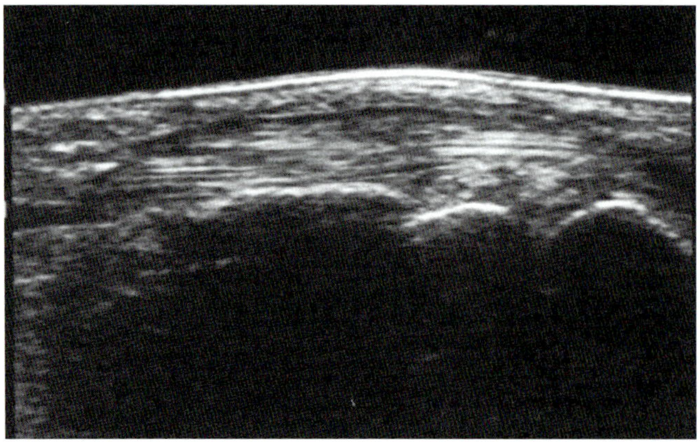

Abb. 13.4e

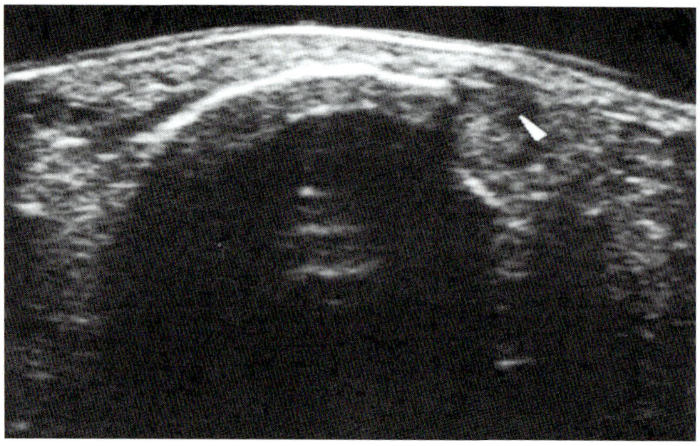

Abb. 13.4f

Fragestellung an die Bildgebung

- Ausdehnung und Grad der Degeneration
- Teil-/Komplettdefekt

Abb. 13.4a Im posterioren LS am OSG ist eine echofreie Flüssigkeitsumscheidung der Flexor-Hallucis-Sehne (FHL-Sehne) im Bereich des Processus posterior tali zu sehen. Hierbei handelt es sich nicht um eine eigenständige Sehnenerkrankung, sondern um einen aus dem oberen Sprunggelenk übertretenden Gelenkserguss, wie er auch im MRT bei Reizzuständen und nach Verletzungen häufig zu sehen ist.

Abb. 13.4b TS zu **Abb. 13.4a** mit einem Halo um die FHL-Sehne. Hier liegt keine Tenosynovitis vor. Eine Tenosynovitis kann jedoch mit einem solchen Bild einhergehen.

Abb. 13.4c Im LS unter dem Innenknöchel zeigt sich die Tibialis-posterior-Sehne etwas echoarm verdickt. Durch den Anschnitt bedingt erscheint die Sehne nicht vollständig abgebildet. Die Sehnenscheide ist bei peritendinösem Reizzustand asymmetrisch durch sehr echoarme Flüssigkeit aufgeweitet.

Abb. 13.4d Der TS zu **Abb. 13.4c** zeigt, dass die Sehne erhalten ist und durch die umgebende Flüssigkeit bei peritendinösem Reizzustand im Vergleich zum Normalzustand besser abgebildet wird.

Abb. 13.4e Der LS unter dem Innenknöchel zeigt eine inhomogene Textur der Tibialis-posterior-Sehne mit teilweise echoärmeren verwaschenen Bezirken und teilweise echoreicheren dichteren Anteilen bei chronischer Tendinopathie. Umgebend findet sich ein schmaler echoarmer Saum als Ausdruck der peritendinösen Reizung.

Abb. 13.4f TS zu **Abb. 13.4c** lässt eine Auflösung der Tibialis-posterior-Sehne erkennen, die auf eine Teilschädigung hinweist. Wegen des um den Innenknöchel geschwungenen Verlaufs der Sehne sind bei Verdacht auf Tendinopathie immer an mehreren Stellen repräsentative TS darzustellen.

Fazit

- Sonografie: Morphologie und definierte Normgrenzwerte
- Klinische Einteilung nach Johnson und Strom:
  - I Sehnendegeneration ohne Knickplattfuß
  - II Korrigierbarer Knickplattfuß
  - III Nicht korrigierbarer Knickplattfuß
  - IV Sehnenruptur mit fixiertem Knickplattfuß und Valgusdeformität

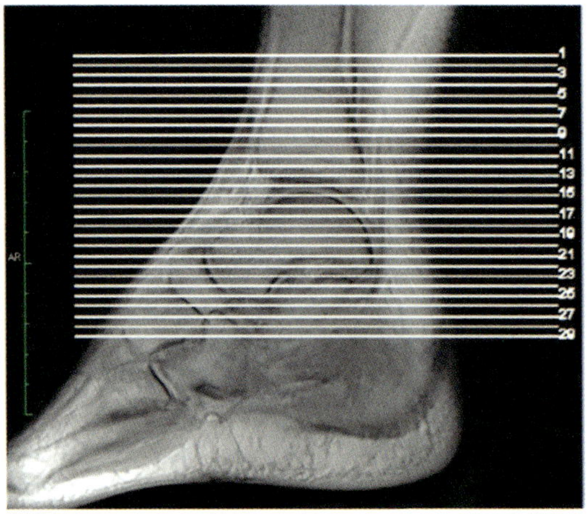

Abb. 13.5i

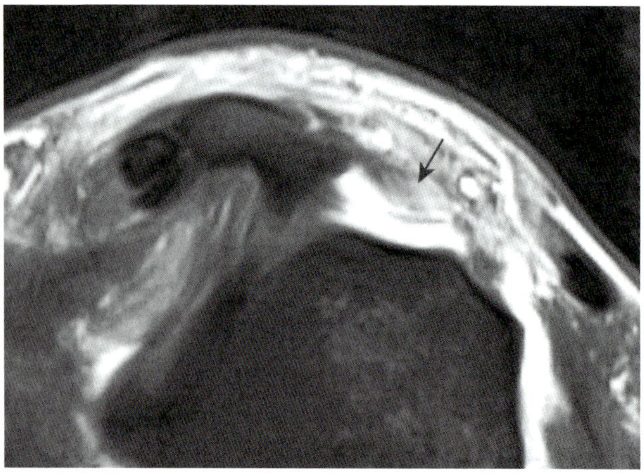

Abb. 13.5j

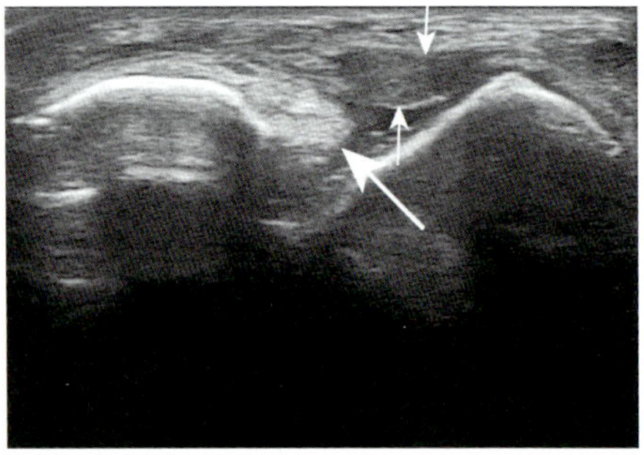

Abb. 13.5k

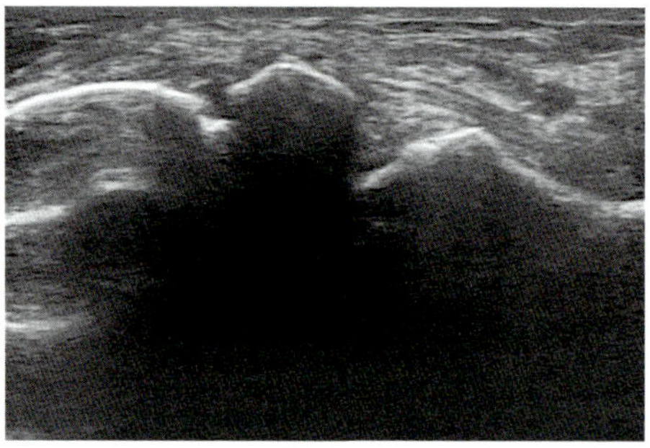

Abb. 13.5l

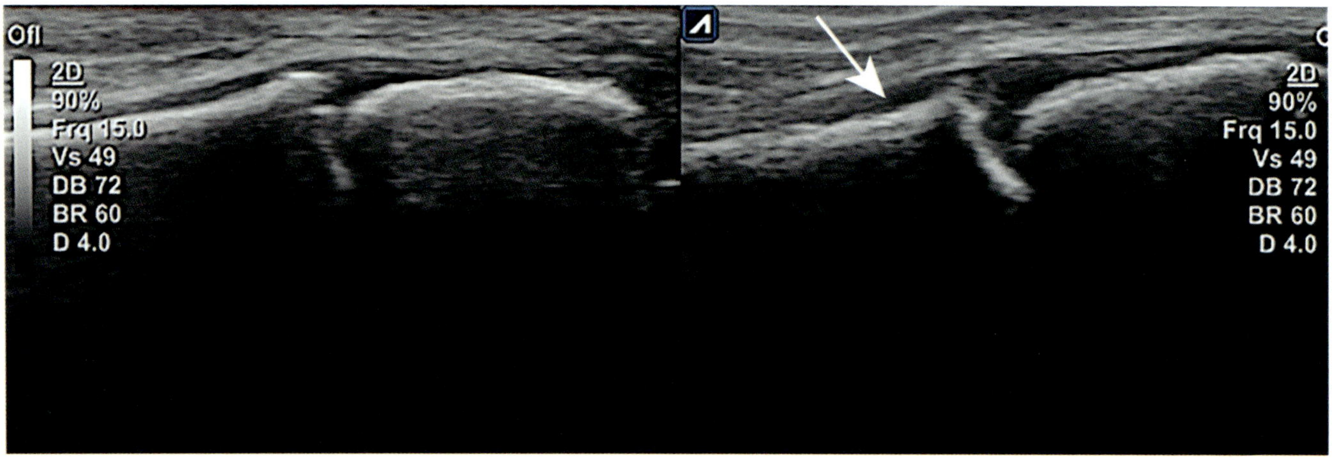

Abb. 13.5m

Fragestellung an die Bildgebung

- Hämarthros
- Ausriss, Defekt oder Fehlen der Bandstrukturen
- Lokalisation der Bandverletzung, knöcherner Ausriss?
- Kontrolle der strukturellen Heilung im Behandlungsverlauf

Abb. 13.5i Wird mit einer Fragestellung in Bezug auf das Lig. fibulotalare anterius ein MRT angefordert, so ist dieses unbedingt in einer für dieses Band typischen Angulation, also parallel zur Fußsohle durchzuführen. Allerdings verläuft das LFTA in bis zu 40 % der Fälle als Variante, sodass grundsätzlich mit der Möglichkeit gerechnet werden muss, das Band nicht in einer einzigen Schicht abbilden zu können.

Abb. 13.5j PDw fatsat transversal: Es zeigt sich ein Ausriss des talaren Ansatzes des LFTA (Pfeil) mit begleitendem OSG-Hämarthros. Das MRT-Bild wurde analog der Darstellung in der Sonografie gedreht, um zu zeigen, dass es keinen zusätzlichen Erkenntnisgewinn zur korrekt durchgeführten Sonografie bietet.

Abb. 13.5k Sechs Wochen nach Verletzung des LFTA zeigt sich im anterioren Bereich eine bereits ausgeprägte echogene Narbenbildung (Pfeile). Das ursprüngliche, distal ausgerissene Band hängt weiterhin zum Gelenk hindurch (dicker Pfeil). Es verheilt nicht primär. 6 Wochen nach der Verletzung ist in gleicher Sitzung eine Stabilitätstestung durchzuführen. Diese ist in der Regel bereits nicht mehr pathologisch auffällig.

Abb. 13.5l Eine Spätfolge von Verletzungen des LFTA ist eine oftmals ausgeprägte Verkalkung, die die sonografische Diagnostik erschwert. Als Differenzialdiagnose kann ein, allerdings in der Regel tiefer zur Darstellung kommendes Os subfibulare vermutet werden.

Abb. 13.5m Eine, wenngleich seltene, Differenzialdiagnose bei Kindern zwischen 5 und 8 Jahren ist die Lösung der fibularen Epiphysenfuge im Sinne einer Salter-Harris-I-Fraktur. Hier zeigt sich in der Nativ-Darstellung im Seitvergleich eine Erweiterung der Fuge auf der rechten Bildhälfte. Die zusätzliche Stabilitätstestung führt in der Regel nicht zu pathologischer Aufweitung. Zu beachten ist auch das echoarm abgehobene Periost in diesem Bereich als Hinweis auf die Traumatisierung (Pfeil).

Fazit

- Sonografie zur Diagnostik von Hämarthros, strukturellen Defekten des LFTA, Kontrolle des Heilverlaufs
- MRT bei Verdacht auf Riss des LFC und Verlauf bei untypischen Beschwerden, Belastungsschmerzhaftigkeit mit der Frage knöcherner oder osteochondraler Zusatzläsionen

13.6 Verletzungen von LFC, CC-Gelenk und der Basis des Os metatarsale V

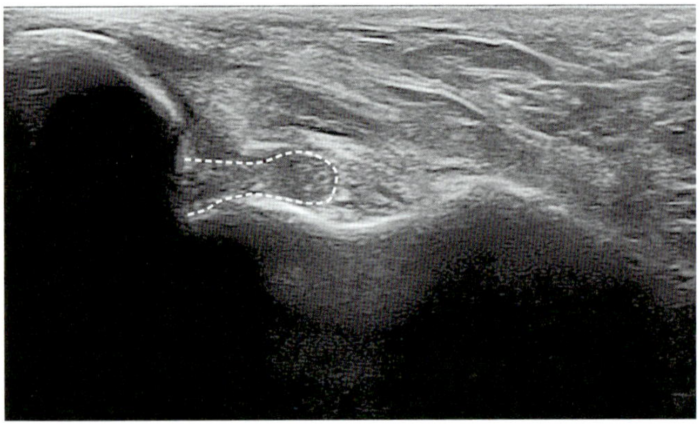

Abb. 13.6a

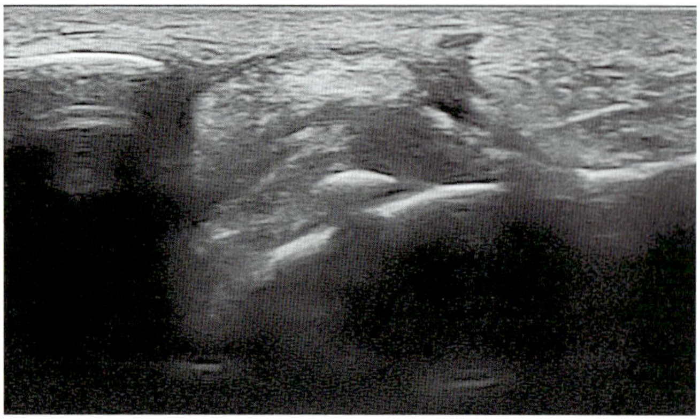

Abb. 13.6b

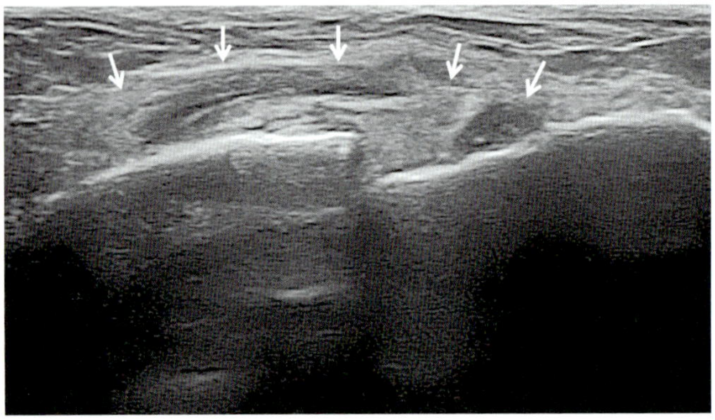

Abb. 13.6c

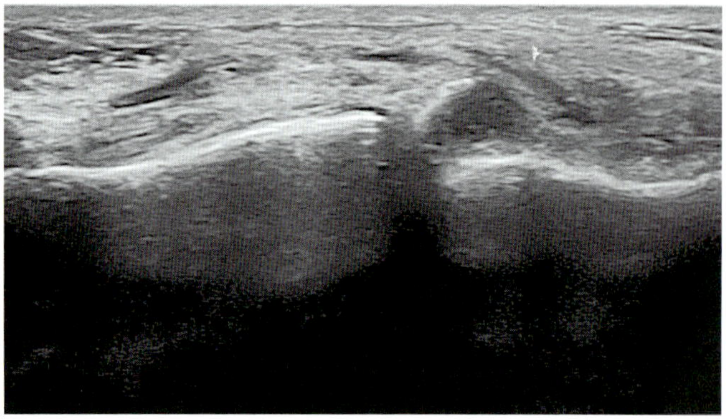

Abb. 13.6d

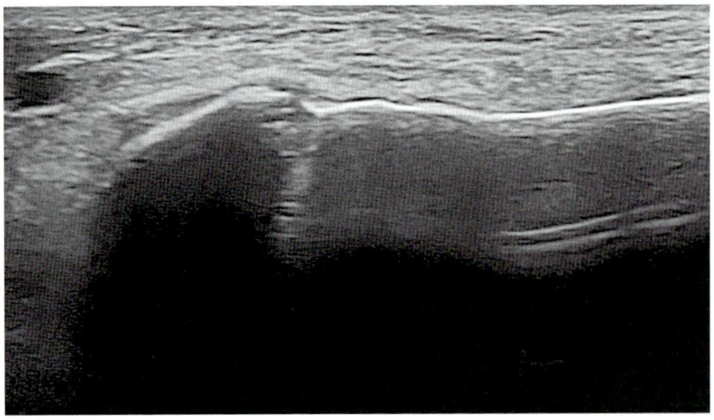

Abb. 13.6e

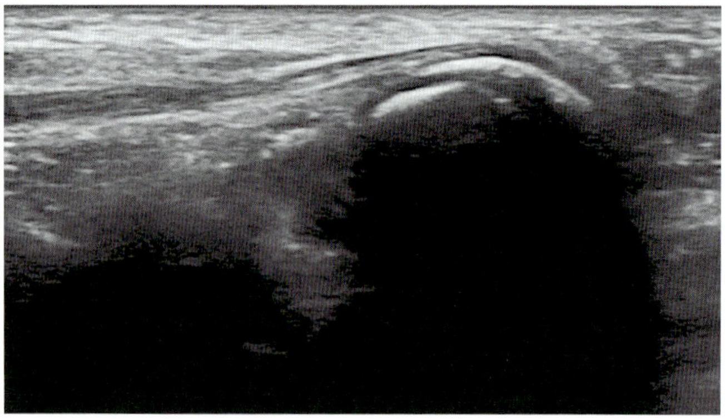

Abb. 13.6f

Fragestellung an die Bildgebung

Bandruptur oder -defekt, Hämarthros, knöcherne Avulsion, Fraktur, Sehnenriss, Instabilität

Abb. 13.6a Das eingerissene LFC zeigt sich unter den schräg angeschnittenen Fibularissehnen hypochechogen.

Abb. 13.6b Das LFC ist hier mit einer Knochenschuppe aus dem Calcaneus ausgerissen, aber ortsständig verblieben.

Abb. 13.6c Die Gelenkkapsel des CC-Gelenks ist durch echoreiches Hämarthros vorgewölbt (Pfeile). Auf eine Mitverletzung des talonavicularen Anteils des Chopart-Gelenks ist zu achten.

Abb. 13.6d Das CC-Band ist distal am Cuboid mit einer knöchernen Schuppe ausgerissen.

Abb. 13.6e An der Basis des MT 5 zeigt sich eine Querfraktur ohne wesentliche Dislokation. Die Fibularis-brevis-Sehne verläuft unverletzt drüber hinweg.

Abb. 13.6f Die im Insertionsbereich der Fibularis-brevis-Sehne parallel zum Knochen verlaufende Apophyse des MT 5 darf nicht mit einer Fraktur verwechselt werden.

Fazit

Die CC-Läsion ist die zweithäufigste Bandruptur am OSG nach dem LFTA und sonografisch gut darstellbar. Die LFC-Läsion ist die dritthäufigste Verletzung und nativ mäßig gut abgrenzbar. Die laterale Instabilität ist wegweisend. Basisfrakturen am Os MT I dürfen nicht mit der physiologischen Apophyse verwechselt werden.

13.7 Syndesmosenläsionen

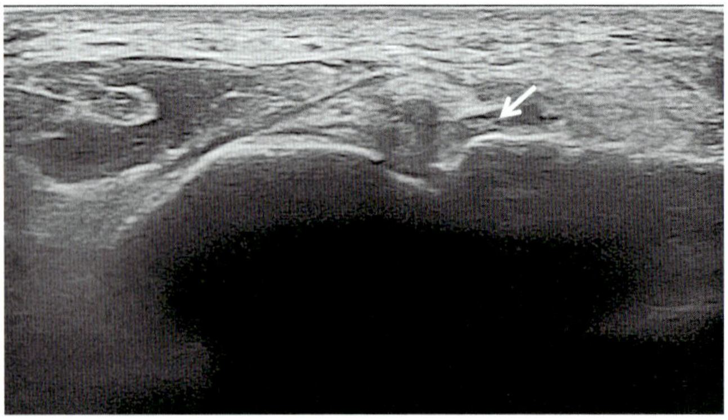

Abb. 13.7a

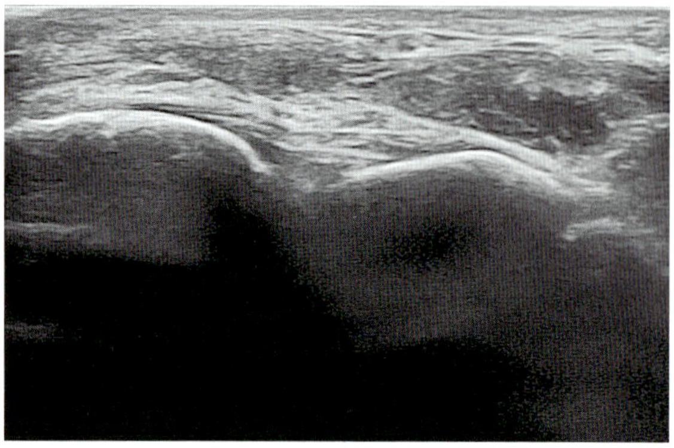

Abb. 13.7b

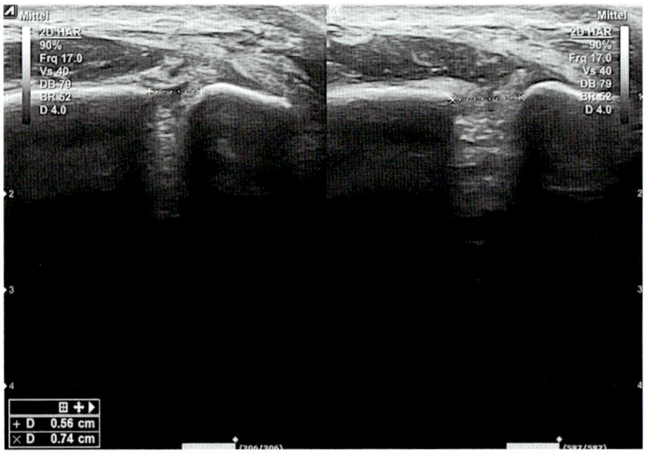

Abb. 13.7c

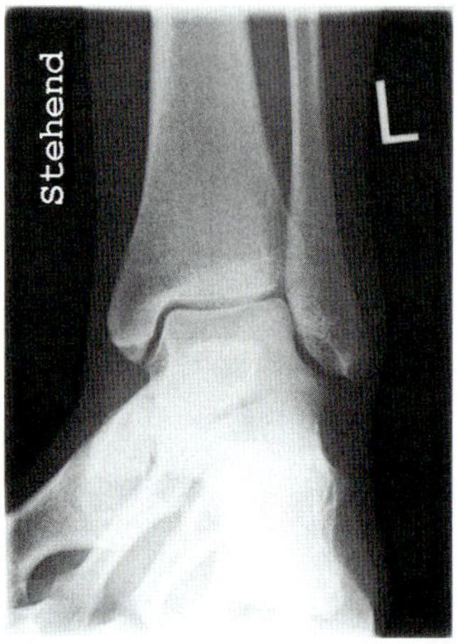

Abb. 13.7d

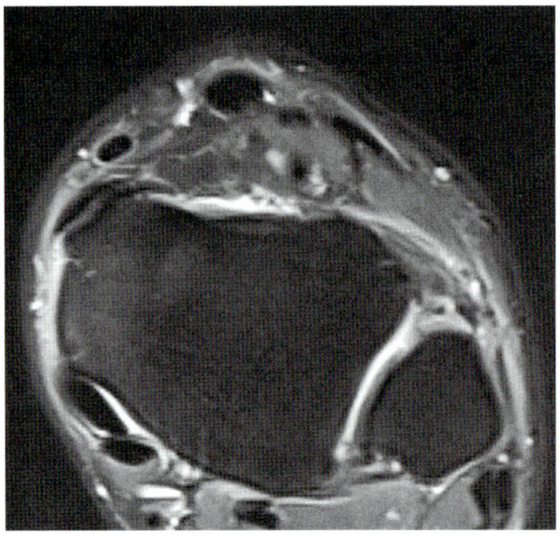

Abb. 13.7e

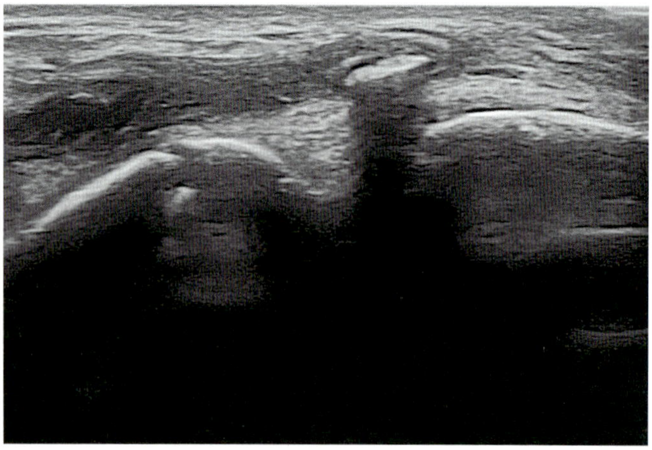

Abb. 13.7f

Fragestellung an die Bildgebung

Bandruptur oder -defekt, knöcherne Avulsion, Frakturzeichen, Instabilität

Abb. 13.7a Im anterioren TS über dem vorderen Syndesmoseband (LTFA) zeigt sich das Band unterbrochen (Pfeil) und durch echoarmes Hämatom vorgewölbt.

Abb. 13.7b Die Gegenseite zeigt den Normalbefund.

Abb. 13.7c Die Stabilität der Syndesmose kann im anterioren TS am distalen Unterschenkel aus der Plantarflexion (links) in maximale forcierte Dorsalextension, Eversion und Außenrotation (Frick-Test, rechts), der immer im Seitenvergleich durchzuführen ist, überprüft werden. Im vorliegenden Fall findet sich hier eine grenzwertige Verbreiterung des Ring-Down als Hinweis auf eine relevante Instabilität.

Abb. 13.7d Das im Stehen und 15° Innenrotation durchgeführte Röntgenbild (ankle mortise view) zeigt keine Instabilität des talofibularen Gelenkspalts.

Abb. 13.7e Das zugehörige MRT bestätigt die Ruptur des vorderen Syndesmosebandes, lässt jedoch keine weiteren Begleitschäden erkennen.

Abb. 13.7f Bei diesem 12-jährigen Jungen ist das Syndesmoseband knöchern ausgerissen.

Fazit

Wenn bei akuten Verletzungen das vorderen Syndesmosenband LTFA nicht durchgängig dargestellt werden kann, muss an eine Syndesmosenverletzung gedacht werden. Weitere Abklärung muss eine etwaige Instabilität und knöcherne Mitverletzungen ausschließen. Operative Maßnahmen müssen erörtert werden.

13.8 Verletzung des Lig. collaterale mediale

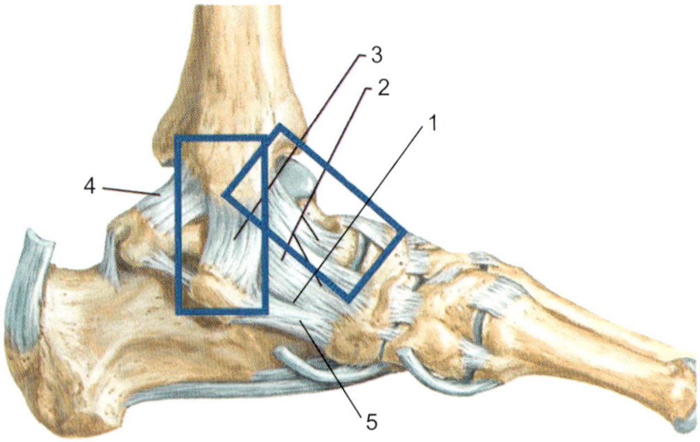

Abb. 13.8a

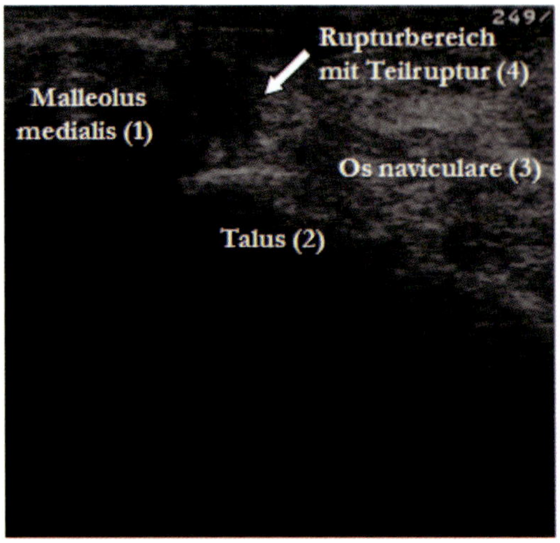

Abb. 13.8b

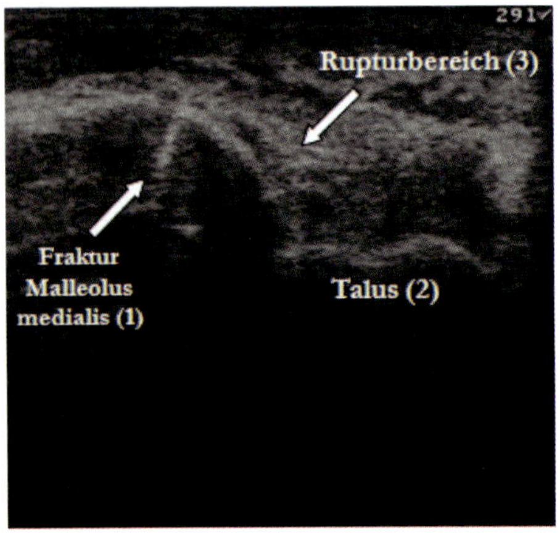

Abb. 13.8c

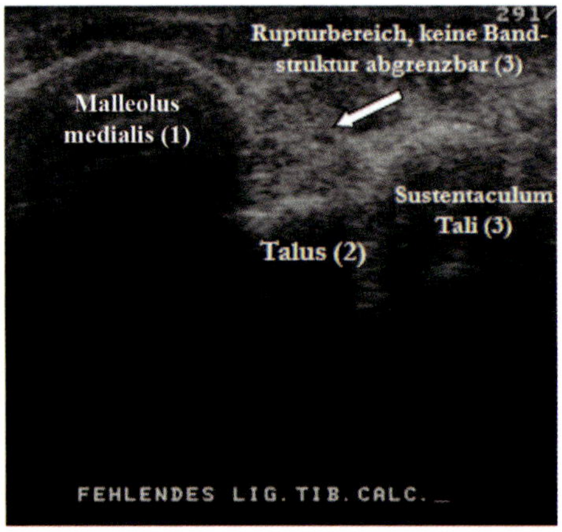

Abb. 13.8d

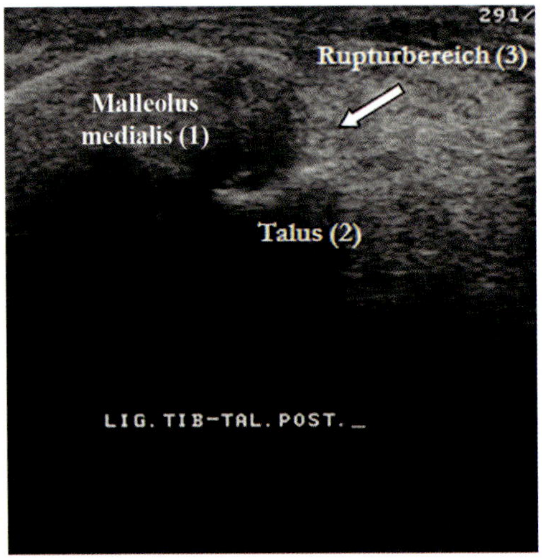

Abb. 13.8e

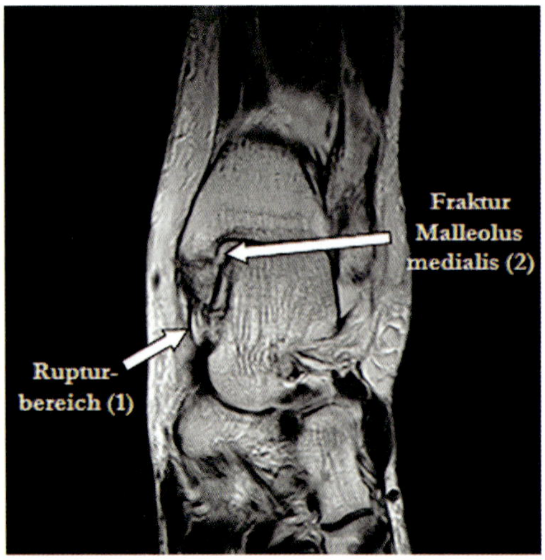

Abb. 13.8f

Fragestellung an die Bildgebung

- Hämatom
- Integrität des Kapsel-Bandapparates und/oder der Deltabandverletzung?

Abb. 13.8a Schematische Darstellung der jeweiligen Untersuchungspositionen in der Sonografie für die vier einzelnen Zügel des Deltabandes von anterior nach posterior:
1. Lig. tibionaviculare
2. Lig. tibiotalare anterius
3. Lig. tibiocalcaneare
4. Lig. tibiotalare posterius

Das unter dem Lig. tibionaviculare gelegene mehrschichtige sog. Spring-Ligament (5) wird häufig mitverletzt.
Sobotta-Archiv. Sobotta. Atlas der Anatomie des Menschen, div. Aufl . © Elsevier GmbH.

Abb. 13.8b Läsion Lig. tibionaviculare: In der Position mit Abbildung des Malleolus medialis zum linken Bildrand hin (1) und dem Os naviculare (2) ist die Bandstruktur mit ihrem typischem Echosignal nicht darstellbar. Anteile der Bandstruktur sind ursprungsnah am Malleolus medialis (1) nachweisbar, am Übergang zum Os naviculare (3) zeigt sich ein Rupturbereich mit echoarmen Arealen als Ausdruck einer korrespondierenden Einblutung (4).

Abb. 13.8c Läsion Lig. tibiotalare anterius: Zwischen Malleolus medialis zum linken Bildrand hin (1) und dem Talus (2) erscheinen eine aufgehobene Echogenität der Bandstruktur und große echoarme Areale als Ausdruck einer Einblutung (3). Zudem zeigt sich am Mallelous medialis eine Frakturlinie bei Innenknöchelfraktur (1).

Abb. 13.8d Läsion Lig. tibiocalcaneare: Im Areal zwischen Malleolus medialis am linken Bildschirmrand (1) und dem Sustentaculum tali am Calcaneus, dargestellt zum rechten Bildschirmrand hin, (3) ist keine Bandstruktur abgrenzbar.

Abb. 13.8e Läsion Lig. tibiotalare posterius: Äquivalent zwischen Malleolus medialis (1) und dem Talus (2) mit aufgehobener Echogenität der Bandstruktur. Diese kann auch in der dynamischen Untersuchung nicht herausgearbeitet werden, die Ruptur kann damit bestätigt werden.

Abb. 13.8f MRT T2 TSE, 2 mm, koronar bei Ruptur Lig. tibiotalare anterius: Distaler Ausriss des Lig. tibionaviculare mit Signalerhöhung am Os naviculare als Ausdruck des Ödems (1). Begleitende Weichteilschwellung. Nebenbefundlich Innenknöchelfraktur (2).

Fazit

- Für die Diagnostik von Verletzungen des Deltabandes ist die Sonografie ausreichend
- Begleitverletzungen der Syndemose, des Außenknöchels und Innenknöchels, des Retinaculum flexorum und des Lig. fibulotalare anterius ausschließen

13.9 Posteriorer Rückfußschmerz

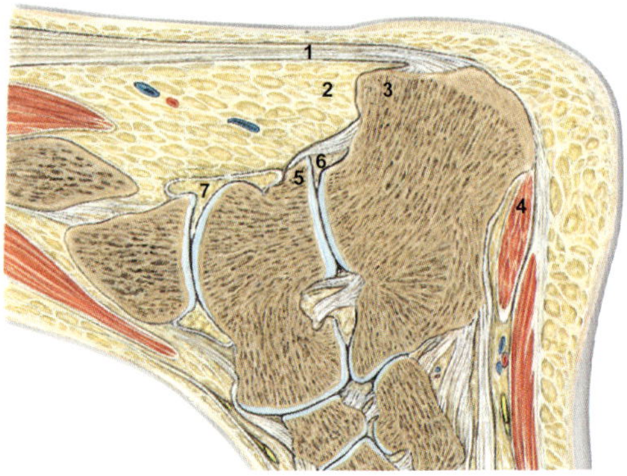

Abb. 13.9a

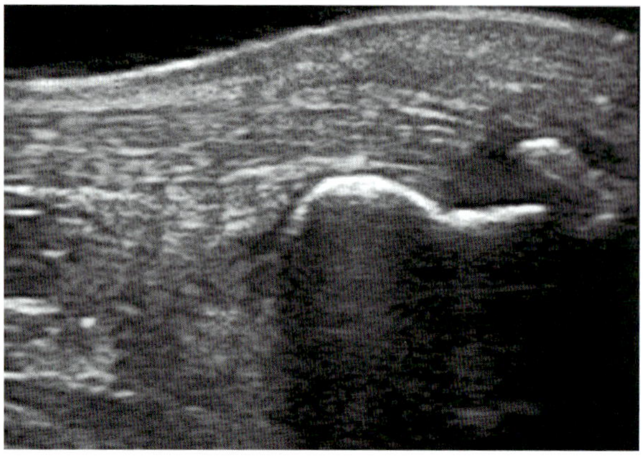

Abb. 13.9b

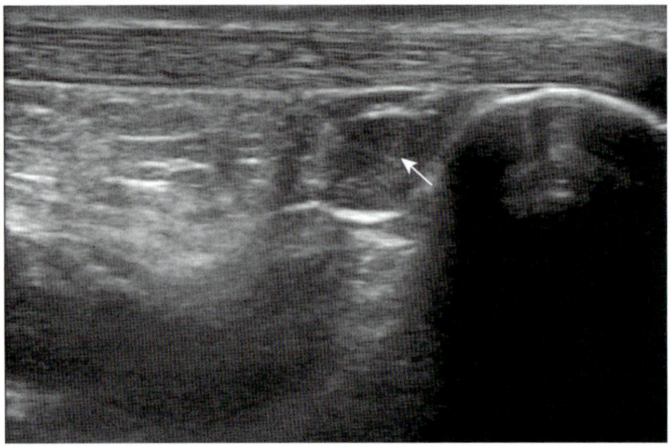

Abb. 13.9c

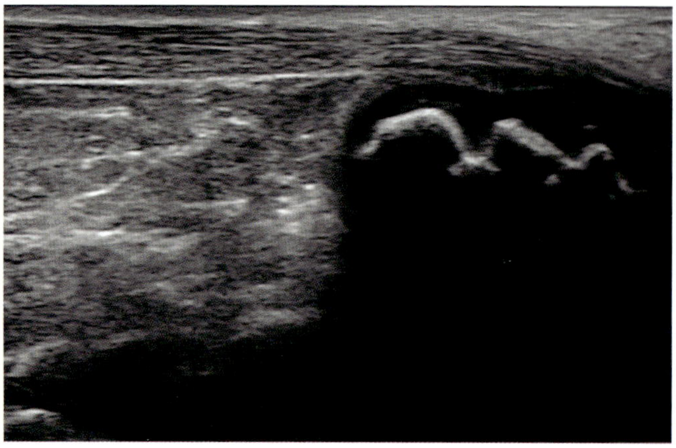

Abb. 13.9d

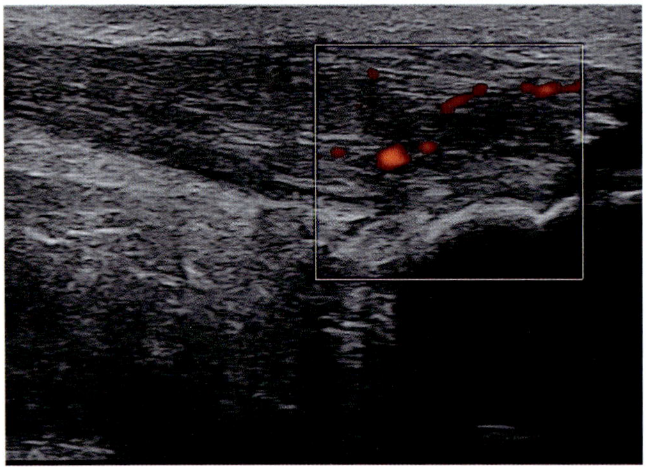

Abb. 13.9e

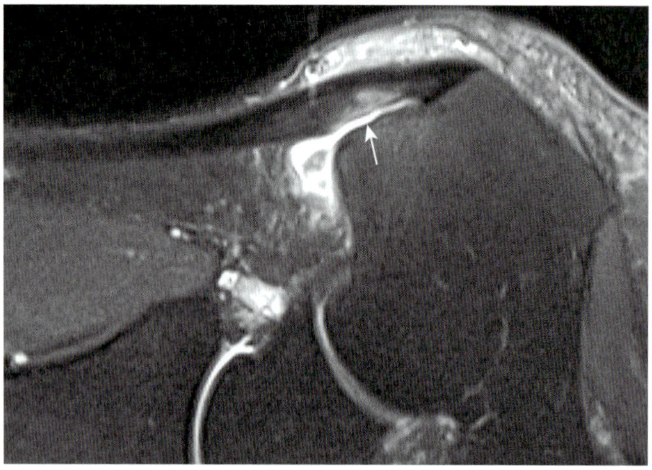

Abb. 13.9f

Fragestellung an die Bildgebung

- Bursopathia subachillea, sog. oberer Fersensporn, Fersenverkalkung, Haglund-Exostose
- DD Tendopathien der Achillessehne
- Ödem posterokranialer Anteil des Kalkaneus
- Fersenschmerz beim Kind in der Akzelerationsphase (Apophysitis calcanei)

Abb. 13.9a Sonografisch können verschiedene zu Fersenschmerz führende Differenzialdiagnosen abgeklärt werden. Dazu zählen neben Veränderungen der Achillessehne (1) die Bursitis subachillea (2), die Haglund-Exostose (3) und damit verbundene Enthesiopathien sowie oft scharfkantige Verkalkungen im Insertionsbereich der Achillessehne. Nach plantar zu stellt die Fasziitis plantaris (4) eine weitere, allerdings plantar und nicht posterior schmerzhafte Veränderung dar, die mitunter mit einem knöchernen Fersensporn einhergeht. Sonografisch nicht ausreichend sicher darstellbar sind das knöcherne hintere posteriore Impingement im Bereich des Processus posterior tali (5) und subtalare (6) sowie den posterioren Anteil des oberen Sprunggelenks (7) betreffende krankhafte Veränderungen.
Sobotta-Archiv. Sobotta. Atlas der Anatomie des Menschen, div. Aufl . © Elsevier GmbH.

Abb. 13.9b Zeigt im posterioren LS über der Ferse eine normale Einstrahlung der Achillessehne mit echogener spornartiger Insertion unterhalb des Tuber calcanei. Darüber liegt eine echogene Schwiele, die in der Untersuchung mittels Vorlaufstrecke besonders gut darstellbar ist. Es handelt sich um einen sog. oberen Fersensporn.

Abb. 13.9c Der posteriore LS über der Ferse zeigt eine normale Insertion der Achillessehne mit paralleler Ausrichtung und fein gezeichneter echogener Umrandung durch das Epitendineum. Subachillär findet sich eine weitgehend glatt begrenzte echofreie Ausbuchtung durch die flüssigkeitsgefüllte Bursa subachillea bei Bursopathie (Pfeil).

Abb. 13.9d Posteriorer LS über der Ferse eines 8-jährigen Fußballspielers mit belastungsabhängigem Schmerz bei Apophysitis calcanei. Es findet sich die für dieses Alter typische hahnenkammartig gezackte knöcherne Oberfläche der Kalkaneusapophyse. Die Achillessehne ist unauffällig. Ein sonopathologischer Befund stellt sich im Seitenvergleich nicht dar, ebensowenig wie zumeist im Röntgenbild. DD kommt selten in diesem Alter eine Bursopathie zur Darstellung. Sie tritt jedoch klinisch nicht mehr in Erscheinung, wenn der Apophysenkern nicht mehr gezack,t sondern bereits glatt zur Darstellung kommt. Dies kann insoweit als prognostisches Zeichen dienen.

Abb. 13.9e Im posterioren LS weist die Achillessehne bei einer Haglund-Exostose eine ausgeprägte inhomogene Verbreiterung auf. Das positive Power Doppler-Signal weist auf Gefäßneubildungen in der Sehne hin. Rechts am Bildrand ist eine intratendinöse Verkalkung zu finden. Es handelt sich um eine fortgeschrittene Enthesiopathie mit degenerativer Veränderung der Achillessehne im Übergang zu einer Teilruptur. Ein MRT mit intravenösem Kontrastmittel kann diese Verdachtsdiagnose möglicherweise zusätzlich absichern helfen.

Abb. 13.9f PDw fatsat sagittal: Ansatznah findet sich eine spindelförmige Auftreibung und Signalanhebung der Achillessehne bei ausgeprägter Tendinopathie mit degenerativer Schädigung und begleitender Bursopathia subachillea auf dem Boden der stumpf zulaufenden knöchernen Ausbuchtung des apikodorsalen Rand des Tuber calcanei bei Haglund-Exostose (Pfeil).

Fazit

- Röntgen, Sonografie
- MRT: Knochenmarködem

13.10 Achillessehnentendopathien

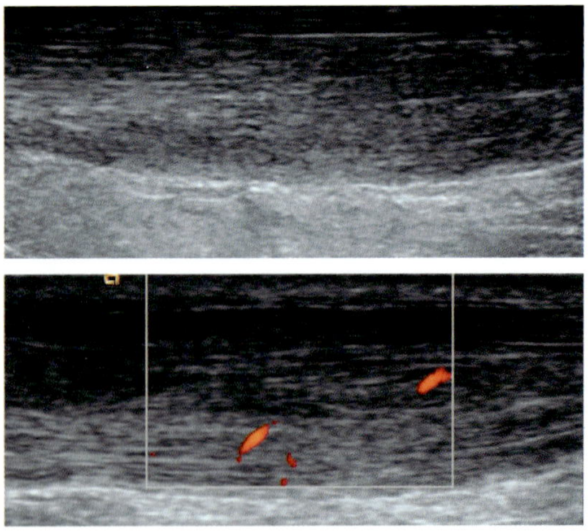

Abb. 13.10a

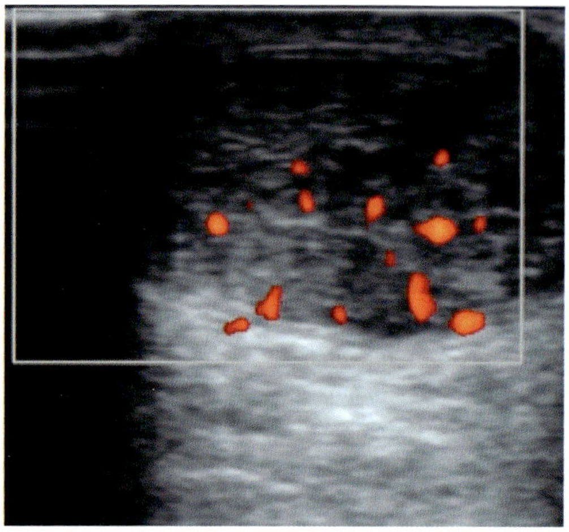

Abb. 13.10b

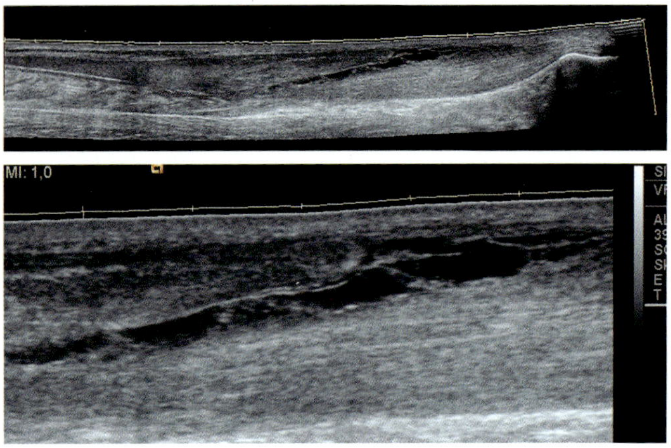

Abb. 13.10c

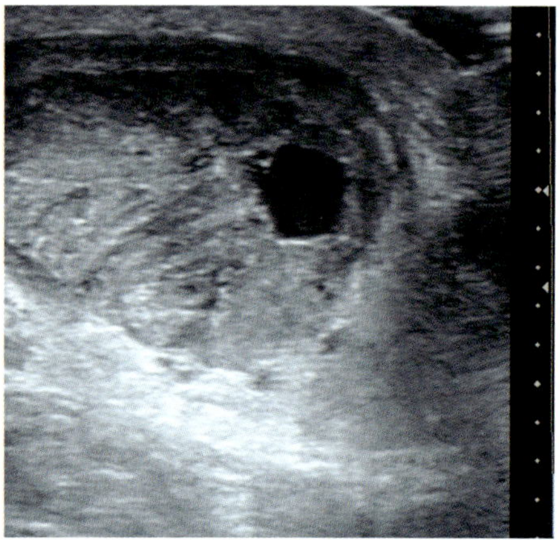

Abb. 13.10d

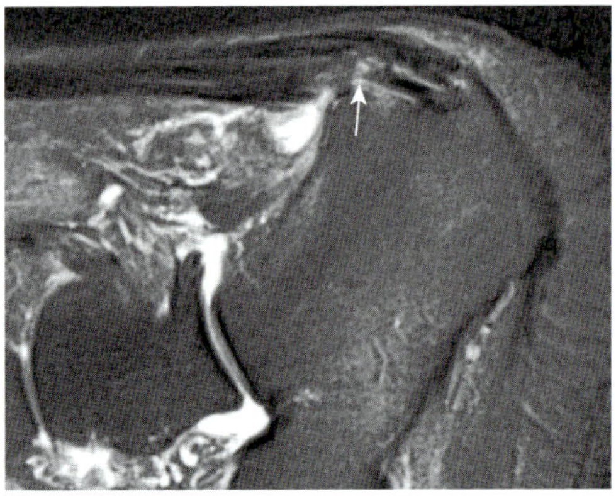

Abb. 13.10e

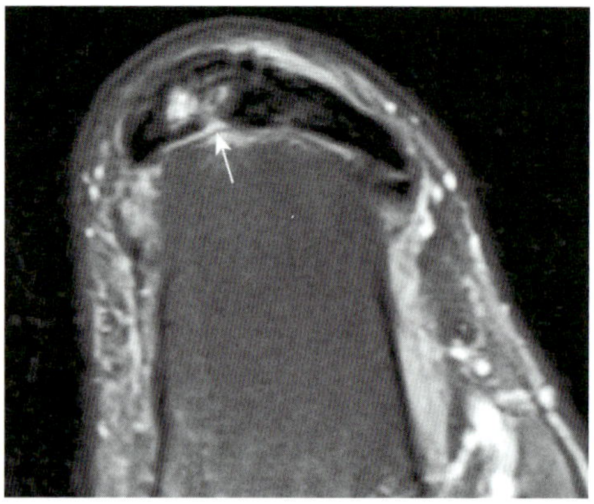

Abb. 13.10f

Fragestellung an die Bildgebung

- Lokalisation der pathologischen Veränderung – intra- oder peritendinös
- Ausmaß der Tendopathie
- Farb-/Power-Doppler zur weiteren Differenzialdiagnose: intra- und peritendinöse Veränderung bei Enthesiopathien
- Therapiekontrolle, auch mit Farb-/Power-Doppler
- DD Bursitis subachillea
- Funktionsdiagnostik: Sehnengleiten Achillessehne, M. flexor hallucis longus

Abb. 13.10a Chronische Achillessehnen-Tendopathie: Klinisch und sonografisch ohne ein wesentliches Zeichen einer Läsion, teilweise schon echoarme Bezirke innerhalb der spindelförmigen Auftreibung der Sehne im longitudinalen Schnitt erkennbar. Die echoärmeren Bezirke entsprechen bei korrektem orthogradem Anschall-Winkel schwerwiegend degenerativ veränderten Bereichen der Sehne.

Abb. 13.10b Die Farbdoppler-Sonografie, hier als Power-Doppler, ermöglicht die Darstellung von Neovaskularisationen in degenerativ veränderten Bereichen. Sie sind nicht-entzündlichen Prozessen gleichzusetzen – auch bei klinisch unauffälligen Leistungssportlern sind sie nach Belastung gelegentlich darstellbar. Bei echten entzündlichen Enthesiopathien treten die Blutgefäße auch peritendinös auf: Reduktion der Neovaskularisationen bei erfolgreicher Therapie. Bei akuter Enthesitis finden sich die intratendinösen Gefäßinjektionen mitunter bis an die knöchernen Insertion!

Abb. 13.10c Darstellung der Achillessehne im LS als Panoramaschnitt und als Ausschnitt bei partieller Ruptur im Rahmen einer therapieresistenten ausgedehnten Achillodynie.

Abb. 13.10d Der TS der Achillessehne zeigt in eine echoarme Nekrosezone bei ausgeprägter Achillodynie. Auch das Sehnengleitgewebe ist echoarm verdickt erkennbar.

Abb. 13.10e Chronische Achillessehnentendinopathie mit Partialruptur, PDw fatsat sagittal: Spindelförmige Auftreibung und inhomogene Signalanhebung der Achillessehne (Pfeil) mit anteriorer Irregularität der Faserstruktur, im Sinne einer kleineren Partialruptur. Ursächlich zeigen sich eine Haglundexostose und ein posteriorer Fersensporn.

Abb. 13.10f Chronische Achillessehnentendinopathie mit Partialruptur (gleicher Patient) PDw fatsat transversal. In der transversalen Schicht zeigt sich ebenfalls die ansatznahe Auftreibung der Sehne (Pfeil) mit begleitender Partialruptur.

Fazit

- Röntgen (bei Haglund-Exostose) und Sono ausreichend
- Die Ortsauflösung eines aktuellen Sonogrammes übertrifft das MRT deutlich!
- Funktionsdiagnstik ist aktuell nur sonografisch möglich.
- Eine Darstellung von Gefäßen ist ohne Kontrastmittel in der Sehne sonografisch möglich.
- KM-MRT ergänzend zur Abklärung intratendinöser Nekrose-Bezirke sowie bei besonderen Indikationen, wie z. B. V. a. rheumatischen Prozesse

13.11 Achillessehnenrupturen

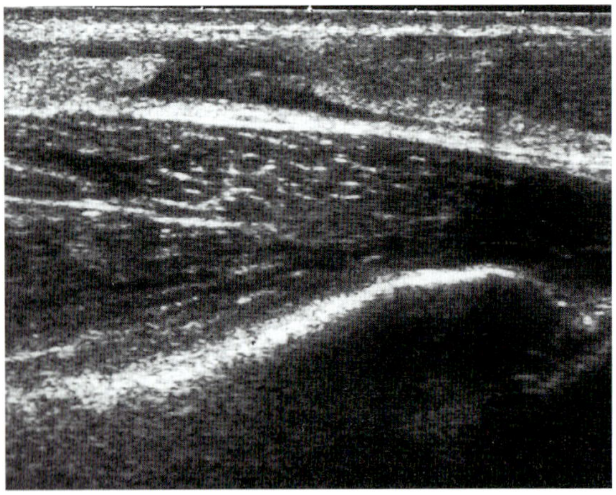

Abb. 13.11a

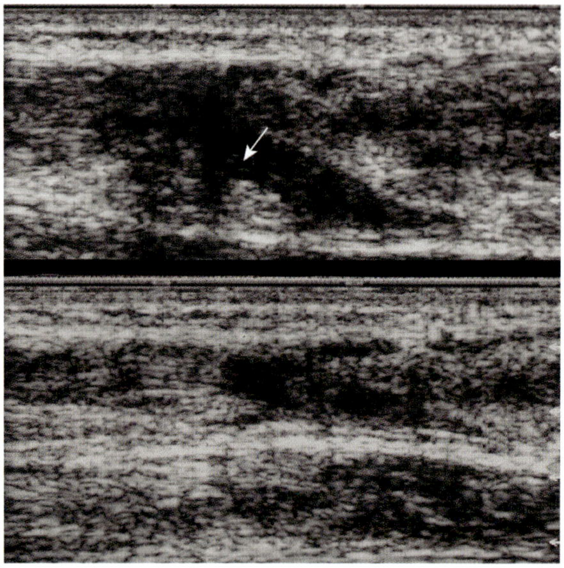

Abb. 13.11b

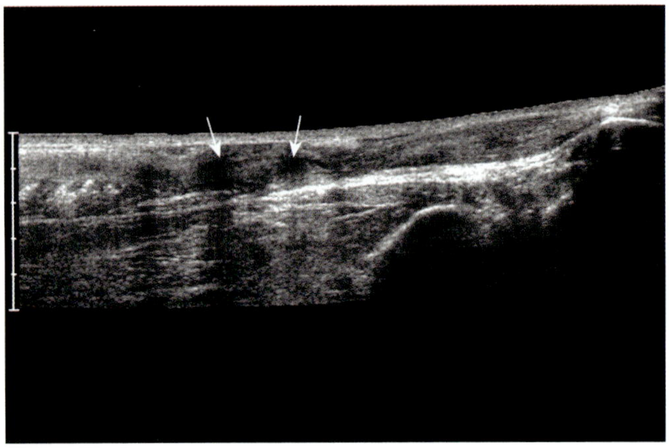

Abb. 13.11c

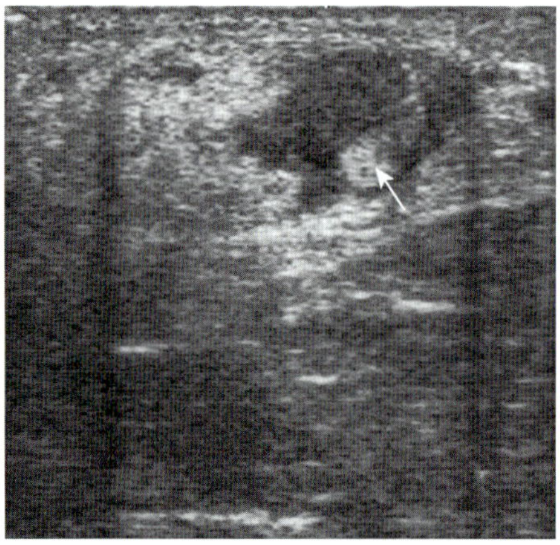

Abb. 13.11d

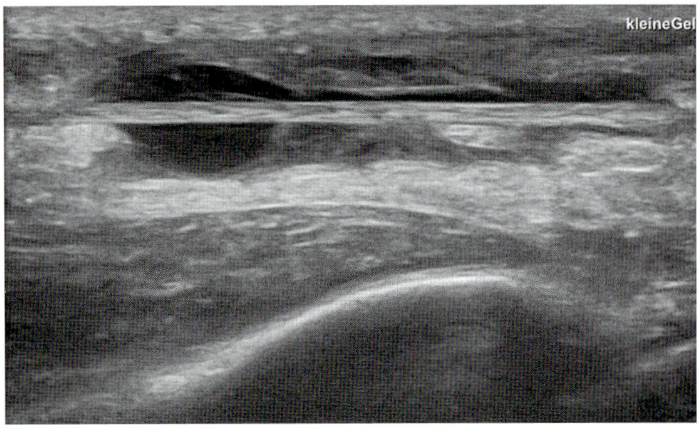

Abb. 13.11e

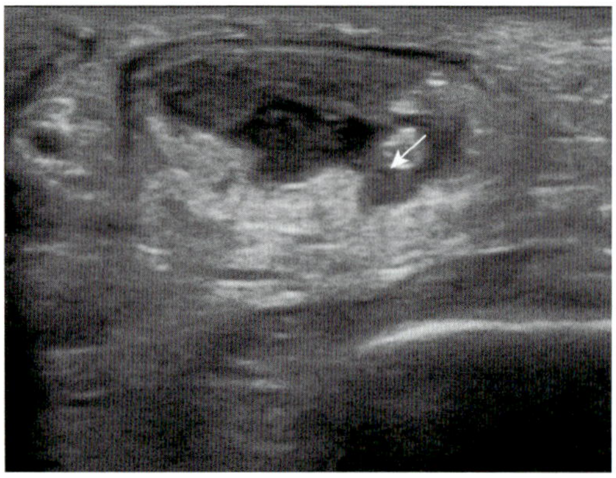

Abb. 13.11f

Fragestellung an die Bildgebung

- Ausmaß und Lokalisation von Kontinuitätstrennung und Hämatom
- Komplettläsion vs. Teilruptur
- Adaptierbarkeit, Nekrosezonen

Abb. 13.11a Im posterioren LS sind links der echogene proximale Sehnenanteil und rechts der lange etwas echoverminderte distale Sehnenrest der gerissenen Achillessehne zu sehen. Mittig liegt echoarmes Hämatom, das die Rissränder deutlich demarkiert. Das echogene Epitenon ist in diesem Falle nicht mit eingerissen, sodass das Hämatom nicht in die Weichteile auslaufen konnte.

Abb. 13.11b Im posterioren LS des Sprunggelenks ist eine Achillessehnenruptur zu sehen. Oben haben sich die echogenen Rissränder in maximaler Spitzfußstellung gut angenähert. Etwas echoarmes Hämatom grenzt diese ab (Pfeil). Darunter ist in maximaler Dorsalextension eine Ausdünnung und Entfernung der Rissenden voneinander zu sehen. Sonografisch lässt sich dynamisch so die Adaptierbarkeit der gerissenen Sehne überprüfen.

Abb. 13.11c In diesem Panorama-LS des Unterschenkels sind mehrere Schädigungszonen der Achillessehne erkennbar. Mittig zeigen sich echoarme Zonen ohne reguläre Sehnensstruktur (Pfeile). Distal findet sich noch weitgehend reguläre, jedoch verdickte Sehnenstruktur. Es handelt sich um eine chronisch-zunehmende degenerative Tendinopathie der Achillessehne, die bereits in eine multifokale Teilruptur übergegangen ist.

Abb. 13.11d Für die Abgrenzung von Teilrupturen ist der Transversalschnitt essenziell. Hier finden sich ca. 50 % der Achillessehne als homogen und unauffällig, während auf der rechten Abbildungsseite echoarme Bezirke für eine ausgedehnte Teilläsion sprechen. Innerhalb dieses echoarmen Areals liegt die unveränderte Plantaris-longus-Sehne (Pfeil).

Abb. 13.11e In diesem posterioren LS über dem Sprunggelenk zeigt sich eine ausgeprägte chronisch zunehmende degenerative Teilruptur der Achillessehne mit erhaltener Plantaris-longus-Sehne. Linksseitig finden sich verdichtete degenerative Bezirke, mittig abgekapselt erscheint echofreie Flüssigkeit innerhalb des Epitenon. Grunderkrankung war eine diabetische Polyneuropathie und Arthro-Tendinopathie.

Abb. 13.11f In diesem posterioren TS zeigt sich eine zentrale Schädigung der Achillessehne im Sinne einer ausgedehnten degenerativ bedingten Teilruptur mit teils physiologisch echoreichen, teils echoarmen und teils annähernd echofreien Bezirken. Auch hier ist die Plantaris-longus-Sehne unverändert (Pfeil).

Fazit

- Sonografie: komplette Ruptur und Adaptierbarkeit
- MRT für Beurteilung Übergang Tendopathie in Teilläsion
- Sonografie und MRT zeigen geringe Korrelation zur Klinik bei konservativem wie operativem Heilungsverlauf.

13.12 Weitergehende Fragestellung an die Bildgebung

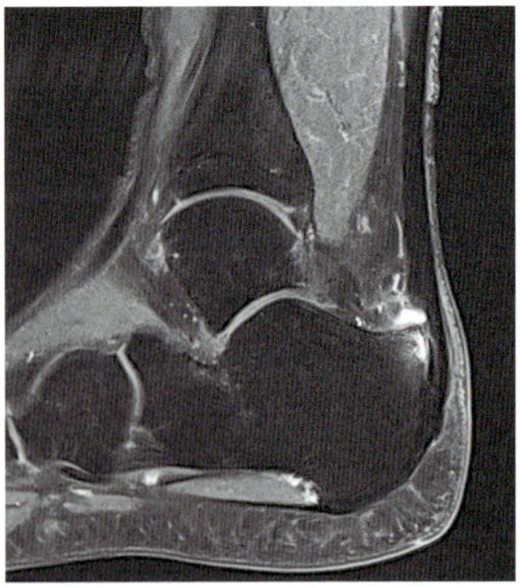

Abb. 13.12a

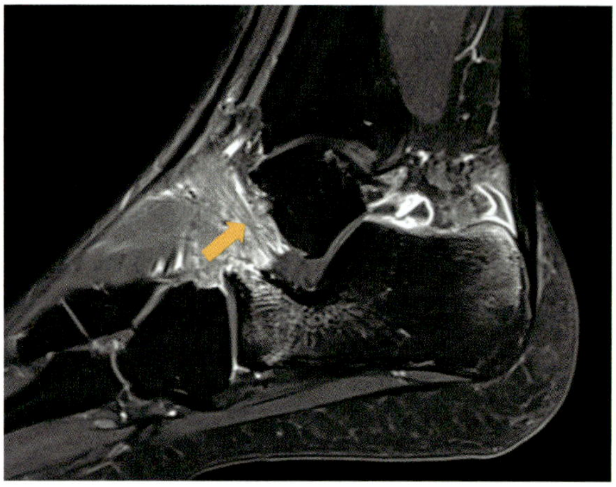

Abb. 13.12b

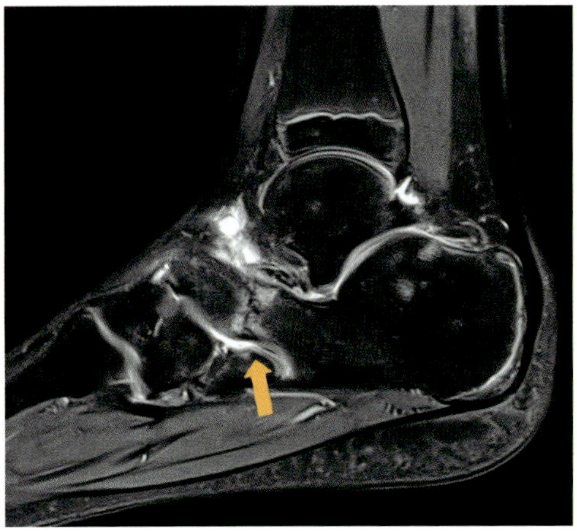

Abb. 13.12c

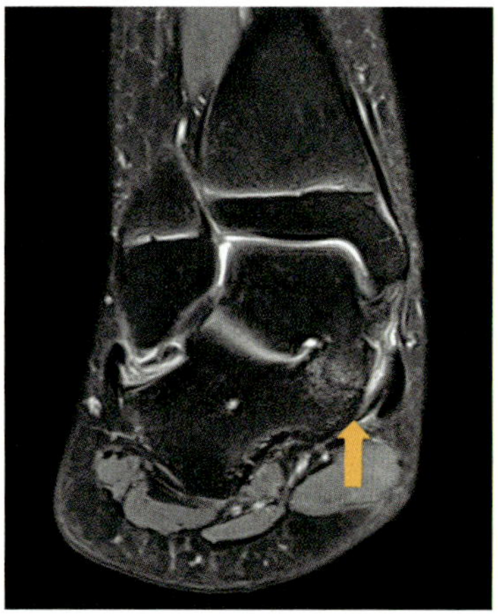

Abb. 13.12d

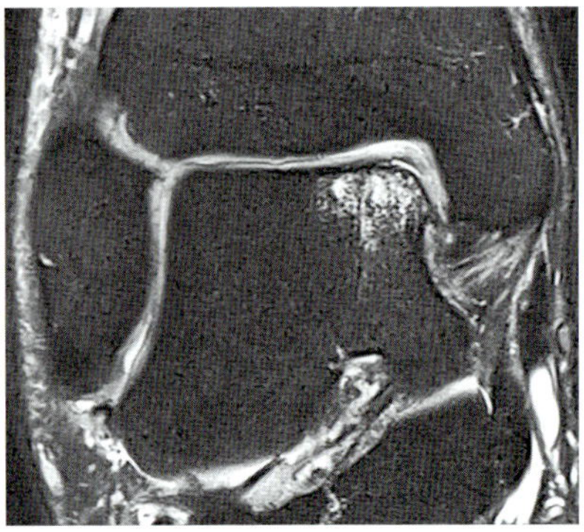

Abb. 13.12e

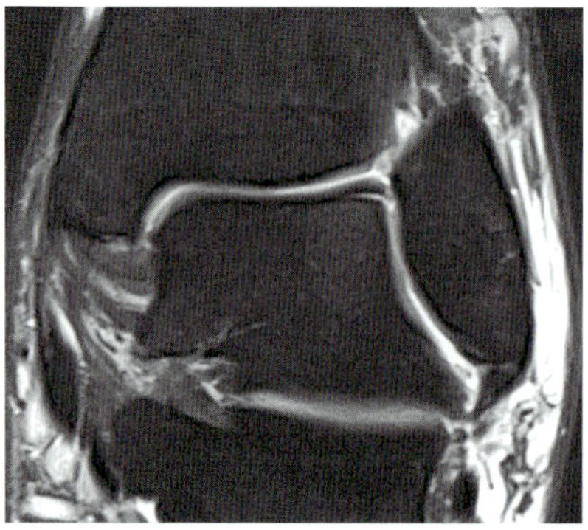

Abb. 13.12f

Abb. 13.12a T1w fatsat nach KM-Gabe sagittal: 41-jähriger Patient mit Schmerzen an der Ferse. KM-Aufnahme einer Haglund-Exostose bei Fibroostose, bursaseitige Teilruptur der Achillessehne. MRT-Diagnose: aktivierte Haglund-Exostose mit Bursitis subachillea.

Abb. 13.12b T1w fatsat nach KM-Gabe sagittal: 33-jähriger Patient mit bekannter rheumatoider Arthritis. Bursitis subachillea mit florider Enthesitis am fibroossären Übergang der Achillessehne. Flächiges spongiöses Enhancement im Tuber calcanei. Zusätzlich abgebildete Synovitis im Sprunggelenk mit Beteiligung des Kapselbandapparats, Sinus tarsi sowie entlang des Extensorenretinaculums (Pfeil). MRT-Diagnose: RA mit Enthesitis und Bursitis.

Abb. 13.12c PDw fatsat sagittal: 9-jähriger Junge mit chronischen Schmerzen im Sprunggelenk. Darstellung einer knöchern aktivierten Coalitio zwischen Processus anterius calcanei und lateralem Os naviculare mit fibröser Verbindung (Pfeil).

Abb. 13.12d PDw fatsat koronar: gleicher Patient wie in **Abb. 12.12c.** Überwiegend fibröse, teilweise auch knöcherne talocalcaneare Coalitio mit mäßiger knöcherner Aktivierung (Pfeil). Langjährig bekannte Beschwerden in beiden Sprunggelenken, die Coalitio lag beidseitig vor. MRT-Diagnose: beidseitige aktivierte talocalcaneare Coalitio.

Abb. 13.12e PDw fatsat koronar: 24-jähriger Patient mit medial betontem OSG-Schmerz, Abhebung der Knorpeldecke an der medialen Talusschulter, angrenzendes Spongiosaödem mit kleinzystischen Resorptionen. MRT-Diagnose: osteochondrale Läsion des Talus.

Abb. 13.12f PDw fatsat koronar: 21-jähriger Patient mit frischer OSG-Distorsion. MRT-Diagnose: traumatisch bedingte osteochondrale Läsion mit Knorpelflake an der lateralen Taluskante.

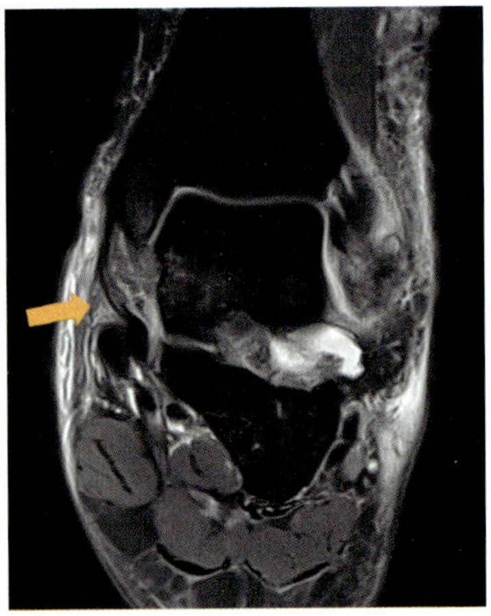

Abb. 13.12g

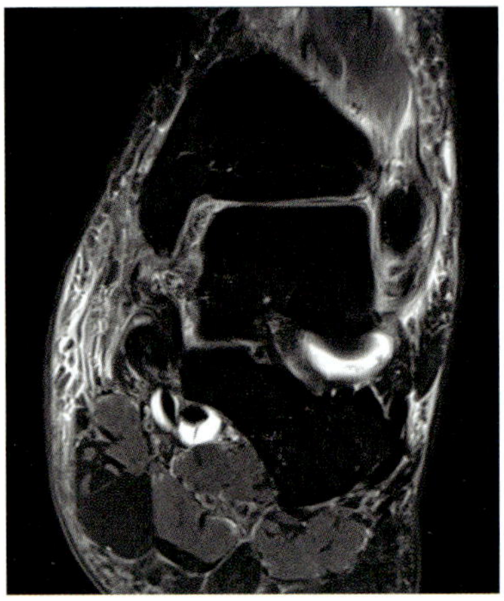

Abb. 13.12h

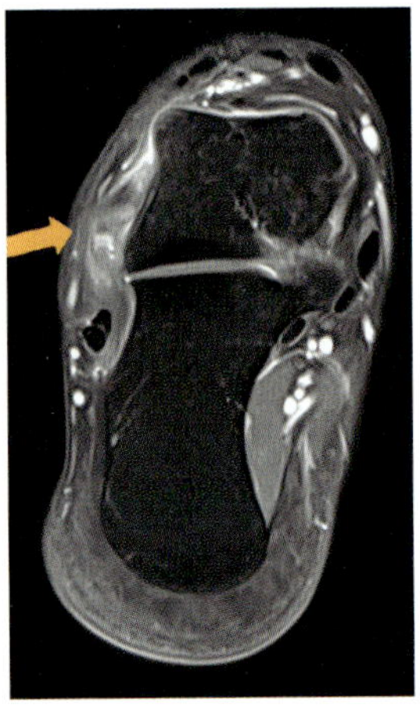

Abb. 13.12i

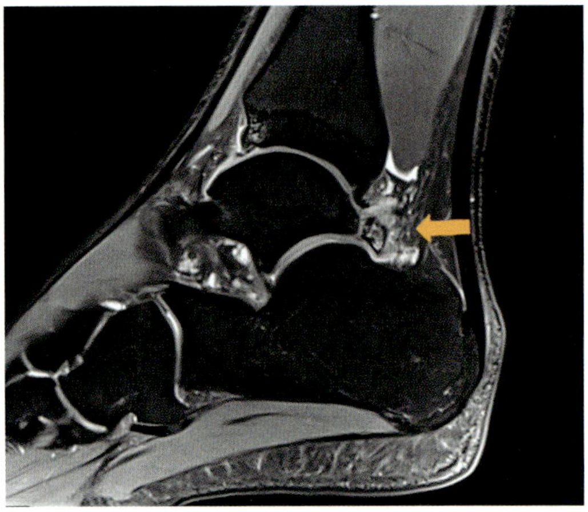

Abb. 13.12j

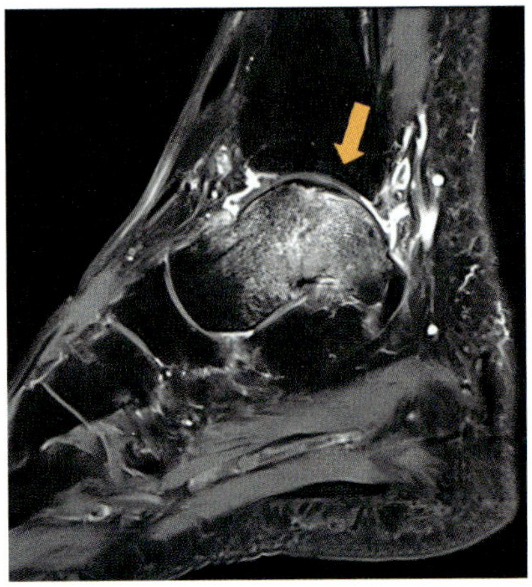

Abb. 13.12k

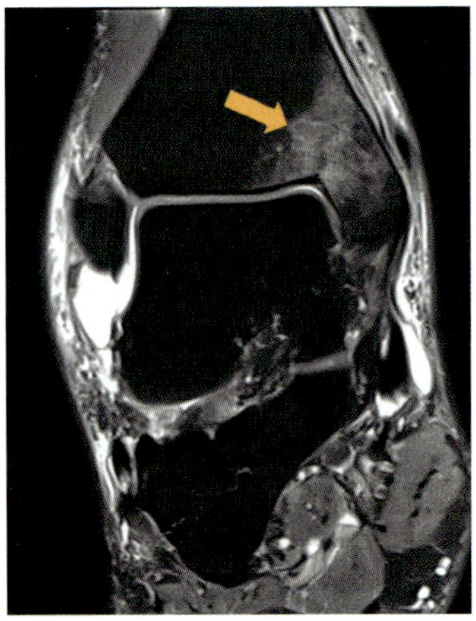

Abb. 13.12l

Fragestellung an die Bildgebung

- Medialer Kapselbandapparat: Teil-/Komplettruptur, knöcherne Avulsionsverletzung, eingeschlagene Bandanteile, OP-Indikation
- Impingement: Ursache, Ausmaß der Aktivierung, konsekutive strukturelle Schäden
- Knochenödeme: Ursache, Infraktion, Fraktur, Nekrose

Abb. 13.12g PDw fatsat koronar: 33-jährige Patientin mit Z. n. akuter Sprunggelenksdistorsion. MRT-Diagnose: Zweibandverletzung des Außenbandapparats, erhebliche Quetschverletzung der tiefen Deltaband-Anteile (Pars tibiotalaris posterior und anterior), sowie gelenkseitige Teilruptur des Tibiospring-Ligaments (Pfeil).

Abb. 13.12h PDw fatsat koronar: 51-jähriger Patient mit Z. n. Treppensturz und OSG-Luxation. Ruptur des Deltaband-Apparats mit vollständiger Ruptur des Tibiospring-Ligaments.

Abb. 13.12i T1w fatsat nach KM-Gabe schräg axial: 26-jähriger Patient mit nach mehreren Monaten noch anhaltenden anterolateralen Beschwerden nach OSG-Distorsionsverletzung. KM-aufnehmendes fibrovaskuläres Aktivierungsgewebe entlang des anterolateralen Kapsel-Bandapparats (Pfeil) bei fehlender Ausheilung der Bänder. Das aktivierte Narbengewebe führt zur Impingement-Symptomatik (Meniskoid). MRT-Diagnose: anterolaterales Ankle-Impingment.

Abb. 13.12j PDw fatsat sagittal: 16-jähriger Patient mit einem aktiviertem Os trigonum (Pfeil). MRT-Diagnose: posteriores Ankle-Impingement.

Abb. 13.12k T1w fatsat nach KM-Gabe sagittal: 66-jähriger Patient mit progredienten Schmerzen im OSG ohne Trauma. An der Trochlea tali initiale subchondrale Insuffizienzfraktur (SIF) bei flächigem Spongiosaödem mit drohendem kortikalem Einbruch. MRT-Diagnose: transientes Knochenödem mit SIF.

Abb. 13.12l PDw fatsat koronar: 58-jähriger Patient mit anhaltenden Innenknöchelschmerzen nach längerem Bergab-Gehen im Rahmen einer ausgedehnten Wanderung. Flächiges Spongiosaödem am Innenknöchel mit Darstellung einer signalarmen, vertikal verlaufenden Linie (Pfeil). MRT-Diagnose: inkomplette Stressfraktur.

Fazit

- Bei V. a. Coalitio bei Kindern MRT auch sinnvoll zur Beurteilung der Aktivierung und Anschlussdegeneration
- Begleitende Verletzungen (tiefe Deltabänder und Tibiospring-Ligament) ändert das therapeutische Vorgehen bei OSG-Distorsion und sollte nicht unterdiagnostiziert werden.
- Knöchernes Impingement: primär Röntgenverfahren (Röntgen, DVT, Low-dose-CT), bei weichteiligem Impingement MRT mit KM
- Knochenödeme: Methode der Wahl: MRT

KAPITEL

14 Fuß

14.1 Mittelfußpathologien

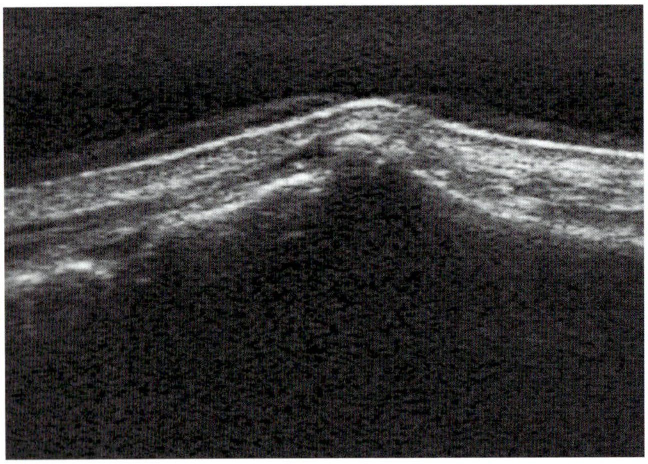

Abb. 14.1a

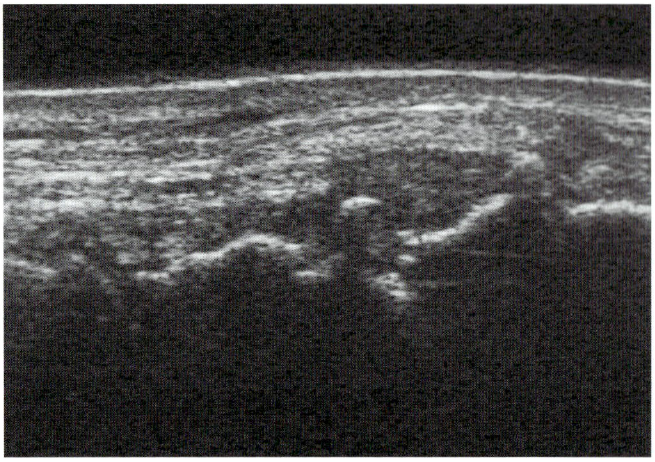

Abb. 14.1b

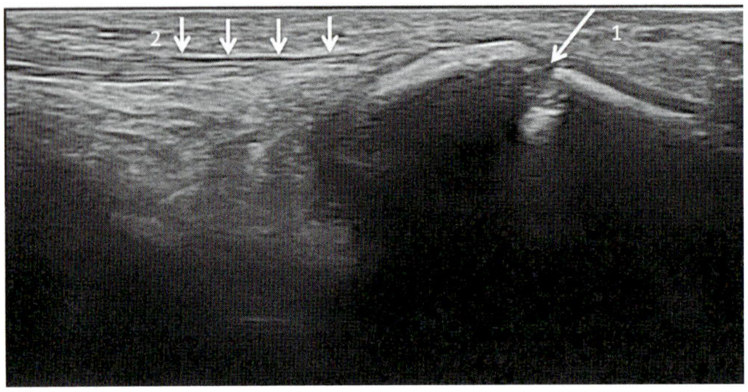

Abb. 14.1c

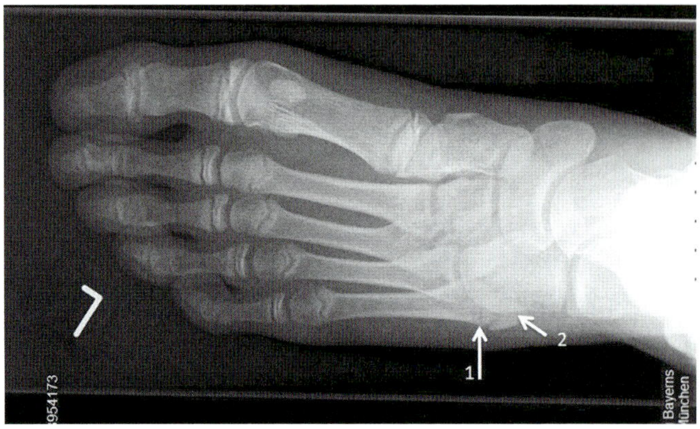

Abb. 14.1d

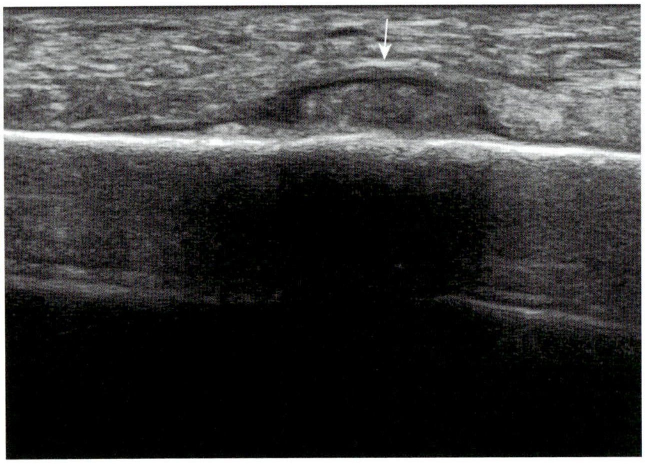

Abb. 14.1e

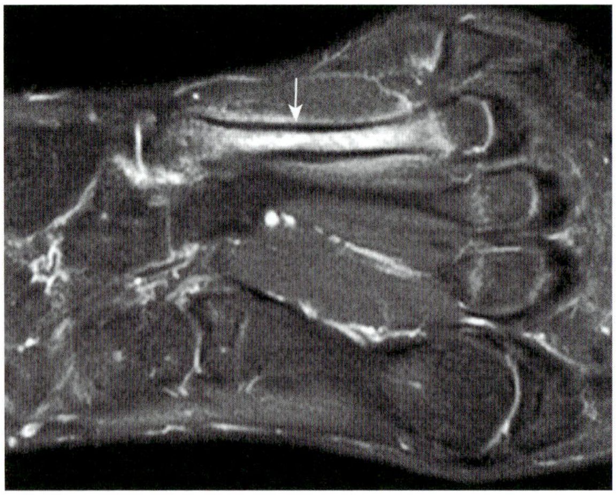

Abb. 14.1f

Fragestellung an die Bildgebung

- Ganglion
- Stressläsion MT
- Aktivierte Arthrose tarsometatarsal (TMT)

Abb. 14.1a Im anterioren LS über dem Mittelfuß mit Vorlaufstrecke zeigt sich ein posteriorer Fußhöcker als blander häufig vorkommender Befund bei Hohlfuß.

Abb. 14.1b Im anterioren LS über dem Mittelfuß mit Vorlaufstrecke zeigt sich die echogene knöcherne Oberfläche rau und zerklüftet infolge einer diabetischen Arthropathie.

Abb. 14.1c 14-jähriger Junge: Im koronaren sagittalen LS über der Basis des Os metatarsale I zeigt sich die knöcherne Oberfläche annähernd senkrecht unterbrochen (1). Die Fibularis-brevis-Sehne ist intakt (2).

Abb. 14.1d Das Röntgenbild zu **Abb. 14.1c** zeigt eine Jones-Fraktur (1) am Os metatarsale I mit erhaltener Apophyse (2).

Abb. 14.1e Im anterioren LS über dem zweiten Mittelfußknochen zeigt sich die echogene knöcherne Oberfläche minimal unterbrochen. Das Periost ist vorgewölbt (Pfeil). Subperiostal findet sich eine echoreiche Raumforderung infolge des periostalen Frakturhämatoms. Die vorliegende Stressfraktur ist bereits 2 Wochen alt.

Abb. 14.1f PDw fatsat koronar: 17-jähriger mit langstreckigem, signalreichem Knochenmarködem des Metatarsale-4-Schafts ohne abrenzbare Frakturlinie (und damit auch fehlendem Röntgenkorrelat). Begleitend leichte medialseitige Periostverdickung und geringe zirkumskript umgebende Weichteilimbibierung (Pfeil).

Fazit

- Röntgen und Sono ausreichend
- MRT zur Abklärung okkulter Läsionen wie vermuteter Stressläsion und Knochenödeme sowie bei speziellen Fragen wie z. B. Lisfranc-Fraktur oder *turf toe*

14.2 Hallux rigidus, Arthritis, Morbus Köhler II

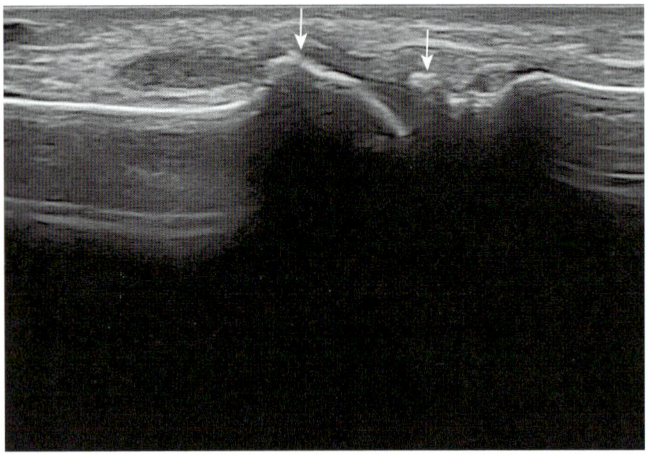

Abb. 14.2a

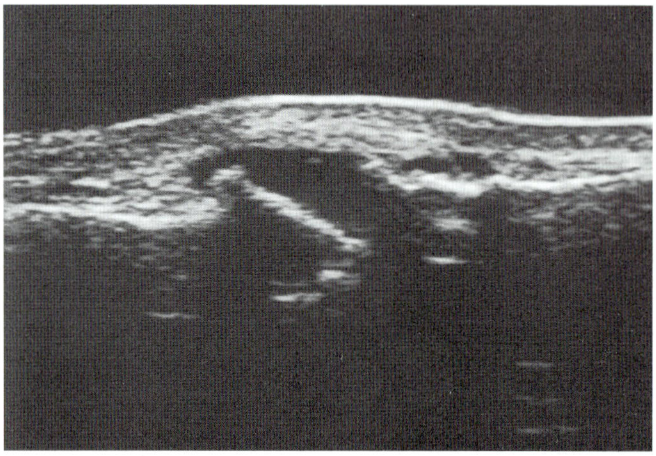

Abb. 14.2b

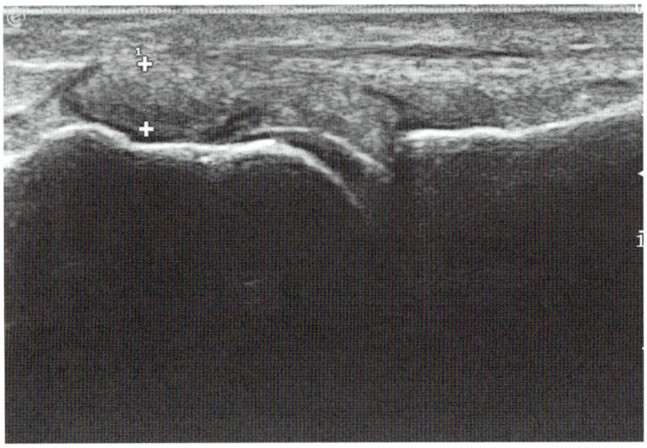

Abb. 14.2c

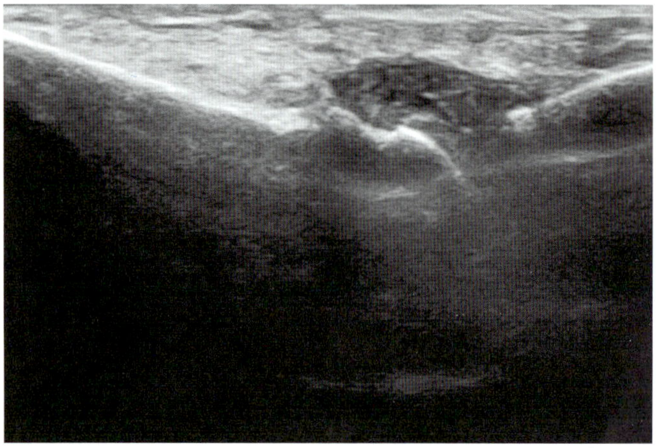

Abb. 14.2d

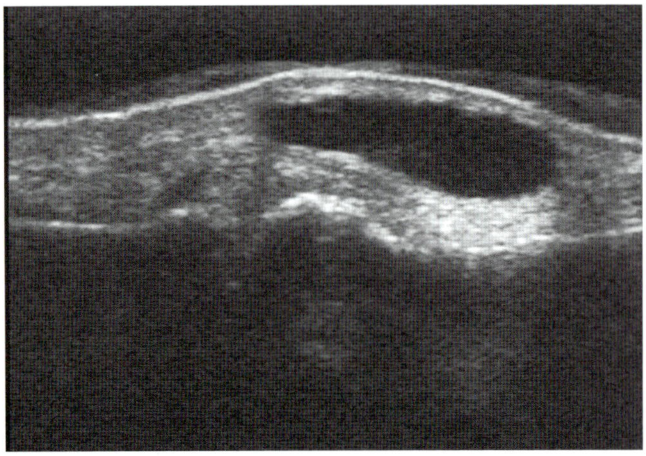

Abb. 14.2e

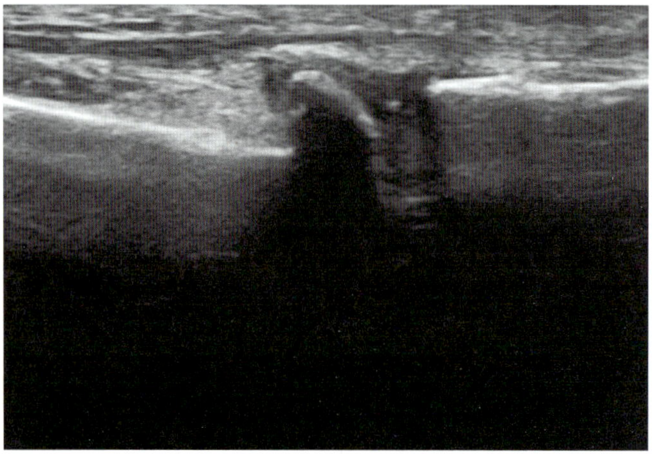

Abb. 14.2f

Fragestellung an die Bildgebung

- Erguss
- Synovitis
- Destruktion
- Aktivität

Abb. 14.2a Im anterioren LS über dem Metatarsophalangealgelenk I findet sich eine raue echogene knöcherne Oberfläche subkapital am Kopf des MT I. Darüber zieht echoarm eine schmale Linie, entsprechend einem minimalen Gelenkerguss bei aktivierter Grundgelenksarthrose im Sinne eines Hallux rigidus. Auch die Basis der Grundphalanx und am Metatarsalekopf zeigt leichte knöcherne Degeneration (Pfeile).

Abb. 14.2b Im anterioren LS über dem Metatarsophalangealgelenk I zeigt sich bei fortgeschrittenem Hallux rigidus die auch intraoperativ zu beobachtende Abflachung des Kopfes im oberen Anteil sowie eine osteophytäre Ausziehung. Es findet sich erheblicher Gelenkerguss, der die Gelenkkapsel vorwölbt.

Abb. 14.2c Anteriorer LS über dem Großzehengrundgelenk bei einer chronischen Arthritis urica mit Doppelkonturphänomen (Abb. 13.1c). Dieses Phänomen kann auch bis zu 25 % bei asymptomatischer Hyperurikämie gefunden werden.
Daneben spricht die echogene Synovitis für eine Hyperurikämie/Arthritis urica, event. auch mit Schneesturmaspekt und posteriorer Schallabschwächung.

Abb. 14.2d Im anterioren LS über dem Metatarsophalangealgelenk II findet sich eine inhomogene, echoarme bis echogene intraartikuläre Raumforderung bei rheumatoider Arthritis mit Befall der Grundgelenke zwei bis vier beidseits.

Abb. 14.2e Im medialen LS über dem Metatarsophalangealgelenk I findet sich bei leichtgradigem Hallux valgus eine ausgeprägte echoarme subkutane Raumforderung im Sinne einer Bursopathie.

Abb. 14.2f Im anterioren LS über dem Metatarsophalangealgelenk II zeigt sich eine flache Deformierung des Kopfes des MT II nach abgeheiltem Morbus Köhler II. Intraartikulär zeigt sich mäßiggradige Ergussbildung.

Fazit

- Röntgen als primäre bildgebende Diagnostik
- Sonografie/Doppler: Erguss, Synovitis
- MRT: Knorpelbeurteilung, Knochenmarködem

14.3 Fasziitis plantaris, Fersensporn, Morbus Ledderhose

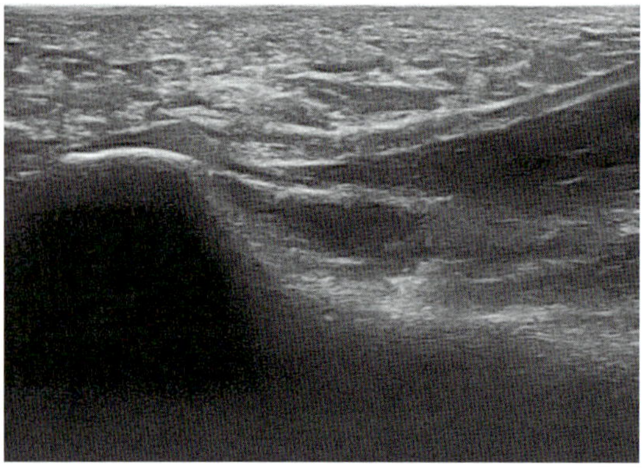

Abb. 14.3a

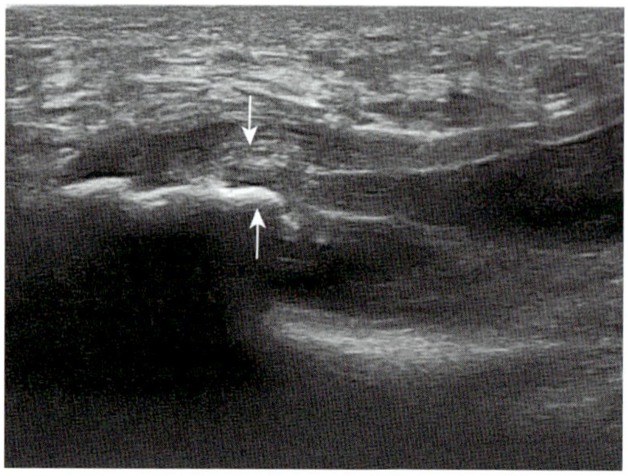

Abb. 14.3b

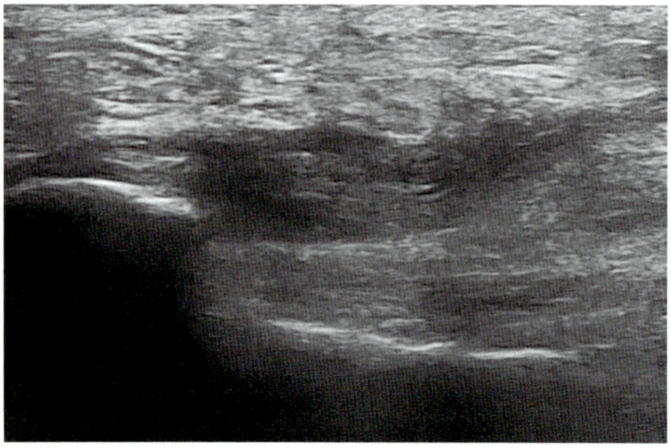

Abb. 14.3c

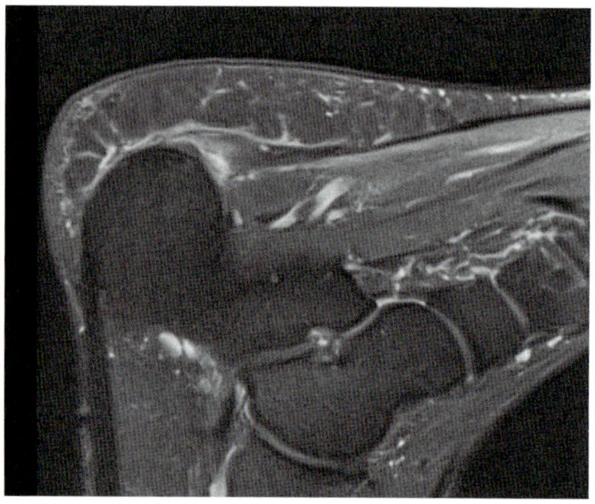

Abb. 14.3d

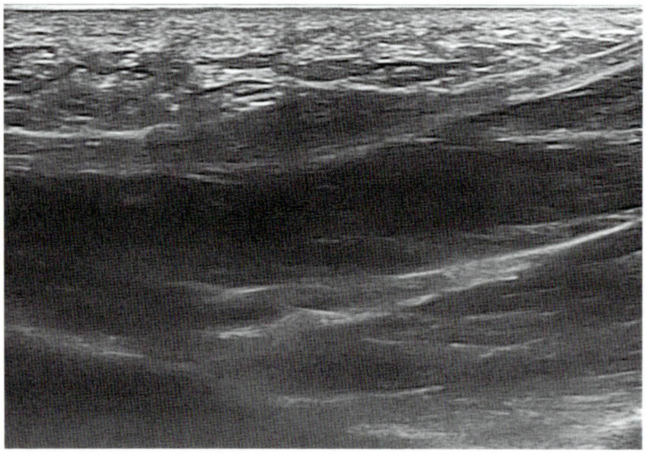

Abb. 14.4e

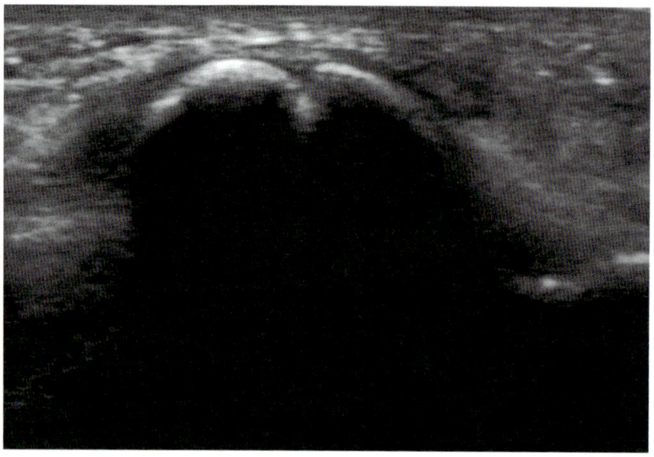

Abb. 14.4f

Fragestellung an die Bildgebung

- Ausdehnung
- Mitbeteiligung Muskulatur bei Teileinrissen
- Mitbeteiligung knöcherne Insertion
- Lokales Knochenödem am Kalkaneus, Morbus Ledderhose

Abb. 14.3a und Abb. 14.3b Für den plantaren Fersenschmerz ist in aller Regel die Fasziitis plantaris, eine degenerativ/entzündliche Veränderung der Plantarfaszie, und nicht der mitunter damit assoziiert vorkommende Fersensporn verantwortlich.
Abb. 14.3a zeigt im plantaren LS die normale Plantarfaszie des gesunden Fußes.
Abb. 14.3b zeigt auf der betroffenen Gegenseite eine lokale Verdickung der Faszie mit teils echoarmer Binnentextur (oberer Pfeil) sowie eine darunter liegende eher rundliche knöcherne Ausziehung im Sinne eines auch radiologisch nachgewiesenen mäßig großen Fersensporns mit Schallschatten (Pfeil). Selten findet sich eine begleitende Bursitis.

Abb. 14.3c Der plantare LS zeigt eine ausgeprägte Teilschädigung der chronisch vorveränderten Plantarfaszie mit durch Einrisse bedingten echoarmen Arealen, die einer Einblutung entsprechen. Mitunter kann zusätzlich die kurze Fußbeugemuskulatur, die unterhalb der Plantarfaszie inseriert, mit einreißen.

Abb. 14.3d Das MRT-Bild zu **Abb. 14.3c** bestätigt den bereits sonografisch erhobenen Befund.

Abb. 14.3e Zeigt im plantaren LS über der Fußsohle epifaszial echoarme Knoten unregelmäßiger Größe bei Morbus Ledderhose.

Abb. 14.3f Weist im plantaren LS über dem medialen Sesambein des Grundgelenks I eine Unterbrechung der echogenen knöchernen Oberfläche bei Sesambeinfraktur oder einer Normvariante eines geteilt angelegten Sesambeins nach.

Fazit

- Röntgen: Sporn
- Ultraschall: Kontinuität Faszie, Bursopathie
- MRT Knochenödem

14.4 Weitergehende Fragestellung an die Bildgebung

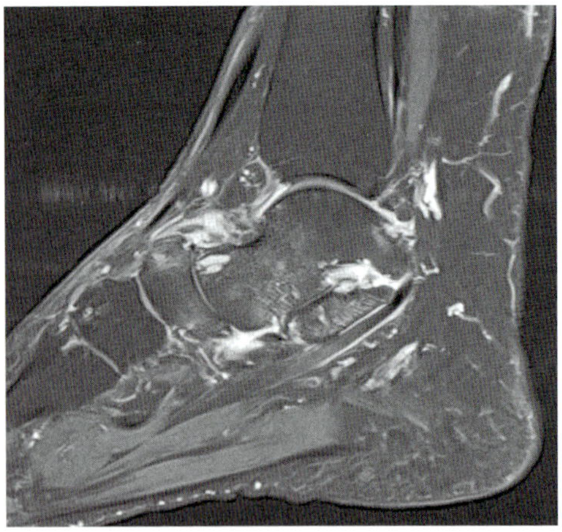

Abb. 14.4a

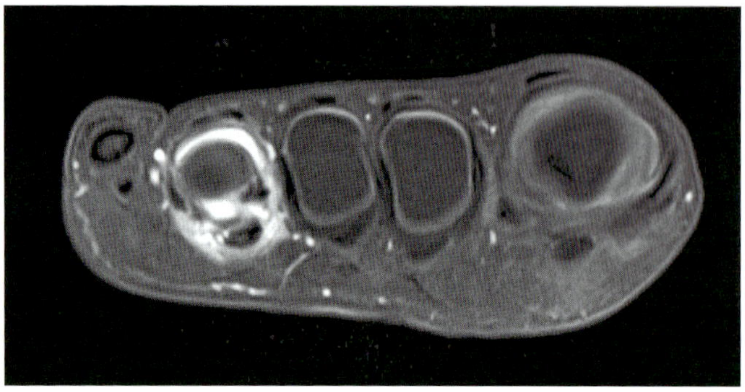

Abb. 14.4b

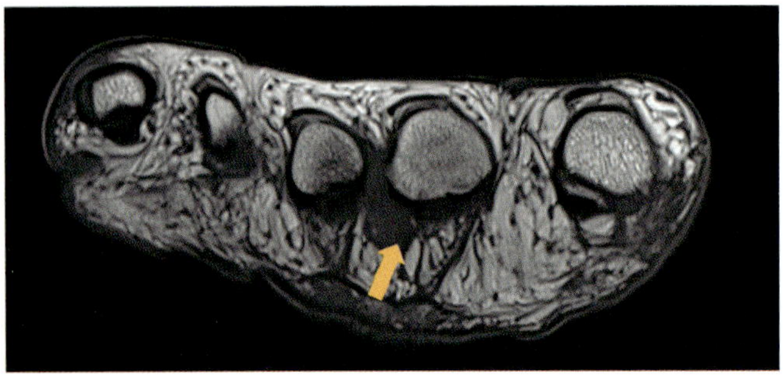

Abb. 14.4c

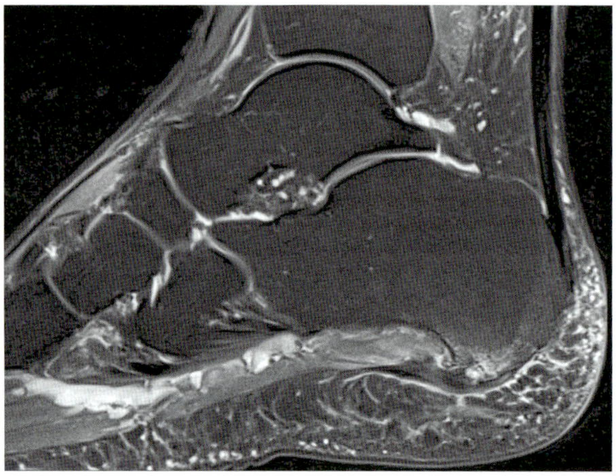

Abb. 14.4d

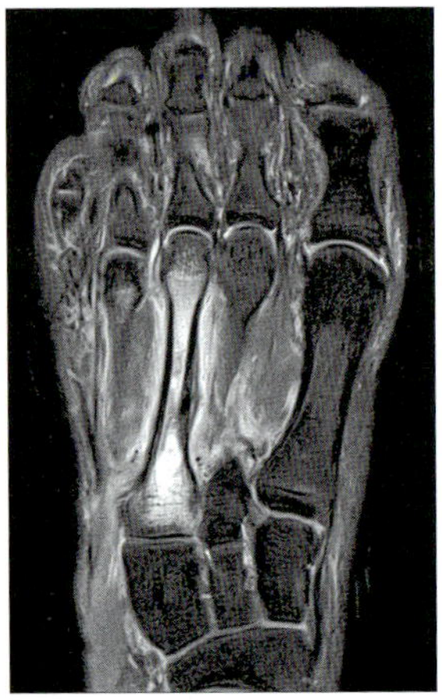

Abb. 14.4e

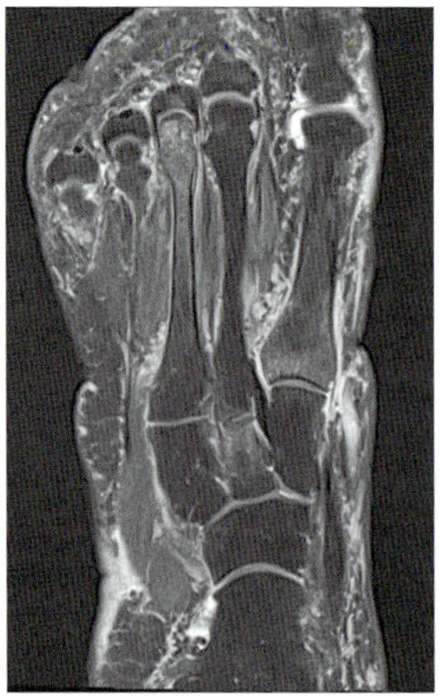

Abb. 14.4f

Fragestellung an die Bildgebung

- Entzündliche Veränderungen: weitere artdiagnostische Zuordnung, Ausmaß des Befalls, Sekundärdegenerationen
- Nervale Affektionen: Diagnose der Ursache, Ausschluss Raumforderung, ggf. Beurteilung reversibler Schaden, Beurteilung der Muskulatur (Denervierungsödem)
- Knochenödeme: Diagnose der zugrunde liegenden Ursache, Beurteilung Frakturgefahr, Nekrose

Abb. 14.4a T1w fatsat-Sequenz nach KM-Gabe sagittal. 73-jährige Patientin mit langjähriger rheumatoider Arthritis und diffusen Sprunggelenkschmerzen. Befall des unteren Sprunggelenks und Talonavikulargelenks mit Gelenkspaltverschmälerung im Talonavikulargelenk, Signalzysten und kleineren Erosionen. MRT-Diagnose: RA.

Abb. 14.4b T1w fatsat-Sequenz KM koronar: 78-jährige Patientin mit diffusen Schmerzen gesamter Fuß und Schwellneigung nach Wiederaufbelastung bei Tibiakopffraktur. Ubiquitäre Spongiosaödeme (Os cuneiforme intermedius, Metatarsale III distal, Metatarsale I proximal) als Ausdruck der akuten knöchernen Überlastung nach längerer Ruhigstellung. MRT-Diagnose: diffuse Überlastungsödeme.

Abb. 14.4c T1w-Sequenz axial in Bauchlage. 22-jährige Patientin mit plantaren Schmerzen (elektrisierender Nervenschmerz) bei Belastung zwischen Digitus 2/3. In Bauchlage grenzt sich das Morton-Neurom gut gegenüber dem plantaren Fettgewebe im Interdigitalraum MTP II/III ab (Pfeil). MRT-Diagnose: nervale Schmerzen am Vorfuß durch ein Morton-Neurom.

Abb. 14.4d PDw fatsat-Sequenz sagittal: 60-jähriger Patient, starke Schmerzen beim Laufen an der Ferse. Eine Plantarfasziitis kann Ursache für die Baxter-Neuropathie sein (Denervierung des M. abductor digiti minimi, M. flexor digitorum brevis und lateraler M. quadratus plantae) aufgrund der Affektion des N. calcanearis inferior. MRT-Diagnose: Plantarfasziitis, nervale Schmerzen am Rückfuß bei Baxter-Neuropathie.

Abb. 14.4e T1w fatsat-Sequenz nach KM-Gabe koronar. 14-jähriger Junge, aktiver Fußballspieler, mit persistierenden Schmerzen im Mittelfuß. MRT-Diagnose: Stressfraktur im mittleren Schaft des Metatarsale III mit initialer Kallusbildung an der medialen Kortikalis.

Abb. 14.4f T1w fatsat KM axial. 33-jähriger Patient mit schmerzhafter Schwellung des gesamten Digitus 4 mit dem typischen klinischen Bild einer Wurstzehe. Zirkuläre KM-Aufnahme mit Synovitis von Beugesehne und MTP-Gelenk. MRT-Diagnose: seronegative Spondylarthropathie bei Psoriasis.

Fazit

- Entzündliche Veränderungen: MRT mit KM: Ausdehnung, Befallsmuster
- Nervale Affektionen: hochauflösendes 3-Tesla-MRT mit KM, ggf. Neurosonografie
- Knochenödeme MRT: Befallsmuster, Ausdehnung, Verteilung, Weichteilbeteiligung

KAPITEL

15

Hartmut Gaulrapp

Thorax und Abdomen

15.1 Rippen- und Sternumfrakturen

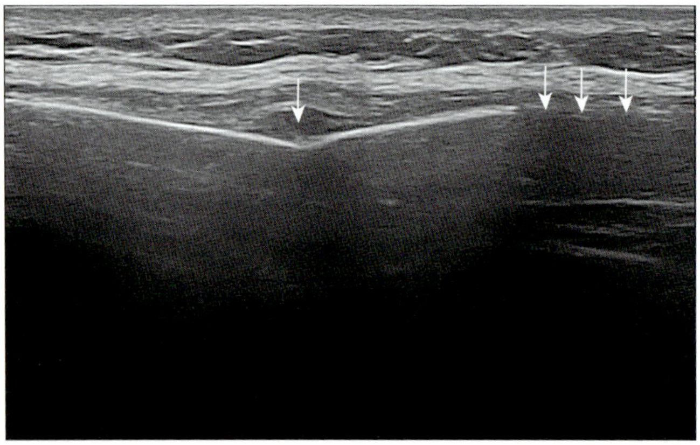

Abb. 15.1a

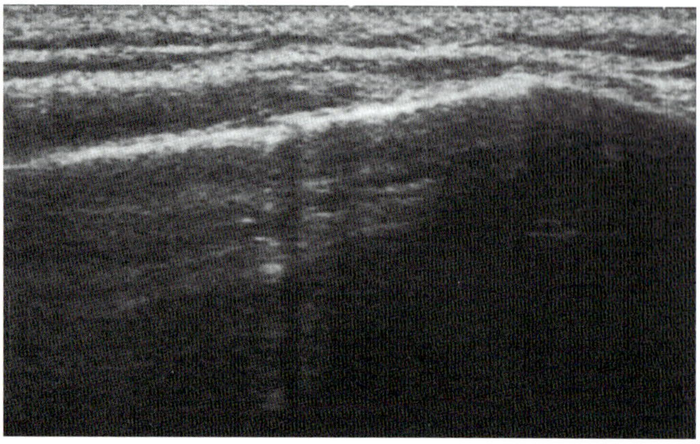

Abb. 15.1b

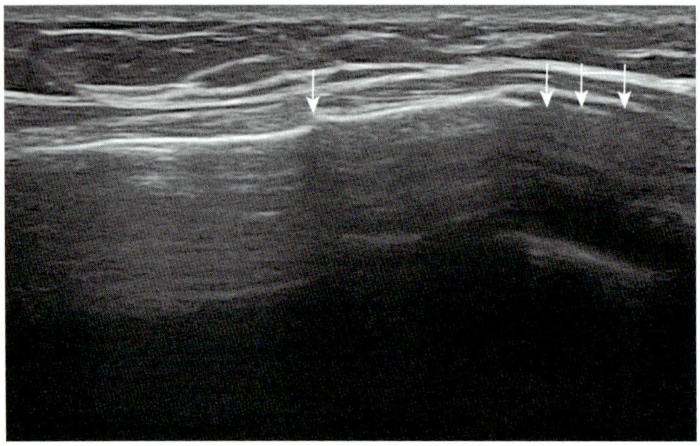

Abb. 15.1c

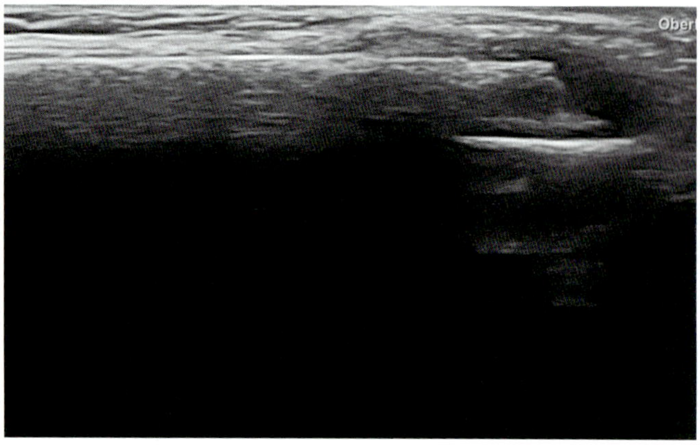

Abb. 15.1d

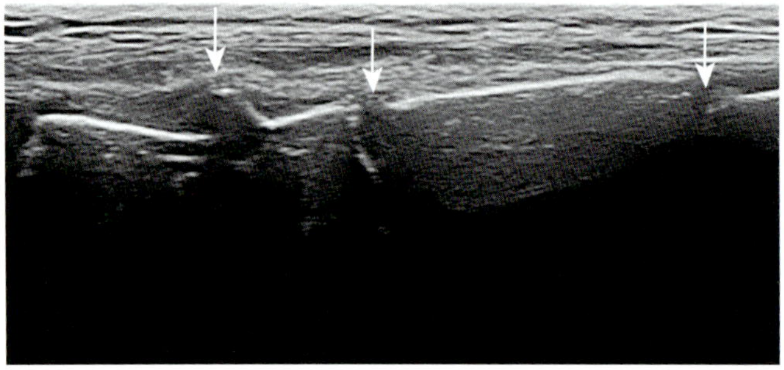

Abb. 15.1e

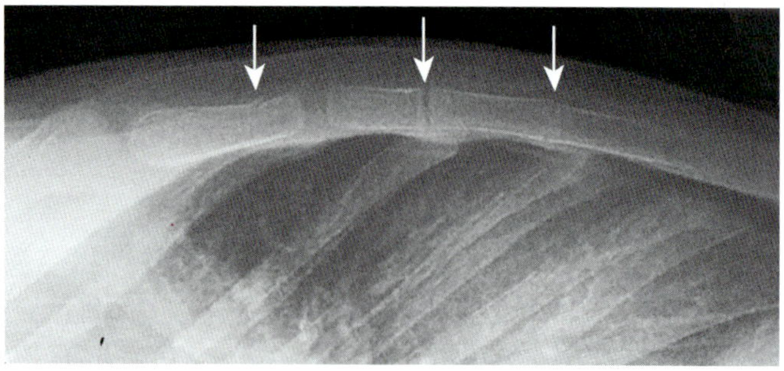

Abb. 15.1f

Fragestellung an die Bildgebung

Rippenfrakturen, Sternumfrakturen

Abb. 15.1a Im LS über der betroffenen Rippe findet sich nahe dem Übergang zum Rippenknorpel (kleine Pfeile) ein Knick mit Abhebung des Periosts durch ein subperiostales echoarmes Hämatom (Pfeil).

Abb. 15.1b Der LS über der schmerzhaften Rippe zeigt einen sogenannten Kamineffekt, der dadurch entsteht, dass der Ultraschall im Bereich des oberflächlichen traumatischen Defekts an der Rippe pendelt. Es handelt sich um ein Artefakt, der auf eine Rippenfraktur hinweist.

Abb. 15.1c Im LS über der schmerzhaften Rippe findet sich eine Unterbrechung der knöchernen Oberfläche (Pfeil) nahe dem Übergang zum Knorpel (kleine Pfeile).

Abb. 15.1d Im LS über der schmerzhaften Rippe zeigt sich eine deutliche Stufenbildung mit umgebendem Hämatom.

Abb. 15.1e und Abb. 15.1f LS über dem Sternum zeigt im proximalen Anteil eine Unterbrechung der knöchernen Oberfläche mit einem Knick. Echoarme noch nicht verknöcherten Knorpelzonen sind bei einem 12-jährigen Kind wie hier normal (kleine Pfeile). Das Röntgenbild bestätigt die sonografische Diagnose (Pfeil).

Fazit

- Sonografie deutlich sensitiver als Röntgen
- Detektion im Verlauf der gesamten Rippe möglich
- Abklärung von Verletzungen auch im knorpeligen Bereich der Rippe möglich
- Pleurale Einblutung mit abklärbar
- Noch keine Standard- oder Zusatzschnitte durch die DEGUM definiert

15.2 Muskelhernien Abdomen

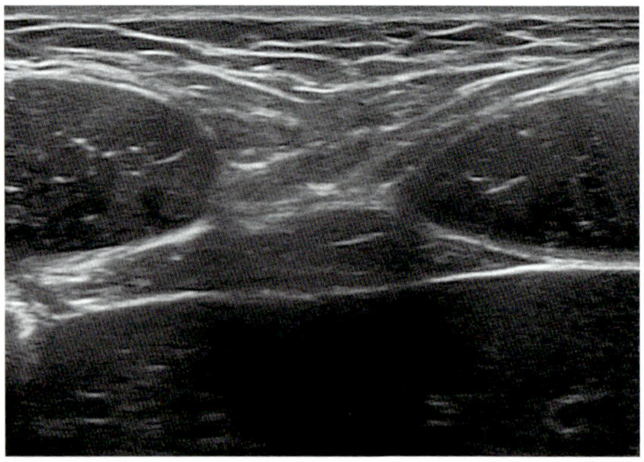

Abb. 15.2a

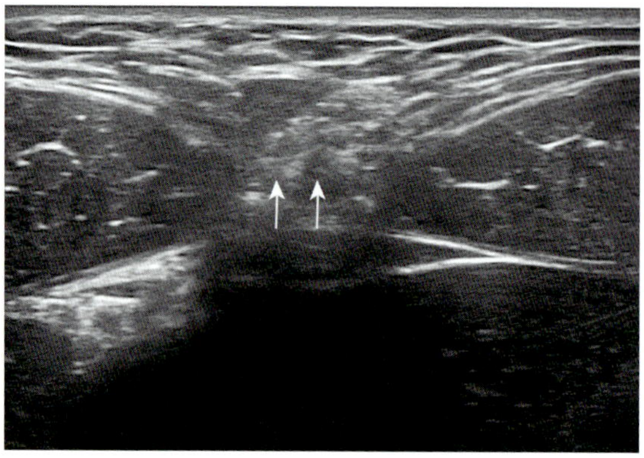

Abb. 15.2b

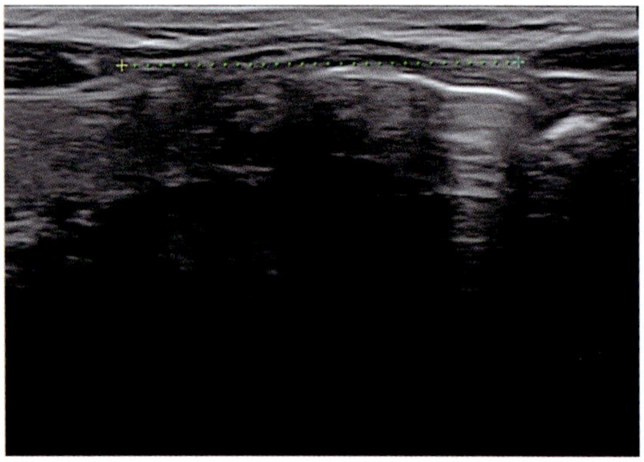

Abb. 15.2c

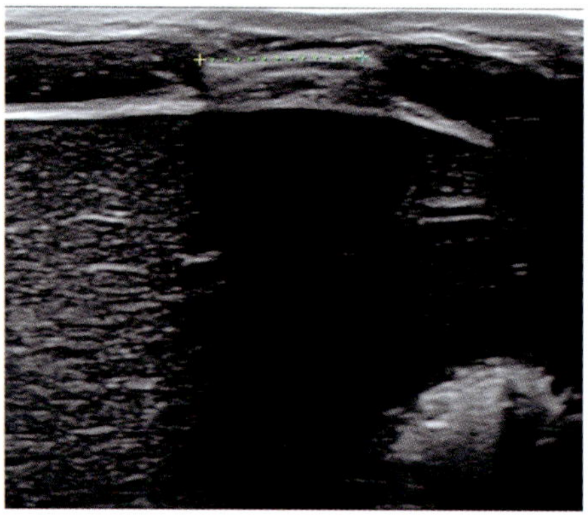

Abb. 15.2d

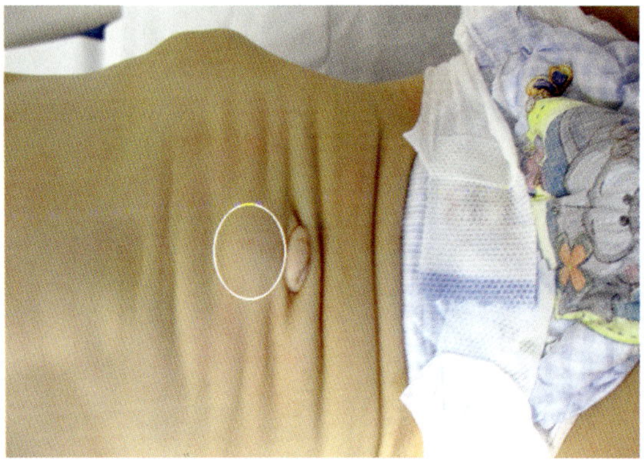

Abb. 15.2e

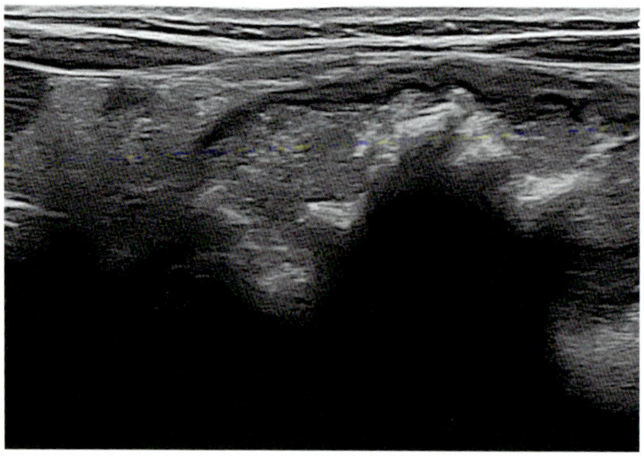

Abb. 15.2f

Fragestellung an die Bildgebung

Dehiszenz Muskelbäuche M. rectus abdominis, Ausdünnung Linea alba

Abb. 15.2a und Abb. 15.2b Der abdominelle TS zeigt auf der gesunden Seite (a) eine intakte Linea alba, die bindegewebige Verbindung zwischen den beiden Bäuchen des M. rectus abdominis. **Abb. 15.2b** zeigt eine echoarme Zone innerhalb der Linea alba mit Vordringen von Bauchfell durch die Muskelfaszie (Pfeile) bei einem 3-jährigen Patienten mit Rektusdiastase.

Abb. 15.2c und Abb. 15.2d Nach einer Schwangerschaft zeigt sich im abdominellen TS bei Rektusdiastase eine deutliche Dehiszenz der flach angelegten Muskelbäuche des unteren Abschnitts des M. rectus femoris im Vergleich zum oberen Bereich von 15 mm (d).

Abb. 15.2e und Abb. 15.2f Bei diesem 2-jährigen Kind zeigt sich bei kräftiger Anspannung der abdominellen Muskulatur eine breite weiche Zone mit Verdacht auf Rektusdiastase. Im abdominellen TS wird diese deutlich erkennbar (umrandete Zone).

Fazit

Noch keine Standard- oder Zusatzschnitte durch die DEGUM definiert

Register

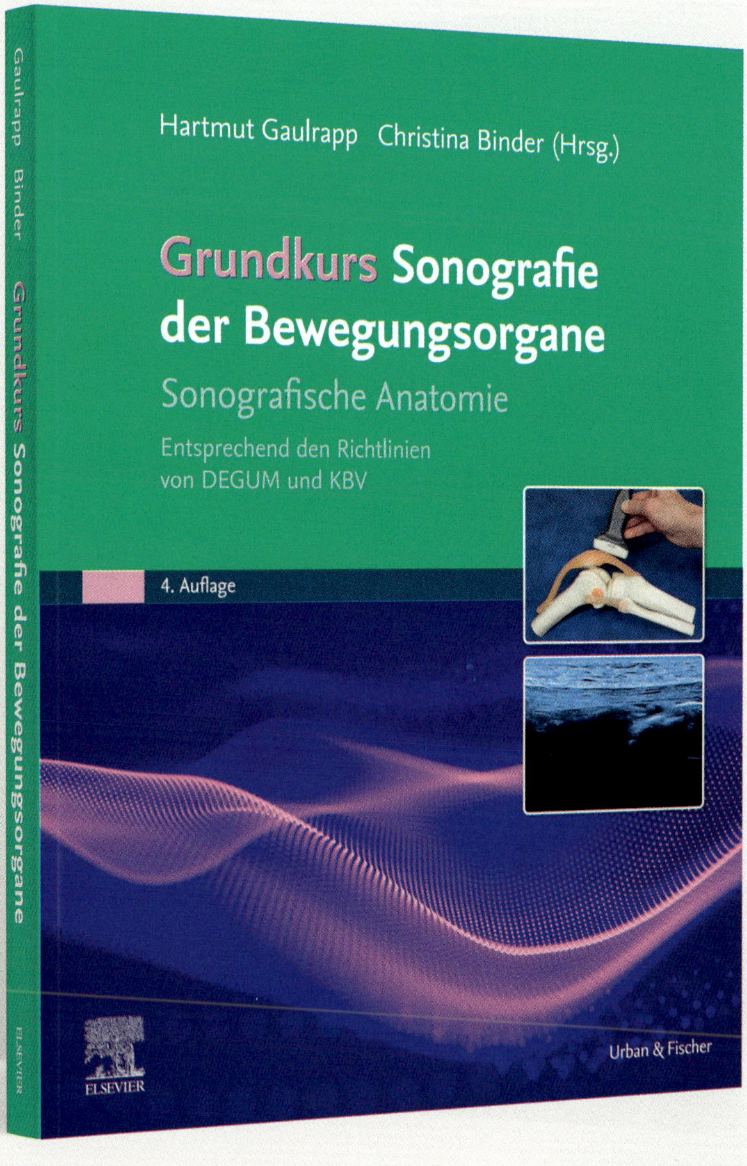

Melden Sie sich für unseren Newsletter an unter www.elsevier.de/newsletter

20230704c3 Irrtümer vorbehalten. Stand 07/2023

ELSEVIER

Diesen und viele weitere Titel sowie die aktuellen Preise
finden Sie in Ihrer Buchhandlung vor Ort und unter **shop.elsevier.de**

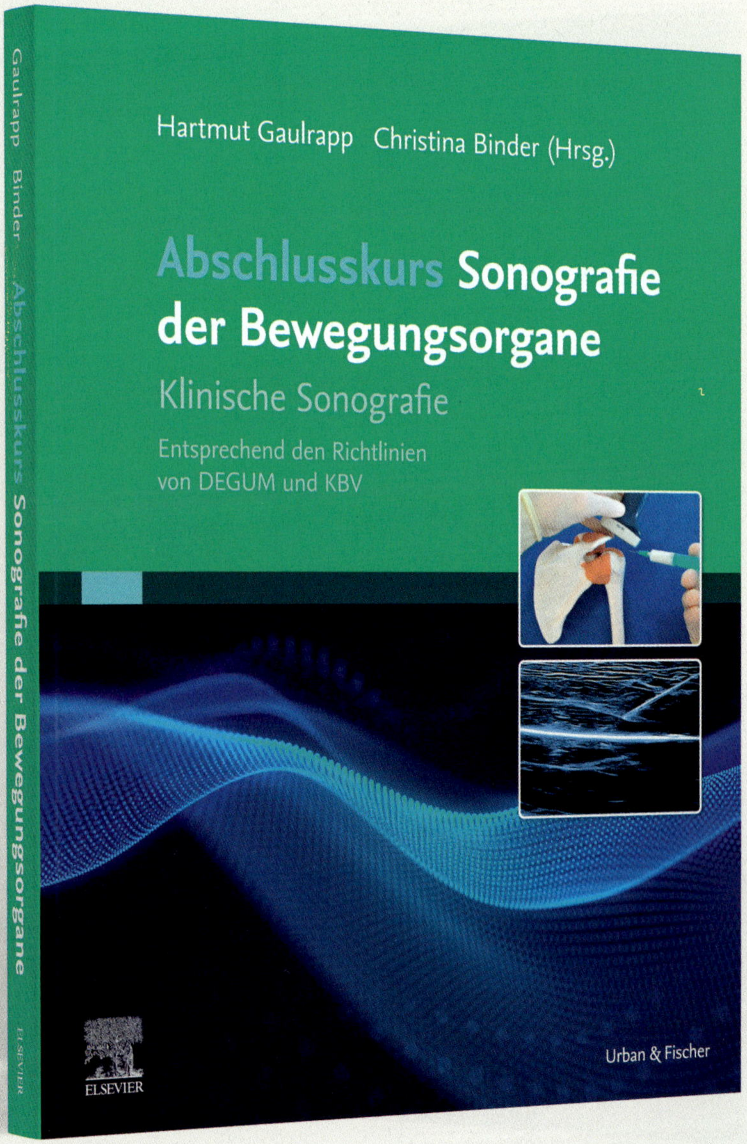

20230704c2 Irrtümer vorbehalten. Stand 07/2023

Melden Sie sich für unseren Newsletter an unter www.elsevier.de/newsletter

ELSEVIER

Diesen und viele weitere Titel sowie die aktuellen Preise
finden Sie in Ihrer Buchhandlung vor Ort und unter **shop.elsevier.de**